Kohlhammer *Pflege*

Wissen und Praxis

Der Autor:

Dipl.-Psych. Dipl.-Biol. Stefan Zettl. Langjährige Tätigkeit in der Pflege in einer Abteilung für Schwerbrandverletzte und einer internistischen Intensivstation. Jetzt als Psychotherapeut am Universitätsklinikum Heidelberg und in eigener Praxis tätig. Zahlreiche Vorträge und Veröffentlichungen zur Psychosomatischen Medizin, Psychosozialen Onkologie und Sexualtherapie.

Stefan Zettl

Krankheit, Sexualität und Pflege

Hilfestellungen für den Umgang
mit einem Tabu

Verlag W. Kohlhammer

Die Deutsche Bibliothek – CIP-Einheitsaufnahme

Zettl, Stefan:
Krankheit, Sexualität und Pflege :
Hilfestellungen für den Umgang mit einem Tabu /
Stefan Zettl. – Stuttgart ; Berlin ; Köln : Kohlhammer, 2000
  (Kohlhammer Pflege : Wissen und Praxis)
  ISBN 3-17-015830-9

1. Auflage 2000
Alle Rechte vorbehalten
© 2000 W. Kohlhammer GmbH
Stuttgart Berlin Köln
Verlagsort: Stuttgart
Umschlag: Data Images GmbH, Stuttgart
Gesamtherstellung:
W. Kohlhammer Druckerei GmbH + Co. Stuttgart
Printed in Germany

Vorwort

Sexualität ist eine Quelle von Sinnlichkeit, Lust und Erregung, aber auch Ursache von Konflikten, Enttäuschungen und schmerzlichen Erfahrungen. Ihre Ausdrucksformen variieren in Abhängigkeit vom soziokulturellen Kontext, der Persönlichkeit, den lebensgeschichtlichen Erfahrungen, der Partnerschaft und aktuellen Lebenssituation. Sie kann mit Gefühlen von Zuneigung und Liebe verbunden sein; manchmal bedeutet sie lediglich einen kurzen Moment der Entspannung oder vielleicht sogar nur Anstrengung mit einem mäßigen Lustgewinn. Sexualität hat viele Seiten und sie spielt im Leben jedes Menschen eine mehr oder weniger bedeutsame Rolle.

Störungen des sexuellen Erlebens und Verhaltens treten als Begleit- oder Folgeerscheinung vieler Erkrankungen auf und bedeuten für die Betroffenen oft eine erhebliche Einbuße an Lebensqualität, Selbstwertgefühl und Zufriedenheit in der Partnerbeziehung. Ein offener Umgang mit diesem Problembereich scheint jedoch eher schwierig zu sein. Ein 63-jähriger Patient mit einem Prostatakarzinom berichtet:
„Ich hatte Glück im Unglück, weil bei mir zum Zeitpunkt der Diagnosestellung keine Lymphknoten befallen waren und mir durch eine Radikaloperation geholfen werden konnte. Aber die durch den Eingriff bedingte Impotenz hat mir enorme Probleme bereitet. Ich wurde zwar vor der Operation über diese mögliche Nebenwirkung aufgeklärt, aber damals war ich nur damit beschäftigt, ob ich meine Krebserkrankung überhaupt überleben werde. Erst zu Hause wurde meine Sexualität für mich wieder bedeutsam – aber ich habe mich immer wieder davor gescheut, meinen behandelnden Arzt darauf anzusprechen, ob es Hilfen für mich gibt. Er fragte nie danach, und meine eigene Scham war einfach zu groß."

Das Fallbeispiel illustriert die immer noch weit verbreiteten Schwierigkeiten im Umgang mit sexuellen Störungen. Sie werden selten zum Thema eines Gesprächs mit den Betroffenen und ihren Partnern. Sexualität und insbesondere „sexuelles Versagen" sind in hohem Maß scham- und angstbesetzt und hindern die Patienten daran, offen darüber zu sprechen. Neben den Patienten scheinen aber auch die Behandelnden Schwierigkeiten im Umgang mit der Thematik zu haben.

In einer Befragung von 252 Pflegenden gaben 58,3 % von ihnen an, daß das Thema Sexualität im Krankenhaus eher tabuisiert werde als in anderen Lebensbereichen (KLASS-SIEGEL ET AL., 1992). *„Wir pflegen oft asexuell.*

Die einzig diesbezügliche Handlung ist, ein Handtuch über den Intimbereich zu legen, wenn wir die Ganzkörperwäsche vornehmen" (BLÜMEL 1990). Die Problematik wird bereits in der Pflegeausbildung deutlich: Viele Krankenpflegeschulen nehmen sich des Themas nur zögernd an oder das Fach Sexualmedizin wird überhaupt nicht als eigenständiges Unterrichtsthema angeboten. In Lehrbüchern zur Krankenpflege wie in anderen medizinischen Publikationen finden sich viel zu selten Hilfestellungen zu einem adäquaten Umgang mit dem Sexuellen im Rahmen der Pflege.

Die Zahl der Patienten, die mit sexuellen Einschränkungen konfrontiert werden und ein diesbezügliches Informations- oder Gesprächsangebot erwarten, kann nur schwer geschätzt werden. Es ist bereits schwierig genug, einigermaßen zuverlässige Zahlen zur Verbreitung sexueller Störungen in der Allgemeinbevölkerung zu erhalten (s. Kap. 3). Eine Untersuchung von BUDDEBERG ET AL. (1984 a) belegt, dass 29 % der Frauen und 25 % der Männer, die ihren Hausarzt wegen irgendwelcher Beschwerden aufsuchen, eine länger andauernde sexuelle Störung von Krankheitswert aufweisen. Die Frauen klagen vor allem über Schmerzen beim sexuellen Verkehr, Erregungs- und Orgasmusstörungen, die Männer in der Mehrzahl über Erektionsstörungen und vorzeitige Ejakulation. Neuere Befragungen zeigen gegenüber früher eine deutliche Zunahme der Appetenzstörungen im Sinne eines verminderten sexuellen Verlangens. Durch ein zu spätes, unzureichendes oder ausbleibendes Gesprächsangebot wird jedoch individuelles und familiäres Leid verstärkt und verlängert, werden Störungen verschlimmert und eine Chronifizierung begünstigt.

Sprechen über Sexualität erfordert Wissen: Über die bei einzelnen Krankheitsbildern und deren Therapie zu erwartenden organischen Funktionsausfälle sowie über daraus möglicherweise resultierende physiologische, endokrinologische und psychologische Störungen im Sexualgeschehen. Das vorliegende Buch bietet dazu das notwendige Wissen sowie konkrete Hilfestellungen für Pflegende im ambulanten und stationären Bereich. Ausführungen über die lebensgeschichtliche Entwicklung der Sexualität, Sexualität im Alter und die Bedeutung gesellschaftlicher Wert- und Normvorstellungen liefern Hintergrundinformationen, um die Sexualität des Patienten besser verstehen zu können. Es enthält grundlegende Informationen über krankheits- und therapiebedingte sexuelle Störungen bei ausgewählten körperlichen Krankheiten. Ein Überblick über die Auswirkungen einer Stomaanlage und die Nebenwirkungen von Medikamenten, Chemotherapie und/oder Radiatio ergänzen diesen Abschnitt. Es folgen konkrete Hilfestellungen für die Gesprächsführung sowie die Bewältigung möglicher Kommunikationsprobleme. Der Umgang mit erotischen Empfindungen in der Beziehung zwischen Pflegenden und Patienten schließt sich an. Ein Überblick über wichtige somatische und psychotherapeutische Behandlungsmöglichkeiten bei sexuellen Problemen sowie Literaturempfehlungen für die Leser und für Patienten vervollständigen das Buch.

Heidelberg, im Februar 2000
Stefan Zettl

Inhalt

1 Sexualität als Thema in der Kranken-
pflege: ein Tabu?

Ein 24-jähriger Patient wird wegen eines schnell wachsenden Tumors im Bereich des kleinen Beckens auf den erforderlichen operativen Eingriff vorbereitet. Einverständniserklärung und Narkosevorbereitungsbogen sind ausgefüllt und unterschrieben; der Operationstermin ist auf den folgenden Tag festgelegt. Eher zufällig wird bei der Schichtübergabe des Frühdienstes darüber gesprochen, dass der Patient in drei Wochen heiraten und eine Familie gründen wollte. Dabei wird deutlich, dass niemand daran gedacht hat, den Patienten auf die möglichen Auswirkungen des Eingriffs auf seine Sexualität und Reproduktionsfähigkeit (Erektionsstörung als Folge einer Schädigung des Nervus pudendus) hinzuweisen. Nach Rücksprache mit den Stationsärzten wird der Operationstermin daraufhin abgesetzt. Erst jetzt wird ein gemeinsames Aufklärungsgespräch mit ihm und seiner zukünftigen Frau geführt, bei dem das Paar u. a. auch auf die Möglichkeiten einer präoperativen Samenspende hingewiesen wird.

Fallbeispiel

Ein Einzelfall? Die Schilderung scheint eher symptomatisch. Das Thema „Sexualität" und insbesondere „sexuelles Versagen" sind in unserer Gesellschaft in besonderer Weise tabuisiert und mit Schamgefühlen verknüpft. Obwohl der nackte menschliche Körper z. B. in der Werbung zur Schau gestellt wird und sexuelle Handlungen mehr oder weniger offen in Zeitschriften, Kinos oder im Fernsehen zu sehen sind, zeigt sich immer noch eine deutliche Zurückhaltung, über **das eigene sexuelle Erleben und Verhalten** zu sprechen. Es ist daher nicht erstaunlich, dass Ärzte, Pflegende und Patienten von sich aus das Sexuelle nur selten thematisieren. Zwei Beispiele: In einer Untersuchung von WALCHER ET AL. (1988) gaben nur 20 % der Patientinnen mit Zervixkarzinom an, ihren Arzt von sich aus auf die postoperativ aufgetretenen sexuellen Probleme angesprochen zu haben. Umgekehrt waren nur 20 % der Frauen nach ihren Angaben über mögliche postoperativ auftretende sexuelle Probleme aufgeklärt worden. Eine Studie von JENKINS (1988) belegt, dass auf einer gynäkologisch-onkologischen Station 95 % der Patientinnen angeben, keinerlei Informationen über mögliche Auswirkungen der Behandlung auf ihr Sexualleben erhalten zu haben. 88 % wünschen explizit, von Ärzten oder Pflegenden darauf angesprochen zu werden.

Sprachlosigkeit

Die Pflegeausbildung bietet häufig keine Hilfestellungen für einen adäquaten Umgang mit der Thematik. Das Krankenpflegegesetz und die Ausbildungs- und Prüfungsverordnung für die Krankenpflegeberufe sehen das Fach Sexualmedizin nicht als ein eigenständiges Unterrichtsfach vor

Ausbildungsmängel

und die Krankenpflegeschulen nehmen sich dessen oft nur zögernd an. Es bleibt häufig von den jeweiligen Dozenten und deren Qualifikation und Interessen abhängig, ob im Rahmen der vorgegebenen Themen auch über sexuelle Belange gesprochen wird. In der Untersuchung von KLASS-SIEGEL (a.a.O.) war das Thema „Sexualität" bei 62,7 % der Befragten in der Ausbildung nicht behandelt worden. Im Gegensatz dazu erachteten fast 95 % eine Thematisierung von Sexualität in der Ausbildung und im Berufsalltag für wichtig. Meist beschränken sich die Lehrinhalte auf die **Vermittlung anatomischer und physiologischer Kenntnisse** wie den Menstruationszyklus. Die **Geschlechtlichkeit wird** auf die Körperfunktionen **reduziert**, die möglichen Auswirkungen einzelner Krankheitsbilder und der mit ihr verbundenen Therapieverfahren auf das sexuelle Erleben und Verhalten werden nicht reflektiert. Ebenso unterbleibt die Auseinandersetzung mit dem Verständnis der eigenen Rolle als Mann oder Frau im Krankenhaus oder in der ambulanten Pflege.

Fallbeispiel

Eine Schülerin berichtet aus ihrer Ausbildung: In einem Kurs wurde die Ganzkörperwaschung auch praktisch untereinander eingeübt. Bei der Vor- und Nachbesprechung ging es jedoch ausschließlich um das (körperliche) Erleben des jeweiligen Teilnehmers in der Patientenrolle. Weder wurde über die auftauchenden Schamgefühle gesprochen noch wurden umgekehrt die Empfindungen derjenigen zum Thema, die die aktive Rolle als Pflegende eingenommen hatten. Dass die Übung bei einigen auch sexuelle Phantasien ausgelöst hatte, blieb unausgesprochen – es wurde weder von der Dozentin noch von den Pflegenden selbst thematisiert. Es gehört sicher viel Mut und Ermutigung dazu, sich offen damit auseinanderzusetzen – aber das gemeinsame Verschweigen zementiert die Schwierigkeiten, sich dem Sexuellen anzunähern.

Wie sollen aber Pflegende die Betroffenen während ihres Krankenhausaufenthaltes begleiten und die Bereitschaft für ein offenes Gespräch zeigen, wenn keine entsprechenden Grundlagen vorhanden sind? In der bereits oben erwähnten Umfrage von KLASS-SIEGEL ET AL. (1992) wird folgende Beobachtung geschildert: *„Fast jeder hatte in der praktischen Tätigkeit Erfahrungen mit Patienten gemacht, die ihn zumindest verunsicherten. Die in den jeweiligen Situationen aufgetretenen Gefühle wurden selten ins Bewusstsein gerufen und noch seltener in einer für die Pflegeperson befriedigenden Weise umgesetzt. Eigene sexuelle Gefühle im Umgang mit Patienten wurden nicht angesprochen"* (S. 175).

92 % einer Stichprobe von gesunden Menschen würden es begrüßen, wenn Krankenschwestern die sexuellen Probleme ihrer Patienten ansprächen (WATERHOUSE U. METCALFE 1991). Eine qualifizierte Aus- und Weiterbildung in sexualmedizinischen Fragen erscheint deshalb unerlässlich und sollte bereits im Krankenpflegeunterricht beginnen. Schon hier können Schüler für diese Thematik sensibilisiert werden, um die eigenen Kompetenzen im Umgang mit für Viele problematischen Situationen zu verbessern.

Politische Erschwernisse

Eine kritische Bemerkung zum Ende dieses Kapitels: Erwartungen an Pflegende müssen jedoch auch vor dem Hintergrund **gesellschafts- und**

gesundheitspolitischen Entwicklungen gesehen werden. Die in den letzten Jahren zunehmende ökonomische Krise im Gesundheitswesen in Deutschland zeigt auch hier Folgen. Es wird immer deutlicher, dass das Ziel einer „ganzheitlichen Pflege" des Patienten kaum noch zu verwirklichen ist. Im Gegenteil: angesichts drastischer Stellenkürzungen, der Zusammenlegung von kleineren, überschaubaren Stationen zu größeren Einheiten, immer kürzerer Verweilzeiten der Patienten, den Einsparungen im Weiterbildungsbereich usw. wird es immer schwieriger, ein Vertrauensverhältnis zu Patienten zu entwickeln, das überhaupt erst ein offenes Gespräch über das Thema Sexualität ermöglicht. Das Ideal der ganzheitlichen Betreuung droht dann zu einem Fallstrick zu werden. Es führt die Pflegenden zwangsläufig tagtäglich zum eigenen Scheitern und damit hin zu einem burn-out. Eine Kollegin: *„Ich verlasse jeden Tag meine Station mit dem Gefühl, nicht alles geschafft zu haben, was ich eigentlich hätte tun sollen! Und wenn ich mir dann noch vor Augen halte, worüber ich mit meinen Patienten vielleicht hätte sprechen sollen, wird mir nur noch schlecht."* Wenn sich unsere Krankenhäuser immer mehr in „kranke Häuser" verwandeln, wird auch für das Sexuelle kein Raum bleiben.

Fragen zur Selbstreflektion

> Wurde das Thema Sexualität in Ihrer Pflegeausbildung behandelt? Welche Erfahrungen haben Sie damit bisher in der täglichen Arbeit gemacht? Wurden Sie von Patienten darauf angesprochen? Wie haben Sie darauf reagiert?

2 Grundlagen menschlicher Sexualität

2.1 Lebensgeschichtliche Entwicklung und Bedeutung der Sexualität

Geschlechtsidentität

Die Entwicklung und Ausgestaltung der weiblichen und männlichen Sexualität ist eng an die Geschlechtsidentität gekoppelt. Sowohl Anlage- als auch Umweltfaktoren sind an deren Entwicklung beteiligt, wobei bestimmte Faktoren nur in bestimmten „kritischen Perioden" wirksam werden. Sowohl während der intrauterinen Entwicklung als auch nach der Geburt nehmen diese Faktoren schrittweise Einfluss auf die Entwicklung der Geschlechtsidentität und Sexualität.

Einflussfaktoren

In der Art, wie sich ein Mensch sexuell verhält und wie er sexuell empfindet, spiegeln sich neben den biologischen Faktoren seine bisherige Lebensgeschichte, seine individuellen Erfahrungen sowie die besonderen gesellschaftlichen Umstände, unter denen er aufgewachsen ist und bisher gelebt hat. Die Erziehungseinflüsse der Eltern werden in diesem Zusammenhang auf mehreren Ebenen wirksam; dabei sind nicht nur die verbalen Mitteilungen von Bedeutung, sondern in gleicher Weise nonverbale Botschaften über die Sexualität. Die Schilderungen der unterschiedlichen Kindheitserinnerungen von zwei Frauen machen dies deutlich:

Persönliche Erfahrungen

„Sonntags morgens saßen wir fast immer gemeinsam beim Frühstück. Das war so etwas wie ein Ankerpunkt für unser Familienleben, der für alle verbindlich war. Die Stimmung war meistens gut – wir haben viel miteinander erzählt und geplant, was wir an dem Tag gemeinsam unternehmen wollten. Ich erinnere mich daran, dass mein Vater manchmal meine Mutter von hinten umarmte und mit einer Hand in ihren Bademantel griff und sie zärtlich berührte. Meine Mutter lachte dabei oft und gab meinem Vater einen Kuss – es gab da so ein Einverständnis zwischen den beiden; das war für mich deutlich spürbar, obwohl ich noch klein war."

„Sonntags vormittags zog sich mein Vater meistens mit meiner Mutter ins Schlafzimmer zurück. Ich glaube, es wurde nie darüber gesprochen, was sie da eigentlich machen – aber es war klar, dass wir nicht zu stören hatten. Häufig kam meine Mutter später mit einem versteinerten Gesicht wieder nach draußen und ging ins Bad, um sich zu waschen. Sie

hat nie etwas zu mir gesagt – trotzdem habe ich seit damals das Gefühl, dass Sexualität für eine Frau nichts Schönes sein kann."

Es ist offensichtlich, wie die unterschiedlichen Erfahrungen der beiden Frauen ihre Konzepte über ihre Weiblichkeit und Sexualität mit geprägt haben. Die Spannweite der individuellen Bilder und Vorstellungen über die eigene Sexualität reicht von aversiv über bejahend bis impulsiv-süchtig.

Die amerikanische Psychoanalytikerin AVODAH OFFIT (1979) beschreibt diese Vielfalt sexuellen Erlebens so: *„Sexualität ist, was wir daraus machen: Eine teure oder billige Ware, Mittel der Fortpflanzung, Abwehr der Einsamkeit, eine Kommunikationsform, eine Waffe der Aggression (Herrschaft, Macht, Strafe, Unterwerfung), ein Sport, Liebe, Kunst, Schönheit, ein idealer Zustand, das Böse, das Gute, Luxus oder Entspannung, Belohnung, Flucht, ein Grund der Selbstachtung, ein Ausdruck der Zuneigung, eine Art der Rebellion, eine Quelle der Freiheit, Pflicht, Vergnügen, Vereinigung mit dem All, mystische Ekstase, indirekter Todeswunsch oder Todeserleben, ein Weg zum Frieden, eine juristische Streitsache, eine Art, menschliches Neuland zu erkunden, eine Technik, eine biologische Funktion, Ausdruck psychischer Gesundheit oder Krankheit, oder einfach eine sinnliche Erfahrung"* (S. 16).

Alles das kann Sexualität sein, und so, wie sich die Lebensgeschichte, die Lebensumstände, die individuellen Erfahrungen und der kulturelle Kontext unterscheiden, sind auch das sexuelle Erleben und Verhalten der Menschen verschieden. Männer und Frauen messen der Sexualität unterschiedliche Bedeutung bei: sie wird in der Regel von den Männern höher bewertet als von Frauen. Beide Geschlechter stimmen jedoch darin überein, dass die Sexualität für die eheliche Zufriedenheit eine wichtige Rolle spielt.

Für viele ändert sich die Bedeutung der Sexualität in verschiedenen Lebensabschnitten und Phasen einer Partnerschaft. Befragungen zeigen, dass mit zunehmender Dauer einer Partnerschaft die Bedeutung der Sexualität in den Hintergrund tritt und andere Aspekte an Bedeutung gewinnen. Auf die Frage, welche Gründe Partner in langjährigen Beziehungen aneinander binden, gelangt man zu folgenden Antworten (z. B. RIEHL-EMDE ET AL. 1994):

Bedeutungswandel der Sexualität in Partnerschaften

- Zärtlichkeit und Sexualität
- Austausch im gemeinsamen Gespräch
- eigene Kinder
- Identifikation mit der Partnerschaft
- Gewähr der eigenen persönlichen Entwicklung
- gegenseitige Solidarität und Unterstützung
- die Art, wie gemeinsame und eigene Lebensbereiche aufgeteilt sind.

Bei den Antworten zeigt sich eine deutliche Abhängigkeit von der Dauer der Partnerschaft: **In den ersten fünf Jahren** stehen Zärtlichkeit und Sexualität **an erster Stelle**, während sie **in späteren Jahren nicht mehr unter den ersten fünf** bindenden Merkmalen vorkommen. In den folgenden Jahren tragen Kinder am meisten zum Zusammenhalt bei; auch in

Partnerschaften, die länger als 20 Jahre dauern, stehen Kinder an erster Stelle. An zweiter Stelle steht – unabhängig von der Dauer der Partnerschaft – der Austausch im gemeinsamen Gespräch. Ob das so sein muss, dass sich der Stellenwert der Sexualität in einer langjährigen Partnerschaften in dieser Weise verschiebt, ist ungeklärt. BORNEMANN (1985) spricht in diesem Zusammenhang von einem unvermeidlichen *„Abnutzungseffekt der Monogamie"*, aber es gibt andererseits immer wieder Paare, die auch nach vielen Jahren des Zusammenlebens eine intensive und befriedigende Sexualität leben.

**Fragen zur Selbst-
reflektion**

> Die eigene Sexualität wird u. a. durch Erziehungseinflüsse geprägt. Was wissen, ahnen Sie über die Sexualität Ihrer Eltern? Wurde über das Thema offen gesprochen? Von wem und in welcher Form wurden Sie aufgeklärt? Welche individuelle Bedeutung hat für Sie die Sexualität? Woraus entnehmen Sie das Gefühl, ein Mann bzw. eine Frau zu sein? Sind männliche und weibliche Sexualität gleich oder unterscheiden sie sich? Wenn ja, worin sehen Sie die Unterschiede?

2.2 Sexualität im Alter

Viele der Patienten, die uns im Krankenhaus begegnen, sind alte Menschen. Ist für sie Sexualität noch ein bedeutsames Thema? Benötigen sie dazu Information, Beratung oder Unterstützung? Was wissen wir überhaupt über die Sexualität älterer Menschen?

Von der Gesellschaft wird die Sexualität älterer Menschen weitgehend verleugnet und werden ältere Paare eher als asexuell betrachtet. *„Diese ablehnende Einstellung erklärt auch, warum es nicht viele Hollywood-Filme gibt, in denen ältere Paare miteinander im Bett gezeigt werden, sondern viel eher wird in den Filmen die Vorstellung vermittelt, die ‚goldenen Jahre' seien eine Zeit der platonischen Liebe, in der eine Umarmung, das Streicheln einer Wange oder vielleicht sogar der eine oder andere Kuss akzeptabel sind, aber alles offenkundig Sexuelle pervers oder unnatürlich wäre"* (MASTERS ET AL. 1996, S. 481).

altersbedingte
Veränderungen

Obwohl das sexuelle Erleben und Verhalten älterer Menschen zunehmend erforscht wird, liegen dazu bisher nur wenige gesicherte Erkenntnisse vor. Grundsätzlich gilt: Es kommt zwar mit zunehmendem Lebensalter zu Veränderungen der körperlichen sexuellen Reaktionen; sie sind jedoch keinesfalls mit einem Verlust der Sexualität gleichzusetzen. Ältere Menschen wissen allerdings oft erstaunlich wenig über diese altersbedingten Veränderungen.

Bei **Frauen** kommt es insbesondere durch den Östrogenmangel zu einer Verdünnung des die Vagina auskleidenden Epithels sowie zu einer Verringerung und Verzögerung der Lubrikation bei sexueller Erregung. Dies führt gelegentlich zu Schmerzen bei der Penetration und den stoßenden Bewegungen beim Koitus.

Eine Untersuchung von BRETSCHNEIDER u. MCCOY (1988) an Frauen über 80 Jahren bei guter Gesundheit und mit festen Sexualpartnern ergab folgende Häufigkeitsverteilung sexueller Probleme:
- 25 % vermindertes sexuelles Verlangen
- 30 % mangelnde Feuchtigkeit der Scheide bei sexueller Erregung (Lubrikationsstörungen)
- 30 % verminderte Orgasmushäufigkeit.

Für die **Entwicklung des sexuellen Verlangens** sind auf hormoneller Ebene die **Androgene** verantwortlich, die in der Nebennierenrinde gebildet werden. Der Abfall des Östrogenspiegels nach den Wechseljahren führt deshalb nicht per se zu einem verminderten sexuellen Interesse.

Bei **Männern** fallen die Testosteronwerte schrittweise ab. Das Maximum der Aktivität liegt um das 30. Lebensjahr, nach dem 60. Lebensjahr ist noch etwa ein Drittel der Androgenbildung gewährleistet. In den letzten Jahren hat sich für die Auswirkungen dieser hormonellen Veränderungen der wissenschaftliche Begriff des partiellen Androgendefizits des alternden Mannes (PADAM) durchgesetzt. Ältere Männer reagieren auf eine sexuelle Erregung oder Stimulierung nicht mehr so rasch mit einer Erektion. Sie wird langsamer aufgebaut, ist störungsanfälliger, nicht mehr so voll oder so hart wie früher, und es dauert länger, nach einer Ejakulation eine weitere Erektion zu entwickeln. Es bedarf längerer Stimulation bis zum Orgasmus, das Erleben des Höhepunkts ist teilweise weniger intensiv und die Menge des ejakulierten Spermas bei vielen älteren Männern deutlich geringer.

Die Untersuchung von BRETSCHNEIDER U. MCCOY (1988) zeigte bei über 80jährigen Männern folgende sexuellen Probleme:
- 37 % Versagensängste
- 28 % Unfähigkeit, eine Erektion zu bekommen
- 33 % Unfähigkeit, die Erektion zu bewahren
- 28 % Ejakulationsstörung (vor allem verzögerte Ejakulation).

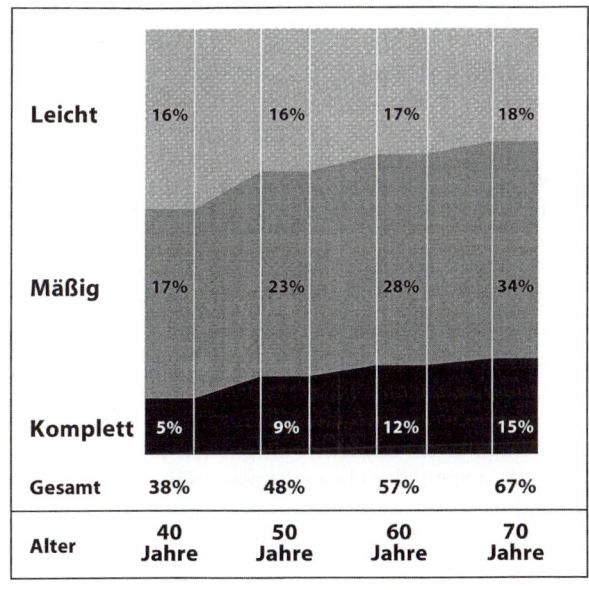

	40 Jahre	50 Jahre	60 Jahre	70 Jahre
Leicht	16%	16%	17%	18%
Mäßig	17%	23%	28%	34%
Komplett	5%	9%	12%	15%
Gesamt	38%	48%	57%	67%
Alter	40 Jahre	50 Jahre	60 Jahre	70 Jahre

Abb. 1: Alterskorrelierte Häufigkeit von Erektionsstörungen

Erektionsstörungen werden mit zunehmendem Alter häufiger, wie die Massachusetts Male Aging Study (FELDMAN ET AL. 1994) eindeutig belegt.

Sexuelle Verhaltensmuster

Grundsätzlich ist es jedoch Frauen wie Männern auch im hohen Alter möglich, Sexualität zu praktizieren und einen Koitus zu erleben. Eine repräsentative Befragung von 450 Personen, die zum Zeitpunkt der Untersuchung älter als 60 Jahre waren (BRÄHLER U. UNGER 1994) ergab folgendes Bild: circa ⅔ der 61–70-Jährigen und ca. ⅓ der älter als 70-Jährigen bejahen eine sexuelle Aktivität, wenn ein fester Partner vorhanden ist.

Für Mitteleuropa werden folgende Zahlen angenommen: Etwa die Hälfte der Frauen und drei Viertel der Männer im Alter zwischen 60 und 69 Jahren üben in irgendeiner Form Sexualität aus. **Geschlechtsverkehr** haben mit 70 Jahren noch 16 % der Frauen und 46 % der Männer (PERSSON 1980). SKOOG (1996) befragte 321 Männer und Frauen im Alter von 85 Jahren nach ihrer Sexualität (s. Tabelle 1). Von den 55 verheirateten Männern gaben 12 an, dass sie noch regelmäßig Geschlechtsverkehr hätten, und 25 berichteten über sexuelle **Gefühle und Phantasien**. Bei den gleichaltrigen Frauen waren die Zahlen zwar viel niedriger; diesen Umstand erklärt der Autor aber in erster Linie aus der Tatsache, dass diese meist wesentlich ältere Partner hatten.

Tab. 1: Häufigkeit sexuellen Erlebens und Verhaltens während des letzten Jahres von 85-jährigen Männern und Frauen ohne Demenz (SKOOG 1996).

	Frauen (n = 223)	Männer (n = 98)
Alle Befragten (n = 321)		
Sexuelle Empfindungen	14,5 %	36,7 %
Koitus	0,9 %	13,3 %
Verheiratete Befragte (n = 76)		
Sexuelle Empfindungen	23,8 %	45,5 %
Koitus	9,5 %	21,8 %

Selbstbefriedigung wird von etwa einem Viertel bis der Hälfte aller älteren Frauen und mehr als der Hälfte der Männer praktiziert

Zu diesen empirischen Befunden lässt sich kritisch bemerken, „… *dass die dominierende Koitus-Orientierung und das besondere Interesse an sexuellen Handlungen, während das Erleben eher vernachlässigt wird, der weiblichen Sexualität überhaupt nicht gerecht wird (und wohl auch nicht der männlichen)*" (SYDOW 1995, S. 62).

Ursachen sexueller Inaktivität

Aber auch wenn sexuelle Fähigkeiten erhalten bleiben, sind viele ältere Menschen sexuell nicht mehr aktiv. Diese Diskrepanz wird durch unterschiedliche Faktoren bestimmt: Statistisch gesehen sind beispielsweise 70 % der Frauen über 65 Jahre verwitwet, geschieden oder ledig. **Alleinstehende Menschen** können jedoch schwer sexuell aktiv sein, weil in unserer Gesellschaft nach wie vor die Ehe oder eine ehe-ähnliche Beziehung als einzig legitimer Ort zur Befriedigung sexueller Wünsche angesehen wird. Darüber hinaus sind immer noch **negative Einstellungen** zur Sexualität im Alter weit verbreitet. Außerdem müssen die lebensgeschichtlich erworbenen sexuellen Erfahrungen berücksichtigt werden: Sexuelle Aktivitäten in früheren Lebensabschnitten **können**, müssen aber nicht Ausdruck von Verlangen und sexueller Befriedigung gewesen sein. Als grundlegende Hypothese kann angenommen werden: Die Sexualität eines älteren Menschen bestimmt sich weitestgehend aus seiner sexuellen Vorgeschichte. Ein sexuell aktiver Mensch bleibt auch im Alter eher sexuell aktiv, ein sexuell vielseitiger Mensch wird auch im Alter nach unterschiedlichen Formen der sexuellen Befriedigung suchen. Sexuelles Begehren und Erleben, Erotik, Liebe und Zärtlichkeit bekommen vielleicht ein anderes Gewicht, bleiben aber mehr oder weniger lebhafter **Ausdruck der jeweiligen Persönlichkeit und ihres Lebensstils**. In vielen Fällen wird die gemeinsam geteilte Zärtlichkeit von älteren Paaren als wichtiger eingeschätzt als der möglichst häufige Vollzug des Beischlafs – auch wenn es natürlich eine große Spannbreite ganz unterschiedlicher individueller Erfahrungen gibt.

Die klinische Erfahrung belegt, dass viele ältere Menschen die eigene Körperlichkeit und Sexualität bis ins hohe Alter hinein als einen wichtigen Teil der eigenen Person ansehen. Dies zeigt sich vielleicht auch darin, dass etwa ⅔ der 50- bis 90-Jährigen (64 %) über erotische Träume berichten; 67–74 % der 50– bis 79-Jährigen und noch ein Drittel der 80-Jährigen und Älteren (SYDOW 1995). Daher ist gerade bei älteren Patienten darauf zu achten, dass nicht falsche Vorstellungen und Stereotype über die Alterssexualität den Umgang mit den Patienten beeinflussen. So belegt eine Untersuchung von CHU ET AL. (1987), dass in vielen Krankenhäusern bei älteren Brustkrebspatientinnen auf eine Brust erhaltende Operation weniger Wert gelegt wird als bei jüngeren.

Sexualität als Identitätsfaktor

Die Sexualität bleibt manchmal auch dann bedeutsam, selbst wenn sie schon lange nicht mehr aktiv mit einem Partner geteilt wird. VERWOERDT ET AL. (1969) sprechen in diesem Zusammenhang von einem „interest-activity-gap". Das machen die folgenden Äußerungen deutlich:

„Auch wenn ich meine Wechseljahre schon lange hinter mir habe und keine Kinder mehr bekommen kann – es macht mir viel aus, dass mir jetzt meine Gebärmutter entfernt werden soll. Das hat für mich etwas mit Frau-Sein zu tun" (64-jährige Patientin mit Korpuskarzinom).

„Eigentlich sollte es kein großer Verlust sein, dass ich nach der Therapie keine Erektion mehr bekommen kann, weil ich nur noch sehr selten mit meiner Frau schlafe. Aber das Gefühl, dass ich könnte, wenn ich will, war mir immer sehr wichtig. Das geht mir jetzt unwiederbringlich verloren" (69-jähriger Patient mit Prostatakrebs).

Die obigen Ausführungen machen deutlich, dass das Sexuelle für ältere Menschen etwas Wichtiges sein kann, aber nicht sein muss. Grundsätz-

individuelle Prüfung

lich gilt dabei: Eine zentrale Voraussetzung zu einem adäquaten Zugang zur Sexualität älterer Menschen ist die Freiheit von eigenen Vorurteilen. Es gilt in jedem Einzelfall zu prüfen, welche Bedeutung Liebe und Zärtlichkeit für den Betroffenen hatten und haben, bevor man sich dazu entschließt, das Thema vielleicht nicht anzusprechen.

2.3 Auswirkungen gesellschaftlicher Normen und Wertvorstellungen auf das sexuelle Erleben und Verhalten

Vermittlungsinstanzen

Neben den individuellen Erfahrungen prägt die Kultur mit ihren Normen und Regeln das sexuelle Erleben und Verhalten. Vermittelt werden die gesellschaftlichen Wert- und Normvorstellungen zur Sexualität vor allem durch die elterliche Erziehung, gesellschaftliche Institutionen wie Kindergärten, Schulen, Kirchen und natürlich auch die Massenmedien.

gesellschaftlicher Wandel

In den letzten 30 Jahren hat in der Öffentlichkeit eine deutliche **Liberalisierung** im Umgang mit dem Thema Sexualität stattgefunden. Sexuelle Fragen werden heute offener besprochen und sind weniger mit Schuldgefühlen verbunden als früher. Sexualkunde ist zu einem regulären Bestandteil der Unterrichtspläne an den Schulen geworden. Es wird zunehmend akzeptiert, dass auch ältere Menschen einen Anspruch auf eine befriedigende Sexualität haben, und auch krankheitsbedingte Einschränkungen des sexuellen Erlebens werden nicht mehr als selbstverständlich hingenommen.

Die gesellschaftlichen Einflüsse zeigen jedoch nicht nur eine befreiende Wirkung auf den Einzelnen. In Deutschland ist beispielsweise – gerade bei Männern – eine deutliche Prägung der Sexualität durch das **Leistungs- und Anspruchsdenken** zu beobachten: In ihr soll alles möglich sein, also sollen auch im sexuellen Bereich Spitzenleistungen erbracht werden. Und nirgendwo wirken Normvorstellungen so „hinterhältig" wie im Bereich der Intimität: Häufig wird nicht danach gefragt, wie oft eine Frau und ein Mann das Bedürfnis empfinden, miteinander zärtlich zu sein, sondern das Zusammensein wird plötzlich dadurch bestimmt, wie oft „ein Durchschnittspaar" pro Woche miteinander verkehrt. Zusätzlich erscheint die eigene Sexualität oft klein, grau und unbefriedigend neben der perfekten Sexualität, die in Fernsehen, Kino und Magazinen gezeigt wird.

Überhöhung vs. Realität

Die in manchen Zeitschriftenartikeln oder Buchveröffentlichungen genannten **Umfrageergebnisse** sind **in der Mehrzahl wissenschaftlich nicht haltbar** und geben ein mehr oder weniger verzerrtes Bild der Sexualität wieder. Einigermaßen zuverlässige Untersuchungen zeigen ein anderes Bild vom Sexualleben zwischen Männern und Frauen. Dazu einige Beispiele aus einer Befragung in den USA (GAGNON 1994, zit. nach SCHMIDT 1995): Im Jahr vor der Befragung hatten 80 % der Befragten keinen oder nur einen Sexualpartner. Im gleichen Zeitraum hatten

3–4 % der Verheirateten außereheliche Beziehungen. Die Hälfte aller Befragten hatte seltener als einmal in der Woche Geschlechtsverkehr. Diese Häufigkeiten unterschieden sich zwar hinsichtlich einzelner Altersgruppen, aber zusammenfassend muss festgestellt werden, dass das Bild der Sexualität, wie es von den Medien verbreitet wird, nur wenig mit der Wirklichkeit übereinstimmt. Solche Fehlinformationen sind aber mit dafür verantwortlich, dass sich viele Menschen im sexuellen Bereich unter Leistungsdruck fühlen („mindestens 3 Orgasmen hintereinander") und kaum auf ihre eigenen, individuellen Bedürfnisse achten.

Dazu die Äußerung eines Patienten: *„In der Öffentlichkeit wirst du immer mit dem Bild konfrontiert, dass man als Mann potent zu sein hat. Wenn du impotent bist – egal aus welchen Gründen – dann bist du kein richtiger Mann mehr. Als ich nach meiner Operation keine Erektion mehr bekommen konnte, ist für mich eine Welt zusammengebrochen. Ich habe mir nur mühsam ein neues Bild von Männlichkeit aufbauen können … dass ich ein richtiger Mann bin, auch wenn ich nicht mehr in der gewohnten Form mit einer Frau schlafen kann."*

3 Erscheinungsformen und Ursachen sexueller Störungen

3.1 Symptomatik und Klassifikation

„Normalität"

Die große individuelle Variationsbreite sexueller Erlebnis- und Verhaltensweisen lässt keine klare Grenzziehung zwischen „gesunder" und „krankhafter" Sexualität zu. Die Übergänge sind fließend und werden durch das subjektive Erleben bestimmt: Während eine Person ihr sexuelles Erleben als normal und ungestört erlebt, sieht es eine andere bereits als eingeschränkt an. Es erscheint deshalb sinnvoller, zwischen **ungestörter bzw. gestörter Sexualität** zu differenzieren. SIGUSCH (1979, 1996) betrachtet den Begriff „sexuelle Funktionsstörung" als Oberbegriff für Beeinträchtigungen der Sexualität – unabhängig von deren Genese. Als **„sexuelle Dysfunktionen"** werden häufig **somatisch** bedingte Störungen bezeichnet, als **„funktionelle Sexualstörungen"** die **psychogen** verursachten Symptombildungen.

Natürlich sagen diese nüchternen diagnostischen Begriffe nichts über das subjektive Erleben der Betroffenen aus.

Formen sexueller Funktionsstörungen

Sexuelle Funktionsstörungen verhindern die von der betroffenen Person gewünschte sexuelle Beziehung. Es können ein Mangel an sexuellem Verlangen oder Befriedigung, ein Ausfall der für den Geschlechtsakt notwendigen physiologischen Reaktionen (z. B. Erektion) oder eine Unfähigkeit, den Orgasmus zu steuern oder zu erleben, auftreten. Die Störungen unterscheiden sich in ihrer Symptomatik, ihrer formalen Ausprägung und den möglichen Ursachen. Grundsätzlich können Funktionen **ganz ausfallen** (z. B. Inappetenz), **vermindert** (z. B. Erektionsschwäche), **gesteigert** (z. B. Priapismus) oder in anderer Weise **verändert** sein (z. B. retrograde Ejakulation). Zur besseren Unterscheidung ist es üblich, die zu beobachtende Symptomatik entsprechend den grundlegenden Beobachtungen von MASTERS U. JOHNSON (1966) sowie von KAPLAN (1979) inhaltlich danach einzuordnen, **welcher Abschnitt einer sexuellen Interaktion betroffen ist**. Der 5stufige sexuelle Reaktionszyklus ergibt einen Rahmen zur Einordnung der jeweiligen Störung:

Sexueller Reaktionszyklus

- Appetenzphase
- Erregungsphase
- Plateauphase
- Orgasmusphase
- nachorgastische Reaktion.

3.1.1 Sexuelle Funktionsstörungen der Frau

Die Patientin empfindet selten oder nie sexuelles Verlangen, statt dessen Gleichgültigkeit, Versagensängste – bis hin zu einer ausgesprochenen Aversion. Häufig entwickelt sich aus Furcht vor einer sexuellen Beziehung ein **Vermeidungsverhalten**. Die Symptomatik ist nicht automatisch an eine Orgasmusstörung gekoppelt: Viele Frauen berichten, bei sexuellen Kontakten gelegentlich oder sogar regelmäßig einen Orgasmus zu erleben. Trotzdem ziehen sie sich sexuell von ihrem Partner zurück und haben ein vermindertes oder fehlendes sexuelles Verlangen. Umgekehrt können andere Funktionsstörungen wie Dyspareunie oder Orgasmusstörung eine zunehmende sexuelle Lustlosigkeit zur Folge haben. In der **Paardynamik** ist oft ein **negativer Interaktionszirkel** zu beobachten: Weil sich die Frau entzieht, fordert ihr Partner vermehrt sexuelle Handlungen ein. Dies drängt die Frau noch mehr in die Defensive und verstärkt ihre Lustlosigkeit weiter.

sexuelle Lustlosigkeit, Aversion

Die Erregung ist in ihrer Dauer oder Stärke nicht ausreichend für den Geschlechtsverkehr; die Folge ist ein Mangel oder Ausfall der vaginalen Lubrikation. Es können aber auch physiologische Begleiterscheinungen auftreten, bei denen die Frau jedoch keine subjektive Erregung empfindet.

Erregungsstörung

Es kommt zu Brennen, Stechen, Schmerzen oder anderen Missempfindungen im Genitalbereich, häufig als Folge einer mangelnden Lubrikation („lubricatio deficiens") oder anderer, krankheitsbedingter körperlicher Veränderungen (s. Tab. 2 auf Seite 24). Als Folge wiederholter Schmerzen kommt es in der Regel zur Ausbildung einer reaktiven Inappetenz, u. U. sogar eines Vaginismus.

Dyspareunie, Algopareunie

Der Koitus ist wegen eines unwillkürlichen Spasmus der Beckenbodenmuskulatur und des äußeren Drittels der Scheide gar nicht oder nur unter Schmerzen möglich, da der Introitus vaginae dadurch verschlossen wird. In den meisten Definitionen wird vorausgesetzt, dass diese Verkrampfungen bei jedem Versuch oder zumindest wiederholt auftreten und dadurch *„den Geschlechtsverkehr beeinträchtigen"* (DSM-IV, S. 584) kann bzw. dass *„die Imissio … unmöglich oder schmerzhaft"* ist (ICD-10, S. 217). Die Fähigkeit zum Erleben eines Orgasmus durch orale oder manuelle Stimulation ist häufig nicht beeinträchtigt.

Vaginismus

Die Tatsache, dass es nur erschwert oder ganz unmöglich ist, einen Tampon oder einen Finger in die Vagina einzuführen oder eine gynäkologische Untersuchung durchführen zu lassen, ist für die betroffen Frauen oft kein Anlass, eine sexualmedizinische Beratung in Anspruch zu nehmen. Ein Leidensdruck und der Wunsch nach einer Behandlung entstehen häufig erst dann, wenn sie sich mit ihrem Partner den sexuellen Verkehr wünschen oder dieser sie dazu drängt.

Der Orgasmus tritt trotz ausreichender Stimulation selten, stark verzögert oder gar nicht ein. Zu unterscheiden ist zwischen einer vollständigen und einer koitalen Orgasmusstörung. Frauen mit **vollständiger**

Orgasmusstörung

Störung erleben weder bei Selbstbefriedigung noch bei Petting oder Koitus einen Orgasmus; Frauen mit **koitaler Orgasmusstörung** können bei Selbstbefriedigung oder Petting zum Orgasmus kommen, nur nicht beim Koitus. Die Abgrenzung zur „Normalität" ist schwierig, da höchstens die Hälfte aller Frauen beim Geschlechtsverkehr regelmäßig einen Orgasmus erreicht. Dazu ist der subjektive Leidensdruck individuell sehr unterschiedlich ausgeprägt. Ein gelegentlich oder öfter ausbleibender Orgasmus wird von vielen Frauen nicht als „Störung" erlebt. Die Tiefe des orgastischen Erlebens ist außerdem situations- und stimmungsabhängig und individuell sehr unterschiedlich.

Die Anfang diesen Jahrhunderts von FREUD (1932) postulierte Unterscheidung zwischen „reifem" vaginalem Orgasmus und „unreifem" klitoridalem Orgasmus kann nicht aufrecht erhalten werden. Der Orgasmus kann sowohl durch direkte Stimulation der Klitoris als auch durch indirekte Stimulation während des Koitus ausgelöst werden und ist physiologisch als gleichwertig anzusehen. KAPLAN (1974) geht von einer interindividuell unterschiedlichen Orgasmusschwelle aus: Bei einigen Frauen reicht die indirekte Stimulierung während des Koitus, andere benötigen zusätzlich eine intensive direkte Stimulierung. Die sexuelle Reaktion bis hin zum Höhepunkt läuft jedoch manchmal auch ganz ohne Stimulierung der Klitoris ab. Ein Mensch kann allein durch seine Phantasie oder die Erwartung zum Orgasmus kommen.

Mangelnde sexuelle Befriedigung
Die sexuellen Reaktionen verlaufen normal, aber der Orgasmus wird ohne entsprechendes Lustgefühl erlebt.

Nachorgastische Verstimmung
Die betroffene Frau neigt nach dem sexuellen Verkehr zu Depressionen, Weinanfällen, Gereiztheit, innerer Unruhe oder Schlafstörungen.

Tab. 2: Somatische Ursachen der Dyspareunie – Frau

Organstruktur	Ursachen der Dyspareunie
Vulva	• Primäre Vulvitis (allergisch, Herpes genitalis, Condylomata acuminata) • Sekundäre Vulvitis (Soor, Trichomonaden, Erythrasma, Psoriasis vulgaris, Syphilis, Diabetes mellitus) • Hautirritationen durch häufige Waschungen • Atrophie der Vulva (Lichen sclerosus, Craurosis vulvae)
Introitus vaginae	• Bartholinitis, Bartholin-Abszess, Bartholin-Zyste • Urethrale und suburethrale Tumoren (suburethrale Endometriosezyste), Skeneitis, Urethritis, Paraurethralzyste, Divertikel • Hymen septus persistens, rigider Hymen persistens • Introitusstenose nach operativen Eingriffen
Vagina	• Unspezifische Kolpitis (Vaginitis) • Infektionsbedingte Kolpitis (Soor, Trichomonaden, Escherichia coli, Enterokokken, Gonorrhö)

Organstruktur	Ursachen der Dyspareunie
	• Allergische Reaktionen auf kontrazeptive Mittel • Östrogenmangel • Mangelnde Lubrikation • Angeborene partielle oder totale Fehlbildungen (Vaginalaplasie, Vaginalatresie, Septum vaginae) • Vaginaltumor • Kohabitationsverletzungen • Z. n. Episiotomie • Vaginalobliteration (z. B. nach Strahlentherapie)
Uterus- und Bandapparat	• Zervizitis • Retroflexio uteri fixata • Intrauterinpessar • Allen-Masters-Syndrom • Parametritis • Parametropathia spastica (Pelvipathia vegetativa, Pelvic congestion)
Adnexe und Peritonealraum	• Adnexitis (Salpingitis, Oophoritis) • Adhäsionen nach Entzündungen und Operationen • In den Douglas-Raum prolabierende Ovarien (bei Retroflexio) • Ovarialtumoren und andere Douglas-Tumoren
Blasen- und Darmerkrankungen	• Zystitis • Blasensteine • Blasentumoren • Rektumkarzinom • Z. n. Rektumexstirpation
multiple Lokalisation	• Endometriose

Fortsetzung Tab. 2: Somatische Ursachen der Dyspareunie – Frau

3.1.2 Sexuelle Funktionsstörungen des Mannes

Der Patient empfindet selten oder nie sexuelles Verlangen, statt dessen Gleichgültigkeit, Versagensängste – bis hin zu einer ausgesprochenen Aversion. Häufig entwickelt sich aus Furcht vor einer sexuellen Beziehung ein Vermeidungsverhalten. In der **Paardynamik** ist oft ein **negativer Interaktionszirkel** zu beobachten: Weil sich der Mann entzieht, fordert seine Partnerin vermehrt sexuelle Handlungen ein. Dies drängt den Mann noch mehr in die Defensive und verstärkt die Lustlosigkeit weiter.

Sexuelle Lustlosigkeit, Aversion

Es gelingt dem Patienten nicht, die für einen befriedigenden Geschlechtsverkehr notwendige Erektion zu erreichen oder aufrecht zu erhalten. Folgende **Symptomvarianten** sind zu beobachten:
• Während der frühen Stadien des sexuellen Zusammenseins tritt eine vollständige Erektion auf. Sie geht aber teilweise oder vollständig

Erektionsstörung

zurück, wenn der Geschlechtsverkehr versucht wird und bevor es zu einer Ejakulation kommt

- Die Erektion tritt nur dann auf, wenn der Geschlechtsverkehr nicht beabsichtigt ist
- Es kommt nur zu einer teilweisen, für den Geschlechtsverkehr ungenügenden Erektion
- Es entwickelt sich überhaupt keine Gliedsteife (Tumeszenz).

Dyspareunie, Algopareunie

Es kommt zu Brennen, Stechen, Schmerzen oder anderen Missempfindungen im Genitalbereich, oft im Bereich der Eichel. Die Schmerzen sind häufig organisch bedingt (z. B. durch Urethritis, Frenulumeinrisse, Prostataerkrankungen, Induratio penis plastica). Als Folge wiederholter Schmerzen beim sexuellen Verkehr entwickelt sich oft eine reaktive Inappetenz.

Tab. 3: Somatische Ursachen der Dyspareunie – Mann

Organstruktur	Ursachen der Dyspareunie
Prostata	• Infektionen, Prostatahypertrophie
Samenblasen	• Spermatozystitis
Penis	• Herpes genitalis
	• Dermatiden und Dermatosen, Zoster usw.
	• Induratio penis plastica
	• Penisfraktur
	• Peniskarzinom
Hoden	• Orchitis
	• Hodentumor
	• traumatische Verletzungen des/der Hoden
	• Torsion des Samenleiters
Becken	• Spasmus des M. cremaster
	• Muskel- und Knochenerkrankungen, z. B. Arthritis
Kopf	• Post-ejakulatorischer Kopfschmerz

Ejakulationsstörungen

Es gelingt dem Patienten nicht, eine für ihn befriedigende Ejakulation zu erleben. Folgende **Symptomvarianten** sind bekannt:

- **Ejaculatio praecox.** Der Patient ist unfähig, den Zeitpunkt seiner Ejakulation zu kontrollieren. In schweren Fällen erfolgt die Ejakulation vor dem Eindringen in die Vagina („ante portas"), bei Berührung des weiblichen Genitals durch den Penis, wenige Sekunden danach oder sogar ohne Erektion. Wegen des individuell sehr unterschiedlichen sexuellen Erlebens sollte eine zeitliche Festlegung vermieden werden; ebenso sollte kein Zusammenhang mit dem Orgasmus der Partnerin hergestellt werden.
  Die Symptomatik wird durch das Lebensalter beeinflusst: Sexuell unerfahrene junge Männer erleben sie oft zu Beginn einer Beziehung. Mit zunehmendem Lebensalter und/oder der Dauer einer Partnerschaft kann sie sich zurückbilden oder vollkommen verlieren.
- Differentialdiagnostisch sind die Fälle zu unterscheiden, bei denen die Ejakulation nur scheinbar vorzeitig erfolgt, die Ursache jedoch in einer **verlängerten Stimulation** bis zum Erreichen einer Erektion be-

gründet ist (z. B. in höherem Lebensalter). In diesen Fällen handelt es sich primär um eine Erektionsstörung.

- **Ejaculatio retrograda** (sogenannter *„trockener Orgasmus"*): Nach der Emissionsphase und noch vor der Ejakulation kontrahiert der innere Harnblasensphinkter und verhindert auf diesem Weg, dass das Sperma in die Blase gelangt. Bei der retrograden Ejakulation wird das Ejakulat jedoch in die Blase abgegeben statt nach außen, was normalerweise durch den eben beschriebenen Mechanismus verhindert wird. Ursache ist eine Funktionsstörung des sympathisch innervierten M. sphincter vesicae internus, z. B. als Folge von Nervenläsionen bei operativen Eingriffen.
- **Ejaculatio retarda:** Die Ejakulation tritt trotz ausreichender Stimulation selten oder stark verzögert ein. Kommt es zum Orgasmus, verläuft die Ejakulation fast immer regelrecht. Mit zunehmendem Lebensalter werden verzögerte oder gelegentlich ausbleibende Ejakulationen häufiger (s. Kap. 2.2, S. 16).
- **Ejaculatio deficiens:** Die Ejakulation tritt trotz ausreichender Stimulation überhaupt nicht ein, auch nicht retrograd. Diese Störung kann psychogen oder somatogen verursacht sein. Bei der psychogenen Form ist in der Regel auch das Orgasmuserleben beeinträchtigt, bei somatogenen Formen (z. B. nach Prostatektomie) bleibt die Orgasmusfähigkeit dagegen in einer Reihe von Fällen erhalten.
- **Spermatorrhö:** Herausfließen bzw. -träufeln des Spermas oder von Sekreten der akzessorischen Drüsen ohne sexuelle Reizung und ohne ejakulationsartiges Geschehen.

Im Gegensatz zu den Orgasmusstörungen der Frau wird eine männliche Anorgasmie nur **selten** diagnostiziert. Eine der Ursachen dafür liegt möglicherweise in der auch in der Fachliteratur häufigen Gleichsetzung von Ejakulation und männlichem Orgasmus. Es handelt sich jedoch um zwei getrennte neurophysiologische Vorgänge. Sie werden idealerweise als einheitlicher Vorgang erlebt, können jedoch auch unabhängig voneinander auftreten. Folgende **Symptomvarianten** sind bekannt: *(Randbemerkung: Orgasmusstörung)*
- Orgasmus sine ejaculatione: Der Orgasmus wird ohne Ejakulation erlebt.
- Ejaculatio sine orgasmo oder sine satisfactione: Die Ejakulation tritt ohne das subjektive Erleben des Orgasmus auf.

Der Patient neigt nach dem sexuellen Verkehr zu Depressionen, Weinanfällen, Gereiztheit, innerer Unruhe, Schlafstörungen. *(Randbemerkung: Nachorgastische Verstimmung)*

Häufig wirkt sich ein sexuelles Problem auch auf andere Ebenen aus, indem die Frustration über die Funktionsstörung eine verstärkte Selbstbeobachtung hervorruft („Wird es diesmal wieder auftreten?"). Die damit verbundene **Angst vor einem erneuten „Versagen"** hemmt die Entwicklung sexueller Erregung und intensiviert dadurch die Funktionsstörung. Durch diesen **Selbstverstärkungsmechanismus** kommt es zu einem zunehmenden Verlust sexueller Spontaneität und der Entwicklung eines Vermeidungsverhaltens. Die vom Patienten berichtete sexuelle Aversion ist daher möglicherweise die Folge einer anderen Funktionsstörung, z. B. einer Erektionsstörung oder einer Dyspareunie. *(Randbemerkung: Weitere Auswirkungen)*

Unterschiede der Geschlechter

Ganz allgemein wird bei Frauen das diagnostische Augenmerk eher auf das Erreichen des Orgasmus gelegt (subjektive Erlebnisqualität), bei Männern auf das Erreichen und Aufrechterhalten der Erektion. Bei Männern steht die Funktion im Mittelpunkt der Befürchtungen, verbunden mit dem Wunsch nach Wiederherstellung bei Funktionsstörungen. Nach der subjektiven Erlebnisqualität der Männer wird eher selten gefragt.

Bezug zur Partnerschaft

Ganz allgemein gilt: Das Vorliegen einer sexuellen Funktionsstörung bedeutet noch lange nicht ein sich „gestört-Fühlen". Funktionsfähigkeit und die subjektive Bewertung der Zufriedenheit mit der Beziehung und Sexualität stimmen nicht immer überein. Und sexuelle Probleme müssen nicht automatisch mit einer Unzufriedenheit mit der Beziehung einhergehen. So gibt etwa ein Drittel aller Paare, die ihre Beziehung als befriedigend einschätzen, an, sich gelegentlich unglücklich in ihrer sexuellen Beziehung zu fühlen. Fast die Hälfte aller Männer äußert bei einzelnen Fragen eines ins Deutsche übersetzten Subskala „Sexuelle Zufriedenheit" des Marital Satisfaction Inventory (MSI) von SNYDER (1981) sexuelle Unzufriedenheit (SCHRÖDER ET AL. 1994).

Die Symptome können entsprechend den Richtlinien zur Klassifikation sexueller Störungen der ICD 10 oder des DSM IV eingeordnet und dokumentiert werden. Die von der Weltgesundheitsorganisation WHO herausgegebene ICD-10 legt ihren Schwerpunkt vor allem auf eine interkulturelle Perspektive und eine Anwendbarkeit auch in der Dritten Welt. Im Kapitel V („Psychische und Verhaltensstörungen") finden sich unter der Rubrik F 52 sexuelle Funktionsstörungen, die nicht durch eine organische Störung oder Krankheit verursacht werden (Tabelle 4).

Tabelle 4: Klassifikation psychogener sexueller Funktionsstörungen nach ICD-10

ICD-10-Code	Sexuelle Funktionsstörung, nicht verursacht durch eine organische Störung oder Krankheit
F 52.0	Mangel oder Verlust von sexuellem Verlangen
F 52.1	Sexuelle Aversion und mangelnde sexuelle Befriedigung
F 52.2	Versagen genitaler Funktionen (Erektion, Lubrikation)
F 52.3	Orgasmusstörung
F 52.4	Ejaculatio praecox
F 52.5	Nichtorganischer Vaginismus
F 52.6	Nichtorganische Dyspareunie
F 52.7	Gesteigertes sexuelles Verlangen
F 52.8	Sonstige sexuelle Funktionsstörung, nicht verursacht durch eine organische Störung oder Krankheit
F 52.9	Nicht näher bezeichnete sexuelle Funktionsstörung, nicht verursacht durch eine organische Störung oder Krankheit

3.2 Wie verbreitet sind sexuelle Störungen?

Es ist methodisch außerordentlich schwierig, verlässliche Zahlen zur Verbreitung sexueller Funktionsstörungen zu erhalten, weil schon die damit einhergehenden Schamgefühle dazu führen, dass in Befragungen diese Probleme häufig bagatellisiert oder gar nicht angegeben werden. Das Problem der exakten Abgrenzung und Klassifikation sowie der Repräsentativität kommt hinzu. Deshalb muss die Mehrzahl der Angaben in den populärwissenschaftlichen „Sex-Reports" als unzuverlässig angesehen werden.

Eine während des 8.Weltkongresses für Impotenzforschung 1998 in Amsterdam vorgestellte Studie von Rosen et al. ist als eine der wenigen wissenschaftlich zuverlässigen Arbeiten anzusehen. Die Analyse von Daten von 1511 Männern und 1921 Frauen unterschiedlicher Altersgruppen aus den USA ergab folgende Prävalenzdaten:

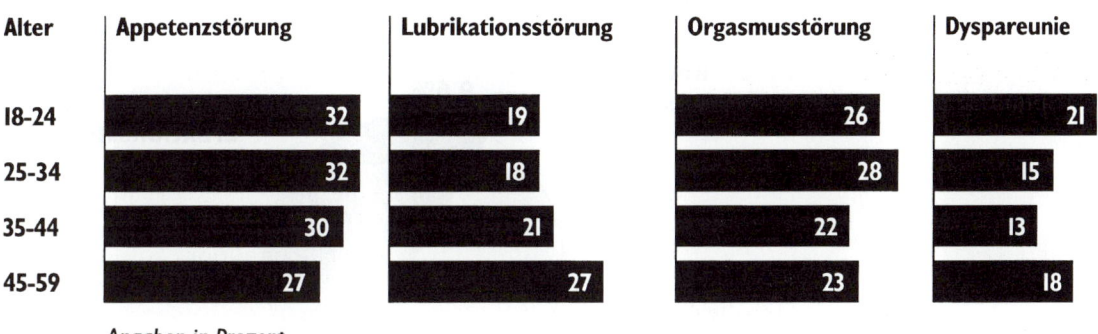

Alter	Appetenzstörung	Lubrikationsstörung	Orgasmusstörung	Dyspareunie
18-24	32	19	26	21
25-34	32	18	28	15
35-44	30	21	22	13
45-59	27	27	23	18

Angaben in Prozent

Quelle: R. Rosen, „Sexual dysfunction in men and women: a population-based survey of US adults"
8th World Meeting on Impotence Research, 1998, Amsterdam

Abb. 2: Häufigkeit sexueller Funktionsstörungen – Frauen

Die Tabellen zeigen, dass sexuelle Probleme auch bei jungen Menschen weit verbreitet sind, lassen jedoch **keine Rückschlüsse auf die Ursachen** der jeweiligen Symptombildungen zu.

In einer Studie aus den USA wurden über 1700 Paare aus der Umgebung des Distriktes Boston bezüglich gesundheitlicher Probleme und ihrem sexuellen Erleben befragt. Die Männer wurden auch ausführlich körperlich untersucht und eine Vielzahl von Laboruntersuchungen vorgenommen. Diese Massachusetts Male Aging Study (FELDMAN ET AL. 1994) ergab bei 1 290 Männern im Alter zwischen 40 und 70 Jahren eine Gesamtprävalenzrate für minimale, moderate und komplette Erektionsstörungen von 52 % (s. Abb. 4, S. 30).

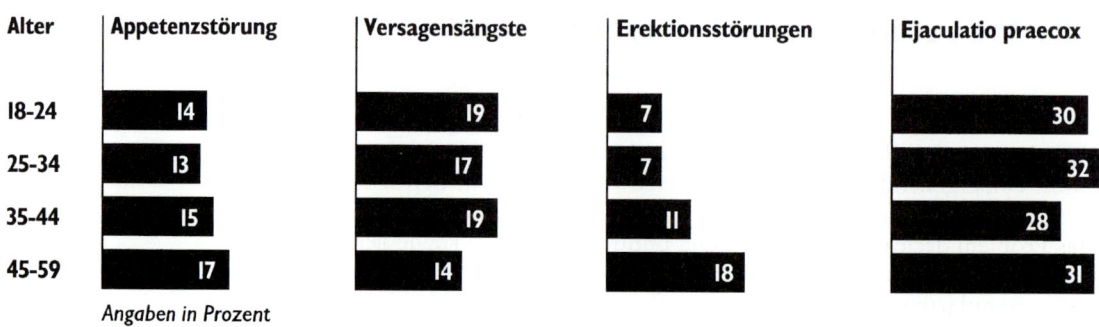

Alter	Appetenzstörung	Versagensängste	Erektionsstörungen	Ejaculatio praecox
18-24	14	19	7	30
25-34	13	17	7	32
35-44	15	19	11	28
45-59	17	14	18	31

Angaben in Prozent

Quelle: R. Rosen, „Sexual dysfunction in men and women: a population-based survey of US adults"
8th World Meeting on Impotence Research, 1998, Amsterdam

Abb. 3: Häufigkeit sexueller Funktionsstörungen – Männer

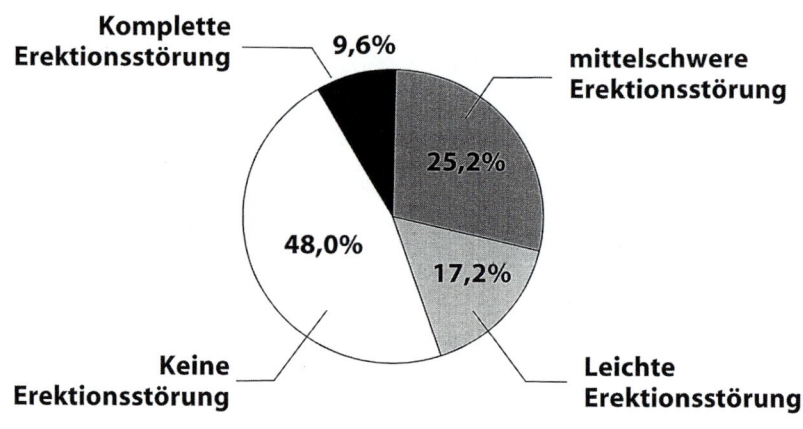

Abb. 4: Häufigkeit von Erektionsstörungen

Feldman, M.A, et al. (1994): Results of the Massachusetts Male Aging Study. Teilnehmer: 1290 Männer zwischen 40 und 70 Jahren.

Die Prävalenzrate für vollständige Erektionsstörungen betrug zwischen 5 und 15 %; dabei war das Alter die am höchsten korrelierende Variable. Die Wahrscheinlichkeit, eine Erektionsstörung zu entwickeln, stieg mit der Zunahme von Risikofaktoren wie Bluthochdruck, Erkrankung der Herzkranzgefäße, erhöhte Cholesterinwerte, Adipositas, Nikotinkonsum oder der regelmäßigen Einnahme bestimmter Medikamente (s. Kap. 5.1).

3.3 Ursachen sexueller Symptombildungen

Sexualität ist ein somato-psychosomatisches Geschehen, bei dem sowohl körperliche als auch seelische Faktoren wirksam werden. Einschränkungen des sexuellen Erlebens und Verhaltens können daher auch durch körperliche und/oder seelische Ursachen bedingt werden. ARENTEWICZ U. SCHMIDT (1993) unterscheiden 6 verschiedene Kategorien von Ursachenfaktoren:
- Organische Ursachen
- Erwartungsängste
- Informations- und Erfahrungsdefizite
- Normen und Wertvorstellungen
- innerseelische Ängste und Konflikte
- Partnerschaftskonflikte.

Jeder dieser Faktoren kann alleine für die Entstehung und Aufrechterhaltung einer sexuellen Störung verantwortlich sein, häufig kommt es jedoch zu einer Wechselwirkung mehrerer Ursachen.

Organische Ursachen

In der Fachwelt werden zum Teil erbitterte Diskussionen über den Anteil somatischer Faktoren an der Entstehung sexueller Funktionsstörungen geführt. So schreiben etwa WOKALEK ET AL. (1995, S. 156): *„Neue diagnostische Methoden und ihre standardisierte Anwendung konnten aufzeigen, dass einem Großteil aller Erektionsstörungen ein organisches Korrelat zugrunde liegt"*. Während in manchen Fällen eine organische Ursache deutlich erkennbar ist, z. B. bei einer Erektionsstörung nach einer radikalen Prostatektomie, ist in anderen Fällen eine solche Zuordnung nicht ohne weiteres möglich. **Grundsätzlich gilt:** Man darf ein Sexualproblem nicht als psychogen ansehen, bevor nicht eine mögliche körperliche Verursachung ausgeschlossen ist.

Häufige organische Ursachen sind
- Krankheitsbilder, die sexuelle Funktionen unmittelbar oder mittelbar beeinträchtigen, z. B. Diabetes mellitus, Herz-Kreislauf-Erkrankungen, Dialysepflichtigkeit usw.
- schlechter Allgemeinzustand durch eine körperliche Erkrankung
- Wundschmerzen nach operativen Eingriffen sowie Schmerzen beim Geschlechtsverkehr durch operationsbedingte Lageveränderungen innerer Organe oder Verwachsungen
- krankheits- oder behandlungsbedingte unmittelbare anatomische Schädigungen von Genitalorganen, z. B. nach Penisteilamputation
- krankheits- oder behandlungsbedingte Veränderungen sexueller Funktionen, z. B. mangelnde Lubrikation nach Strahlentherapie des Beckens
- krankheits- oder behandlungsbedingte Veränderungen von Körperfunktionen oder des Körperbildes, die die Sexualität indirekt beeinflussen, z. B. Inkontinenz oder Stoma
- krankheits- oder behandlungsbedingte Infertilität, z. B. nach Hysterektomie

- Nebenwirkungen medikamentöser Behandlung, z. B. durch Antihypertensiva.

Erwartungsängste

Erwartungsängste verstärken in der Form von **Selbstverstärkungsmechanismen** Funktionsstörungen und bewirken ein zunehmendes Vermeidungsverhalten. So kann die ängstliche Erwartung eines Mannes, ob er postoperativ noch über eine ausreichend feste Erektion verfügt, die sexuelle Erregung blockieren und dadurch die Ausbildung einer Erektion verhindern. Beim nächsten Versuch wird die Erwartungsangst möglicherweise noch größer sein (*„Klappt es diesmal?"*). Die damit einhergehende verstärkte Selbstbeobachtung macht die Entwicklung einer Erektion noch unwahrscheinlicher.

Nach mehreren „erfolglosen" Versuchen kommt es häufig zu einem wachsenden Vermeidungsverhalten, d. h., der Betreffende sucht die ihn verunsichernde und beschämende Situation zu vermeiden.

Informations- und Erfahrungsdefizite

Irreführende Vorstellungen über die eigene Erkrankung oder die des Partners sowie die Sexualität können ebenso zur Entstehung und Aufrechterhaltung einer sexuellen Störung beitragen. So schildert beispielsweise der Partner einer Frau mit Zervixkarzinom in der Paarberatung seine Ängste, sich bei seiner Frau „anstecken" zu können. Ein anderes Beispiel: Zahlreiche Herzinfarktpatienten fürchten den „Liebestod" durch Überbelastung ihres Herzens und vermeiden deshalb jegliche sexuelle Aktivität. Ebenso erschweren Lerndefizite die Bewältigung sexueller Störungen, z. B. wenn es um den Aufbau neuer Formen der sexuellen Befriedigung geht, zu denen der Betreffende bisher überhaupt keinen Zugang hatte.

Normen und Wertvorstellungen

Über die Erziehung und den Einfluss der Medien werden Normen und Wertvorstellungen über die Sexualität vermittelt, die das sexuelle Erleben und Verhalten in vielfältiger Weise beeinflussen (s. Kap. 2.3, S. 20). In unserer Kultur ist beispielsweise eine deutliche Prägung der Sexualität durch das Leistungs- und Anspruchsdenken zu beobachten: In ihr soll alles möglich sein, und deshalb sollen auch im sexuellen Bereich Spitzenleistungen erbracht werden. Dann wird nicht danach gefragt, wie oft eine Frau und ein Mann das Bedürfnis empfinden, miteinander zärtlich zu sein, sondern das Zusammensein wird plötzlich dadurch bestimmt, wie oft „ein Durchschnittspaar" pro Woche miteinander verkehrt. Solche unreflektierten Normen und Wertvorstellungen behindern in einigen Fällen die Bewältigung eines sexuellen Problems und müssen im Gespräch einer Bearbeitung zugeführt werden.

Innerseelische Ängste und Konflikte

Die Psychoanalyse hat eine Vielzahl von Ängsten und Konflikten identifiziert, die in bewusster oder unbewusster Form das sexuelle Erleben und Verhalten eines Menschen beeinflussen können. Dazu zählen Geschlechtsidentitätsängste, Ängste vor einem strafenden Über-Ich, Versagensängste, Ängste vor dem anderen Geschlecht, vor Überwältigung oder auch die Folgen traumatischer Missbrauchserfahrungen. Die sexuelle Störung wird vor diesem Hintergrund als eine Symptombildung verstanden, die z. B. vor der Entwicklung bedrohlicher Ängste schützt. Das durch die sexuelle Störung bedingte Leid ist geringer als die Angst, die durch eine sexuellen Handlung ausgelöst würde.

Umgekehrt können somatische Erkrankungen und therapeutische Maßnahmen frühere Ängste und Konflikte mobilisieren, die vor der Konfrontation mit der Krankheit erfolgreich abgewehrt wurden. So wird eine Patientin mit einer aus ihrer Lebensgeschichte verstehbaren sehr unsicheren weiblichen Geschlechtsidentität möglicherweise auf eine Mammaablatio mit deutlich mehr Angst reagieren als eine andere Frau, die über eine zuvor stabile weibliche Identität verfügt.

Als Ursache sexueller Störungen können auch zusätzliche seelische Belastungen und psychische Störungen bedeutsam sein. Die Fragen nach psychiatrischen Vorerkrankungen, der Einnahme von Psychopharmaka sowie psychotherapeutischen Vorbehandlungen sollte nicht nur deshalb bereits im Pflegeaufnahmegespräch gestellt werden. Eine Studie der Weltgesundheitsorganisation (LINDEN ET AL. 1996) zeigt, dass etwa 20 % der Patienten, die ihren Hausarzt aufsuchen, unter einer behandlungsbedürftigen psychischen Störung im Sinn der ICD-10 leiden. Das Spektrum umfasst vor allem psychoreaktive und sonstige nichtpsychotische Störungen (Tabelle 5). In manchen Fällen treten sogar Symptome unterschiedlicher Störungen gleichzeitig auf: Beispielsweise leiden etwa 2,5 % der Patienten in Deutschland unter einer depressiven Störung und einer generalisierten Angsterkrankung (LINDEN ET AL. 1996).

Störungsbild	ICD-10 Klassifikation	Häufigkeit [%]
Depression, akut od. rezidivierend	F 32, F 33	8,6
Generalisierte Angsterkrankungen	F 41.1	8,5
Neurasthenie	F 48.0	7,5
Alkoholabhängigkeit	F 10.2	6,3
Somatisierungsstörungen	F 45.0	2,1

Tab. 5: Häufigkeit psychischer Störungen in Allgemeinpraxen in Deutschland (LINDEN ET AL. 1996)

Im deutschsprachigen Raum hat sich J. WILLI (1975, 1978) systematisch mit den interpersonalen Prozessen in der Ehe beschäftigt und den Begriff der „Kollusion" geprägt. Er versteht darunter ein gemeinsames, meist unbewusstes Arrangement der Partner, in dem sie versuchen, miteinander und aneinander ein neurotisches Problem zu bewältigen oder zumindest auszuagieren. Häufig kommt es im Verlauf der Entwicklung zu einer Ausbildung von festen „Kampfpositionen", aus denen heraus jeweils der eine Partner dem anderen etwas vorwirft (s. Abb. 5, S. 34) ARENTEWICZ U. SCHMIDT (1993) haben im Rahmen ihrer sexualtherapeutischen Arbeit **häufige Konfliktmuster** identifiziert, die sich auf die gemeinsame Sexualität eines Paares auswirken können:

- **Wendung gegen den Partner:** Beziehungskonflikte werden auf sexuellem Gebiet im Sinne eines Machtkampfes ausgetragen
- **Ambivalenzprobleme:** Durch die sexuellen Probleme wird ein Nähe-Distanz-Konflikt ausgetragen

Partnerschaftskonflikte

Sexuelle Kollusion

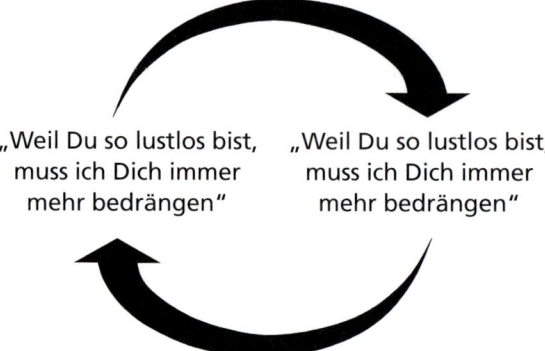

„Weil Du so lustlos bist, muss ich Dich immer mehr bedrängen"

„Weil Du so lustlos bist, muss ich Dich immer mehr bedrängen"

Abb. 5: Kollusionsmodell (Willi) am Beispiel der Appetenzstörung

- **Delegationsprobleme:** Mittels der sexuellen Störung wird ein anderes Problem verdeckt
- **Gemeinsames Arrangement:** Beide Partner ziehen aus der sexuellen Störung einen Nutzen.

Beispiel

Dazu ein Beispiel:
Ein Mann wirft seiner Frau immer wieder vor, sexuell nicht ausreichend aktiv zu sein und ihn viel zu selten zu verführen. Bei der gemeinsamen Klärung im Rahmen einer Sexualberatung wird deutlich, dass der Mann sich in unbewusster Absicht genau diese Frau „gewählt" hat, da ihn eine sexuell aktivere Frau viel zu sehr ängstigen würde.

Wechselwirkungen

Die interpersonale Perspektive bestätigt sich oft durch den Verlauf von Einzeltherapien bei sexuellen Funktionsstörungen: Wenn der „Patient" sein sexuelles Symptom verliert, entwickelt plötzlich der bisher „gesunde" Partner ein sexuelles oder auch anderes neurotisches Symptom.

Seelische Faktoren beeinflussen in jedem Fall die Problemdefinition des Patienten, seine Reaktion auf die Diagnose, seine Entscheidungen bezüglich einer weiterführenden Diagnostik oder Therapie und die dazu notwendige Compliance. Auch die Auswirkungen auf das Selbstwerterleben, die Partnerschaft und die spätere sexuelle Zufriedenheit werden oft weniger durch das objektive Ausmaß der organischen Schädigung als durch andere Faktoren (z. B. eheliche Zufriedenheit) bestimmt.

Fallbeispiel

In vielen Fällen kommt es zu einer Wechselwirkung zwischen körperlichen und seelischen Faktoren. Dies illustriert das folgende Fallbeispiel: Einer 45-jährigen Frau muss wegen eines Karzinoms die rechte Brust amputiert werden. Wie sie später in einem Beratungsgespräch berichtet, habe sie sich nach der Operation nicht mehr als begehrenswerte Frau gefühlt. Wegen der damit verbundenen tiefgreifenden Verunsicherung habe sie nach der Entlassung aus dem Krankenhaus auch nicht zärtlich auf ihren Mann zugehen können. Dieser habe sich umgekehrt abwartend verhalten, um sie zu schonen und ihr Zeit zu lassen. Da jedoch beiden Partnern eine offene Aussprache über dieses Thema schwergefallen sei, habe sie sein Verhalten nicht richtig einordnen können und es als Rückzug interpretiert: *„Ich dachte, er begehrt mich nicht mehr!"* In der Folge sei sie zunehmend depressiver geworden, was ihn noch mehr dazu gebracht habe, sie zu schonen und seine eigenen sexuellen Wünsche vor ihr zu verbergen. Dadurch sei ihre zuvor intakte Ehe in eine schwere Krise geraten.

4 Auswirkungen körperlicher Erkrankungen und deren Behandlung auf die Sexualität

Unterschiedliche
Erlebensweisen

Sexualität kann im Zusammenhang mit einer körperlichen Erkrankung in ganz unterschiedlicher Weise erlebt werden: Für manche tritt sie ganz in den Hintergrund, wird angesichts der Belastungen eher bedeutungslos, für andere symbolisiert sie Geborgenheit, Lebendigkeit und damit auch Hoffnung. Einschränkungen des sexuellen Erlebens und Verhaltens sind dadurch entweder mit geringem oder keinem Leidensdruck verbunden oder sie bedeuten für die Betroffenen eine erhebliche Einbuße an Lebensqualität, Selbstwertgefühl und Zufriedenheit in der Partnerbeziehung.

Zwei Patientenäußerungen machen das unterschiedliche Erleben deutlich: *„Als ich gehört habe, dass ich durch die Operation sehr wahrscheinlich meine Erektionsfähigkeit verlieren werde, habe ich spontan gedacht: dann lass ich mich nicht operieren. Das ist etwas, worauf ich unter keinen Umständen verzichten will"* (ein 64-jähriger Patient mit Prostatakarzinom).
„Endlich habe ich einen Grund, um mich den Wünschen und Anforderungen meines Partners entziehen zu können" (eine 54-jährige Patientin mit Zervixkarzinom).

Bedeutung
lebensgeschichtlicher
Erfahrungen

Die eigenen lebensgeschichtlichen Erfahrungen spielen dabei eine wichtige Rolle: Menschen, die vor ihrer Erkrankung Freude an sexueller Aktivität fanden, versuchen in einer solchen Situation eher, ihre Sexualität aufrecht erhalten oder neue Formen von Zärtlichkeit und Körperkontakt entwickeln zu können. Andere, die beispielsweise ihr Leben lang unter sexuellen Schuldgefühlen (*„Sexualität ist etwas Schmutziges"*), einer Abneigung gegen Sexualität oder Gewalterfahrungen gelitten haben, sind eher froh, dass sie das Kapitel für sich abschließen können.

Die Verarbeitung der körperlichen Erkrankung und der mit ihr verbundenen sexuellen Einschränkung geschieht vor dem Hintergrund der aktuellen Lebenssituation und der bisher erworbenen lebensgeschichtlichen Erfahrungen. Dabei können auch frühere Konflikte reaktualisiert werden und das gegenwärtige Erleben bestimmen, wie es die folgende Kasuistik verdeutlicht:

Fallbeispiel

Ein 69-jähriger Patient wird ein Jahr nach radikaler Prostatektomie zu einem Heilverfahren überwiesen. Im Aufnahmegespräch mit dem Stationsarzt deutet er massive Konflikte mit seiner Ehefrau an, mit der er zu diesem Zeitpunkt bereits 42 Jahre verheiratet war. Es wird schnell deutlich, dass die Auseinandersetzungen nach dem operativen Eingriff begannen. Durch die Erektionsstörung fühle er sich nicht mehr als *„richtiger Mann"*, da er seiner Frau sexuell *„nichts mehr bieten"* könne. Außerdem sei ihm öfter zum Weinen zumute, was er früher bei sich gar nicht gekannt habe.

In weiteren Gesprächen werden die Ursachen greifbar. Der Patient wuchs als Sohn einer alleinerziehenden Mutter auf, deren Ehemann sich bereits während der Schwangerschaft von ihr getrennt hatte. Da der Vater des Patienten auch kaum Unterhaltszahlungen leistete, musste die Mutter einer Berufstätigkeit nachgehen, um sich und ihren Sohn versorgen zu können. Dieser musste deshalb früh auf die Erfüllung kindlicher Bedürfnisse verzichten und im Haushalt mithelfen. Er wurde von seiner Mutter vor allem für Leistungen belohnt – eine Einstellung, die der Patient verinnerlichte und die damit ein Teil seines Selbstbildes wurde: *„Ich werde für meine Leistungen und Fähigkeiten geliebt"*. Bereits durch die Berentung trat eine massive Verunsicherung ein, da der Patient aus seinem Blickwinkel seiner Frau wegen der geringen Rente nur noch wenig „bieten" konnte. Die postoperativ aufgetretene sexuelle Störung verstärkte die Selbstwertzweifel und die Angst, jetzt nicht mehr liebenswert zu sein.

Das Beispiel beleuchtet auch den Zusammenhang zwischen sexuellen Störungen und dem Selbstwerterleben: Für viele Frauen und mehr noch für Männer ist eine „intakte" Sexualität eine wichtige Voraussetzung eines positiven Selbstwertgefühls. Frauen mit Fertilitätsstörungen erleben sich häufig als nicht vollwertige Frauen. Männer mit sexuellen Problemen – insbesondere Erektionsstörungen – fühlen sich oftmals ganz allgemein ihrer Potenz beraubt. Dies kommt auch in der Sprache zum Ausdruck, wenn von einem *„Schlappschwanz"* gesprochen wird. Der Wunsch, wieder potent zu sein, lässt dabei oft nach jedem Mittel greifen, das schnelle Abhilfe gegen die Störung verspricht.

Selbstwerterleben

4.1 Kardiovaskuläre Erkrankungen

Allgemeines

Das Erlebnis eines Herzinfarktes wird von vielen Betroffenen als ein Einschnitt in ihrem Leben betrachtet. In der Akutsituation berichten sie vor allem über Schmerzen. Angst – gar Todesangst – oder das Gefühl lebensgefährlicher Bedrohung, kommt zunächst oft nicht auf. Häufig lassen erst die Reaktion der Angehörigen, des behandelnden Arztes und die Einlieferung auf die Intensivstation Gefühle des Bedrohtseins aufkommen. Im weiteren Krankheitsverlauf stellt jedoch die Furcht vor einem Reinfarkt einen Kristallisationskern der Angst dar, die vor allem durch aufmerksamkeitsabwendende Verarbeitungsformen bewältigt wird. Die Befürchtung, einen Reinfarkt zu erleiden, korreliert unmittelbar mit der Intensität aktueller körperlicher Beschwerden und ist bei Angina-pectoris-Anfällen, Stenokardien oder Dyspnoe besonders häufig.

Angsterleben

Auswirkungen auf die Sexualität

Folgen der Angst

Die Angst vor einem Reinfarkt beeinträchtigt das sexuelle Verhalten vieler Patienten. In einer Untersuchung von HALHUBER (1982) gaben mehr als die Hälfte der befragten Herzinfarktpatienten, die nach einer entsprechenden Behandlung und Rehabilitation beschwerdefrei und leistungsfähig geblieben waren, eine verminderte Appetenz und Erektionsstörungen an. Diese Symptome sind häufig psychogen bedingt und Ausdruck der Angst der Patienten vor einer Überlastung ihres Herzens oder einem unmittelbaren „Liebestod". In einer Untersuchung von HELLERSTEIN U. FRIEDMAN (1970) klagten 20 % der nach einem Herzinfarkt sexuell wieder aktiv gewordenen Männer über Angina-pectoris-Anfälle oder ein unangenehmes Herzklopfen während des Koitus. Die wenigsten unterbrachen allerdings den Koitus wegen der genannten Symptome. Wurden vorbeugend Nitroglycerin bzw. Betablocker verordnet und die physische Kondition durch ein Training verbessert, nahm die Zahl der Anfälle ab.

Die bereits zitierte Massachusetts Male Aging Study (FELDMANN ET AL. 1994) belegt, dass 28 % der Männer, die unter einer koronaren Herzerkrankung leiden und auf die Einnahme von Medikamenten angewiesen sind, eine vollständige Erektionsstörung aufweisen und ein Geschlechtsverkehr deshalb nicht mehr möglich ist.

Rolle der Partner

Gerade bei Herzinfarktpatienten ist das Verhalten des Partners von besonderer Bedeutung. Ein Partner, der befürchtet, dass sich wegen zu großer Anstrengungen beim sexuellen Verkehr ein Herzinfarkt wiederholen könne, wird einer Wiederaufnahme der sexuellen Beziehung eher beunruhigt entgegensehen. Dies gilt ebenso in Fällen von Überfürsorglichkeit, in denen der Patient für den gesunden Partner in den Zustand eines pflegebedürftigen Kindes regrediert. Es ist deshalb sinnvoll, bei der Beratung eines Herzinfarktpatienten den Lebenspartner miteinzubeziehen. MASTERS ET AL. (1996, S. 349 f.) empfehlen, besonders ängstlich wirkende Partner zusehen zu lassen, wenn der Herzinfarktpatient ein Belastungs-EKG absolviert. Damit werde unmittelbar sichtbar, dass das Herz genügend Reserven habe, um auch die Belastungen eines Geschlechtsverkehrs unbeschadet zu überstehen.

Warnsymptome

MACKEY (1978, zit. nach HERTOFT 1989) hält allerdings folgende Symptome für bedenklich:
• Brustschmerzen während und nach dem Koitus
• Herzklopfen, das mehr als eine Viertelstunde nach dem Koitus anhält
• Atemnot, die länger als eine Viertelstunde nach dem Koitus anhält
• Schlaflosigkeit infolge sexueller Anstrengungen
• Gefühl der Erschöpfung am Tage nach dem Verkehr.

Herzinfarkt beim Geschlechtsverkehr?

Der von Patienten so häufig befürchtete Reinfarkt oder Herztod während eines sexuellen Verkehrs ist eher selten. In einer Veröffentlichung des Journal of American Medical Association aus dem Jahr 1996 (MÜLLER ET AL.) wurden 1774 mit frischem Herzinfarkt eingelieferte Patienten und Patientinnen auch zu ihrem Sexualleben befragt. 53 % waren im

Jahr vor dem Infarkt noch sexuell aktiv, nur bei 3 % von diesen trat der Herzinfarkt in unmittelbarem zeitlichem Zusammenhang mit einem Geschlechtsverkehr auf.

Eine besonders gute Möglichkeit, sich mit diesem Thema auseinanderzusetzen, bietet der Aufenthalt in einer Rehabilitationsklinik im Rahmen einer Anschlussheilbehandlung (AHB). Therapieziele sind allgemein eine adäquate Krankheitsbewältigung und Angstreduktion sowie ein Gesundheitstraining zur Reduktion von Risikofaktoren – vor allem der Abbau von stressinduziertem Verhalten. Im Rahmen dieser Bearbeitung körperbezogener Besorgnisse und Befindlichkeitsstörungen ist auch eine gezielte Reflexion möglicher sexueller Ängste integrierbar.

Aufgaben und Chancen der Rehabilitation

Obwohl die zitierten Untersuchungen nur an Männern vorgenommen wurden, gelten die Schlussfolgerungen wahrscheinlich ebenso für Frauen.

4.2 Diabetes mellitus

Allgemeines

Beim Diabetes werden unterschiedliche Typen klassifiziert, die als gemeinsames Kennzeichen einen **relativen oder absoluten Mangel an Insulin** aufweisen. Der Diabetes Typ I (insulinabhängiger Diabetes, juveniler Diabetes) ist eine genetisch disponierte Form mit allmählichem Ausfall der körpereigenen Insulinproduktion. Die Erkrankung ist durch zahlreiche Symptome und Spätkomplikationen gekennzeichnet, die auch die Sexualität betreffen.

Diabetes-Typen

Die Zahl der an Diabetes mellitus Erkrankten nimmt weltweit zu. Eine Studie der WHO prognostiziert, dass bis zum Jahr 2010 weltweit etwa 239 Millionen Menschen an Diabetes erkrankt sein werden. Das entspricht einer Verdopplung gegenüber den Zahlen von 1994; unter den Neuerkrankungen gibt es eine zunehmende Zahl von Kindern unter fünf Jahren, die einen insulinpflichtigen Diabetes entwickeln.

Störungen des Mannes

Erektionsstörungen sind die **am häufigsten** zu beobachtenden sexuellen Störungen bei männlichen Diabetikern. Bei etwa 12 % der Diabetiker ist die Erektionsstörung das erste Symptom (TERHORST 1992). Die Prävalenz steigt mit dem Alter des Patienten, der Dauer der Erkrankung und dem Auftreten von Spätkomplikationen deutlich. Die Häufigkeitsangaben schwanken zwischen 35 % und 77,5 %. Die Unterschiede sind durch verschiedene Alterszusammensetzungen der Untersuchungsgruppen bedingt sowie dadurch, dass eine Reihe der Befragten die Symptomatik verschwieg oder für klinisch nicht relevant hielt. Die Massachusetts Male Aging Study (FELDMAN ET AL. 1994) ergab für Diabetiker ein dreifach höheres Auftreten von Erektionsproblemen als bei Nichtdiabetikern. Mit

Erektionsstörungen

zunehmendem Alter steigt die Prävalenz der Erektionsstörungen von 15 % bei Patienten zwischen 30 und 34 Jahren auf bis zu 55 % bei den 60-jährigen Diabetikern (SMITH 1981); dazu treten die Einschränkungen bei den Patienten deutlich früher auf als in der Allgemeinbevölkerung (MCCULLOCH ET AL. 1980; WHITEHEAD U. KLYDE 1990).

Verlauf

In der Mehrzahl der Fälle setzt die Störung schrittweise ein und beginnt mit einer verminderten Rigidität und Zeitdauer der Erektion; nach einem anfangs nur gelegentlichen vollständigen Ausbleiben entwickelt sich dann durchschnittlich innerhalb eines Jahres eine vollständige Erektionsstörung. Im Vergleich zu einer Kontrollgruppe von altersentsprechenden Gesunden zeigen sich außerdem eine signifikant verringerte Appetenz, Erregung und sexuelle Befriedigung (SCHIAVI ET AL. 1995). Andere Autoren beschreiben dagegen lediglich eine Erektionsstörung bei erhalten gebliebener Appetenz. Während die Erektionsstörung zu Beginn und bei schlechter Stoffwechseleinstellung reversibel ist, ist sie bei mehrjährig Erkrankten meist als irreversibel anzusehen. Zuverlässige Angaben über die Häufigkeit anderer Funktionsstörungen (z. B. retrograde Ejakulation oder Infertilität) liegen bisher meines Wissens nicht vor. Bei 71–86 % der Patienten mit Erektionsstörungen ist außerdem zystometrisch eine Blasenfunktionsstörung nachweisbar.

Ursachen

Als Ursachen werden eine neurogene sowie eine myozytäre Degeneration, unzureichende Stoffwechseleinstellung, Medikamentennebenwirkungen sowie psychische Faktoren diskutiert. Bis vor kurzem wurde davon ausgegangen, dass etwa 40 % der organisch bedingten Erektionsstörungen vaskulär bedingt seien. Neuere Befunde zur Physiologie der Erektion und zur Pathophysiologie der Erektionsstörungen zeigen dagegen, dass bei bis zu 40 % der Betroffenen eine kavernös-myozytäre Degeneration und bei 20–40 % eine kavernös-autonome neurogene Schädigung vorliegt (STIEF ET AL. 1996). Das Vorliegen nächtlicher Erektionen kann nicht als Beweis für eine psychogene Ursache einer Erektionsstörung angesehen werden!

Die Abwägung zwischen somatischer und psychogener Verursachung einer Erektionsstörung ist schwierig. Erektionsstörungen können auch als Ausdruck einer problematischen Krankheitsbewältigung und Krankheitsakzeptanz verstanden werden. **Hinweise auf das Vorliegen seelischer Ursachen** sind plötzliches Auftreten, erkennbare situative Auslöser, fehlende diabetische Komplikationen (z. B. andere neurologische Auffälligkeiten), kurze Erkrankungsdauer sowie psychiatrische Krankheitsbilder wie Depressionen, Ängste, Alkoholabhängigkeit.

Denkbar ist auch die ausschließlich psychogene Entwicklung einer Erektionsstörung im Sinne einer „Self-fullfilling prophecy". In vielen Fällen sind jedoch organische und psychologische Faktoren eng miteinander verwoben und bilden ein komplexes Ursachenbündel.

Beratung

Eine Untersuchung von SMITH (1982) an Diabetikern mit Erektionsstörungen belegt die bisher unzureichende sexualmedizinische Beratung dieser Patientengruppe. Nur 7,7 % wurden durch eine Arzt fachgerecht beraten, 76,8 % suchten Information und Unterstützung außerhalb medizinischer Einrichtungen. In (häufig wohnortfernen) Fachkliniken scheint es nach Beobachtungen von KULZER (1993) Betroffenen leichter zu fallen, im Zusammenhang mit ihrer Diabeteserkrankung auch über das Problem der Erektionsstörung zu sprechen.

Zur Behandlung organisch bedingter Erektionsstörungen kommen unterschiedliche **Methoden** zum Einsatz: Viagra®, MUSE®, Vakuumpumpen, Schwellkörper-Auto-Injektionstherapie, Implantation von Schwellkörperprothesen sowic gefäßchirurgische Eingriffe (penile Arterialisation und Venenchirurgie).

Therapie

Arterien- und venenchirurgische Eingriffe scheinen allerdings bei diabetischen Mikroangiopathien wegen der operativen Risiken und der ungewissen Langzeitergebnisse nur bedingt indiziert. Die von BEASER ET AL. (1982) nach der Implantation einer Penisprothese befragten Patienten erklärten zu 81 %, dass sie mit den Erfolgen des Eingriffs zufrieden seien und ihre Entscheidung erneut in diesem Sinn treffen würden.

Bei psychogen bedingten sexuellen Störungen kommen sexualtherapeutische oder psychotherapeutische Verfahren zum Einsatz (s. Kap. 9, S. 144).

Störungen der Frau

Sexuelle Störungen bei Frauen mit Diabetes mellitus können alle Phasen des sexuellen Reaktionszyklus' betreffen. Nach Auffassung von SCHREINER-ENGEL ET AL. (1985) hat der Typ-I-Diabetes wenig oder keinen Einfluss auf die Sexualfunktionen, während der Typ-II-Diabetes bei den häufig übergewichtigen Frauen einen im Vergleich zu einer Kontrollgruppe signifikant negativen Einfluss auf Appetenz, Lubrikation und orgastisches Erleben hat. JENSEN (1981) gibt folgende Häufigkeiten bei den von ihm untersuchten Diabetikerinnen an: bei 24 % verminderte Appetenz, bei 11 % Orgasmusstörungen sowie bei 8 % sexuelle Aversionen. SLOB ET AL. (1990) belegen in ihrer Untersuchung, dass Diabetikerinnen eine geringere Zahl an Geschlechtspartnern haben und seltener einen Orgasmus erleben als eine Vergleichsgruppe von Nichtdiabetikerinnen. Die verringerte Orgasmushäufigkeit wird auch von KOLODNY ET AL. (1974) bestätigt.
MASTERS ET AL. (1996, S. 352) glauben eine der Ursachen in der Intensität der sexuellen Stimulation zu sehen. Wegen der Neuropathie sei eine „gewöhnliche" körperliche Stimulation häufig nicht ausreichend, um den Orgasmusreflex auslösen zu können. Sie empfehlen daher die Anwendung eines Vibrators während des Geschlechtsverkehrs oder der Masturbation, um dadurch eine intensivere Stimulation zu erreichen.

4.3 Multiple Sklerose

Allgemeines

Häufigkeit und Verlauf

In Deutschland sind zwischen 80 000 und 120 000 Personen an multipler Sklerose (MS) erkrankt; jährlich kommen etwa 4000 Neuerkrankungen hinzu. An der in Schüben verlaufenden MS leiden etwa doppelt so viele Frauen wie Männer. Erste Hinweise sind häufig Sensibilitätsstörungen und Störungen der Motorik, beispielsweise Lähmungserscheinungen der Extremitäten. Wenn auch die Zahl der Schübe zu Beginn der Erkrankung auf einen Schub pro Jahr oder alle paar Jahre beschränkt bleibt, ist der Verlauf in der Regel schleichend progredient und äußert sich in einer Vielzahl von motorischen, sensorischen und kognitiven Symptomen. MS führt jedoch nicht immer zu bleibenden Schäden, bei etwa einem Drittel der Patienten verläuft sie auch ohne Therapie gutartig.

Auswirkungen auf die Sexualität

Bei vielen MS-Patienten treten sexuelle Einschränkungen und Probleme auf, die durch Faktoren wie das Alter, die Krankheitsdauer, den Grad der körperlichen Beeinträchtigung, die Krankheitssymptome (z. B. Spastik), Müdigkeit, Medikamenteneinnahme, Partnerschaft und soziales Umfeld verursacht oder beeinflusst werden. In der Literatur wird die Häufigkeit von sexuellen Störungen bei den Frauen von 5–52 %, bei den Männern von 23–80 % angegeben.

Männer

Bei Männern treten Erektionsstörungen und eine vorzeitige Ejakulation häufig auf, daneben werden aber auch Appetenzstörungen, sexuelle Aversion und Orgasmusstörungen beschrieben. Als Ursache der Erektionsstörungen wird u. a. eine suprasacrale spinale Läsion vermutet; dies ist jedoch noch nicht sicher geklärt, da eine Reihe von Patienten bei Selbstbefriedigung keine Funktionseinschränkung erlebt, sondern nur beim Verkehr mit ihrer Partnerin.

Frauen

Wie bei Patientinnen mit Diabetes mellitus sind auch Frauen mit MS bisher nur selten bezüglich sexueller Einschränkungen untersucht worden. Die bisher zur Verfügung stehenden Daten zeigen ein breit gefächertes Spektrum an Problemen von Appetenzstörungen, sexueller Aversion, Erregungsstörungen, Dyspareunie und Orgasmusstörungen. Das Vorliegen einer Spastik scheint nicht automatisch zu einem häufigeren Auftreten eines Vaginismus beizutragen.

Bei Frauen wie bei Männern kann durch eine vermehrte Anspannung der Oberschenkelmuskulatur (Adduktorenspasmus) der Geschlechtsverkehr nur schmerzhaft oder gar nicht mehr möglich sein. Hier sind in einer Reihe von Fällen Antispastika erfolgreich einzusetzen. Zur Therapie und bzw. Rezidiv- und Progressionsprophylaxe der MS werden u. a. Glukokortikoide sowie die α-Interferone 1a und 1b eingesetzt. Beide Wirksubstanzen können einen negativen Einfluss auf die Sexualität ausüben (s. Kap. 5.1). Blasenstörungen bewirken bei manchen Betroffenen Ängste vor einem unkontrollierten Urinaustritt während des sexuellen

Verkehrs. Einschränkungen der Flüssigkeitsaufnahme und Entleerung der Blase unmittelbar vor dem Zusammensein mit dem Partner helfen dabei, diese Ängste zu reduzieren.

4.4 Morbus Parkinson

Allgemeines

Sichere Zahlen über die Häufigkeit der Parkinson'schen Erkrankung in Deutschland liegen nicht vor. Legt man ausländische Studien zugrunde, kann man von einer Zahl von bis zu 250 000 Betroffenen ausgehen. Männer und Frauen sind gleich häufig betroffen.

Häufigkeit

Die ersten Symptome treten am häufigsten zwischen dem 50. und 60. Lebensjahr auf. Beginnt die Krankheit vor dem 40. Lebensjahr, wird von einem juvenilen Parkinson-Syndrom gesprochen; dessen Häufigkeit liegt bei etwa 5 % aller Parkinson-Erkrankungen.

Die Krankheit ist durch einen **primär degenerativen Prozess** gekennzeichnet, bei dem die Dopamin-bildenden Zellen ihre Tätigkeit zunehmend einstellen und absterben. Der Prozess beginnt im allgemeinen schleichend; erste klinische Zeichen werden sichtbar, wenn bereits etwa 80 % der Dopamin-produzierenden Zellen nicht mehr funktionstüchtig sind. Der Dopamin-Mangel hat eine Verschiebung der gesamten Neurotransmitter zur Folge, z. B. einen funktionellen Überschuss an Acetylcholin und Glutamat.

Pathophysiologie

Die Erkrankung macht sich symptomatisch zu Beginn häufig durch ein Zittern (Tremor), Beschwerden im Nacken- und Lendenwirbelbereich, diffuse Rückenbeschwerden bemerkbar. Die lageunabhängige Muskeltonuserhöhung (Rigor) macht eine vollkommene Entspannung unmöglich. Eine allgemeine Verlangsamung und Einschränkung der Bewegungsabläufe (Akinese), Gehbeschwerden und eine schnellere Ermüdbarkeit können auftreten. Gelegentlich wird die Schrift kleiner, die Sprache leiser. Neben diesen körperlichen Beschwerden kann als erstes Zeichen auch eine depressive Verstimmtheit auftreten, die Monate, manchmal sogar jahrelang den körperlichen Symptomen vorausgeht.

Symptome

In der Mehrzahl der Fälle ist die Ursache dieses Krankheitsbildes bisher noch unbekannt, es wird daher vor einer idiopathischen Erkrankung gesprochen.

Auswirkungen auf die Sexualität

In den bisher vorliegenden Studien schwanken die Angaben über die Häufigkeit von sexuellen Funktionsstörungen bei Patienten mit Parkinson zwischen 35 und 80 %. Für die sehr unterschiedlichen Ergebnisse sind vermutlich vor allem nur bedingt vergleichbare Patientengruppen (Dauer der Erkrankung, Ausmaß der körperlichen Symptomatik, unterschiedliche pharmakologische Therapie) verantwortlich.

Die durch die Erkrankung auftretenden Symptome der Hypo- bzw. Akinese, die verminderte Fähigkeit zur Ausführung feiner Bewegungen, Rigidität und Tremor beeinträchtigen auf unterschiedlichen Ebenen das sexuelle Erleben und Verhalten. Mit der Erkrankung häufig verbundene psychische Symptome wie Angst und/oder Depression können die Sexualität ebenso beeinträchtigen. Viele der bei der Therapie angewandten Medikamente beeinflussen gleichfalls die Sexualität. Funktionsstörungen können dadurch ganz unterschiedliche Bereiche betreffen: Patienten berichten über eine Verminderung des sexuellen Verlangens, Erregungs- und Orgasmusstörungen und eine Abnahme der sexuellen Befriedigung.

Frühe Störungen der Erektionsfähigkeit sind möglicherweise ein Hinweis auf das Vorliegen einer Multisystematrophie (MSA), bei der neben den dopaminergen Zellen auch andere Neurone erkranken.

Werden in therapeutischer Absicht dopaminerge Substanzen verabreicht (z. B. L-Dopa), kann dies zu einer sexuellen Aktivierung führen und dadurch möglicherweise auch unerwünscht zu einer Belastung der Partnerschaft. Für den Partner bedeutet es u. U. die erneute Konfrontation mit sexuellen Wünschen des Patienten, obwohl dieser vielleicht schon lange zuvor sexuell indifferent war.

4.5 Rheumatische Erkrankungen

Allgemeines

Definition Unter dem Oberbegriff „rheumatische Erkrankungen" wird eine Vielzahl unterschiedlicher Erkrankungen mit z. T. auch unterschiedlicher Ätiologie zusammengefasst. Zu den Erkrankungen des rheumatischen Formenkreises zählen so unterschiedliche Krankheitsbilder wie chronische Polyarthritis, systemischer Lupus erythematodes, progressive systemische Sklerose, Spondylose oder die Tendinose und die Fibromyalgie. Ihr gemeinsames Merkmal ist der Befall des Stütz- und Bindegewebes des Bewegungsapparates mit häufiger Beteiligung des Bindegewebes innerer Organe, z. B. des Herzens, der Gefäße, der Lunge, der Leber und des Darms sowie des ZNS.
Wegen der vielfältigen Symptomatik und der unterschiedlichen Ätiologie kommt eine Vielzahl an Behandlungsverfahren zur Anwendung, die hier nicht näher erläutert werden können.

Auswirkungen auf die Sexualität

unterschiedliche Grundsätzlich können sich rheumatische Erkrankungen auf ganz unterschiedlichen Ebenen auf das sexuelle Erleben und Verhalten der Betroffenen auswirken. Je intensiver die krankheitsbedingten Beschwerden, desto größer ihr negativer Einfluss auf die Sexualität. Akute oder chronische **Schmerzen** beeinträchtigen das Allgemeinbefinden und die Sexualität ganz allgemein. Eine **Einschränkung der körperlichen Bewegungsfähigkeit** durch Befall der Gelenke (z. B. Hüften, Knie) behindern stoßende Bewegungen beim Geschlechtsverkehr. Nackensteifigkeit oder schmerzende Kiefergelenke stören beim Oralverkehr, Schmerzen oder eine Steifigkeit des Handgelenks und der Fingergelenke beeinträchtigen die Möglichkeiten zur Masturbation oder die Fähigkeit, den Partner zärtlich zu berühren. Beim Sjögren-Syndrom kommt es zu einem Versiegen der vaginalen Lubrikation und dadurch zu Schmerzen beim sexuellen Verkehr. **Deformierungen der Gelenke** verursachen **Körperbildstörungen** und damit häufig verbundene Schamgefühle. **Medikamente** (s. Kap. 5.1) können als unerwünschte Begleiterscheinung sexuelle Funktionsstörungen auslösen. Insbesondere die bei der rheumatoiden Arthritis häufig auftretende depressive Symptomatik hemmt das sexuelle Verlangen.

Wegen der Vielzahl der Krankheitsbilder des rheumatischen Formenkreises gibt es auch stark schwankende Zahlen zur Häufigkeit sexueller Einschränkungen. Eine Analyse von neunzehn zwischen 1970 und 1998 veröffentlichten Arbeiten zu diesem Thema von VAN BERLO ET AL. (1999) berichtet über Häufigkeitsangaben bei arthritischen Patienten zwischen 31 % und 76 %.

Die sehr unterschiedlichen Störungsursachen bedingen auch sehr differenzierte Therapiekonzepte, um sexuelle Einschränkungen erfolgreich behandeln zu können.

4.6 Krebserkrankungen

Die Konfrontation mit der Diagnose „Krebs" löst bei den Betroffenen und ihren Angehörigen in besonderer Weise Verunsicherung und Ängste aus. GERDES (1984) spricht von einem „Sturz aus der Wirklichkeit", der durch die Befundmitteilung ausgelöst wird. Die Untersuchung einer Krankenkasse zeigt, dass Krebs als das Leiden angesehen wird, vor dem sich die Deutschen am meisten fürchten. Die Umfrage unter ihren Versicherungsmitgliedern (*„Vor welchem Leiden fürchten Sie sich am meisten?"*) ergab folgende Antworten: *Angst vor Krebs*

- Krebs 64,5 %
- Morbus Alzheimer 31,7 %
- Multiple Sklerose 13,3 %
- Aids 10,8 %
- Herzinfarkt 5,5 %.

Obwohl laut Sterberegister mehr Menschen an den Folgen von Herz- und Kreislauf-Erkrankungen als an Krebserkrankungen versterben, stufen die Befragten deren Angstpotential eher als gering ein (Freie Presse vom 11./12.2.95).

Bei den mit der Diagnose „Krebs" und ihrer Behandlung verbundenen seelischen Belastungen muss zwischen verschiedenen Phänomenen diffe-   *Verschiedenheit seelischer Belastungen* renziert werden: Die Beeinträchtigungen durch die Erkrankung und deren Behandlung als **äußere Realität**, der spezifischen, individuellen Bedeutsamkeit bzw. Bedeutungserteilung des Traumas als **innere Realität** und im späteren Verlauf die Auswirkungen des sog. „Damokles-Syndroms" der Überlebenden: Auch nach der sog. und inzwischen als zu kurz gegriffen anzusehenden „Fünf-Jahres-Heilung" sind Rezidive nicht sicher auszuschließen; außerdem wird zunehmend die Gefahr von Zweitmalignomen deutlich, die durch manche Krebstherapien induziert werden können.

defizitäre Beratung

Bei einer epidemiologischen Unterschung von stationär behandelten Tumorpatienten eines Allgemeinkrankenhauses zeigen sich folgende Häufigkeiten psychischer Störungen: 16 % der Patienten zeigten in den letzten 14 Tagen Symptome einer affektiven Störung sowie 11,8 % Symptome einer Anpassungsstörung (DRIESEN U. AAROLT 1998). Der Mehrzahl der Betroffenen wird leider bisher immer noch keine psychoonkologische Betreuung angeboten. Dabei belegt eine Befragung von 200 Patientinnen einer onkologischen Ambulanz (KIRSTGEN U. BASTERT 1994), dass die Mehrzahl der Frauen möchte, dass sich die Klinik mehr um ihre seelischen Belange kümmert. Eine psychosoziale Behandlungsbedürftigkeit wird übereinstimmend bei etwa einem Drittel der Krebspatienten gesehen. Belastungsreaktionen von Krankheitswert bei Partnern, oft verbunden mit Beziehungsproblemen, werden in 25–50 % der Fälle angegeben.

Stellenwert der Sexualität im Krankheitsverlauf

Daher ist die Frage gerechtfertigt: Können sexuelle Beeinträchtigungen wirklich von Bedeutung sein in einer Situation, in der die Patienten vollständig von der Bewältigung ihrer Erkrankung und der damit assoziierten Ängste beansprucht sind? Viele würden diese Frage sicher verneinen, und für die Mehrzahl der Patienten ist diese Einschätzung für den Zeitraum der Ersterkrankung und ihrer stationären Therapie zutreffend. Mit der Rückkehr in die „Normalität", in den Lebensalltag werden jedoch auch diese Bedürfnisse wieder bedeutsam – sei es durch das Auftauchen eigener Wünsche und Phantasien, durch die Erwartungen des Partners oder die ständige Konfrontation mit dem Thema Sexualität in der Umwelt.

Eine Befragung von VINCENT ET AL. (1975) zeigt am Beispiel des Zervixkarzinoms, dass 80 % der befragten Frauen ausdrücklich mehr Informationen zu möglichen Auswirkungen von Erkrankung und Behandlung auf ihre Sexualität wünschen. Gemäß einer Befragung von WALCHER ET AL. (1988) haben aber nur 20 % der Patientinnen im Z. n. Zervixkarzinom ihren Arzt von sich aus auf postoperativ aufgetretene sexuelle Probleme angesprochen. Die Mehrzahl der Patienten wartet also darauf, auf das Thema angesprochen zu werden.

4.6.1 Mammakarzinom

Allgemeines

Häufigkeit

In Westeuropa und Nordamerika ist das Mammakarzinom der häufigste Tumor bei Frauen. Jede 15. Frau (d. h. 7 %) erkrankt an Brustkrebs; in

Deutschland werden jährlich über 40 000 Neuerkrankungen registriert, 20 000 Frauen versterben daran. 30 % der Betroffenen sind jünger als 40 Jahre.

In primär kurativ operablen Stadien erfolgt zunächst die chirurgische Tumorentfernung. Rund zwei Drittel aller Patientinnen können heute brusterhaltend operiert werden, da die erzielten Überlebensraten mit denen mastektomierter Frauen vergleichbar sind. Eine **Brust erhaltende Therapie** ist bei gutartigen Tumoren fast immer und bei Karzinomen **möglich bei**

- günstiger Relation von Tumorgröße zum Volumen der Restbrust
- nicht an der Muskulatur fixiertem Tumor
- fehlender Hautinfiltration.

Therapie

Ein **Brust erhaltendes Vorgehen** ist in der Regel **nicht möglich bei**
- multizentrischen oder multifokalen Herden
- ausgedehnten lymphangischen oder intraductalen Tumoranteilen
- mammographisch suspekten diffusen Mikroverkalkungen
- inflammatorischem Mammakarzinom
- inkompletter Tumorentfernung auch nach Nachresektion (R1- bzw. R2- Resektion).

Das **kosmetische Ergebnis** nach Brust erhaltender Therapie wird vor allem durch die Erfahrung des Operateurs und eine sorgfältige Operationstechnik bedingt. Der Brust erhaltenden Operation schließt sich eine Bestrahlung der Brust an. Eine simultan zur Bestrahlung durchgeführte Zytostase kann das kosmetische Ergebnis verschlechtern; die Technik des Boosts (Elektronen- oder Brachytherapie) beeinflusst das Ergebnis dagegen nicht. In Abhängigkeit von der Größe, der Biologie des Tumors und der axillären Lymphknoten werden adjuvante Therapieverfahren erforderlich wie Zytostase und Hormontherapie – GnRH-Agonisten (z. B. Zoladex-Depot), Antiöstrogene (Tamoxifen, Toremifen), Aromatasehemmer (Letrozol, Anastrozol), Gestagene (z. B. Medroxyprogesteronacetat, Megesterol).

Auswirkungen auf die Sexualität

Die Brust wird von der Mehrzahl der Frauen als Symbol ihrer Weiblichkeit, der eigenen Identität und erotischen Potenz sowie als eine Quelle körperlicher Lustempfindungen erlebt. Die meisten von Brustkrebs betroffenen Frauen fühlen sich daher sowohl durch die Erkrankung als auch durch den bevorstehenden Eingriff bedroht. *„Es sind nicht nur die Blicke der Männer auf meinen Busen – er ist auch für mich selbst ein Symbol meiner Weiblichkeit und meiner körperlichen Attraktivität"*, äußert dazu eine 42-jährige Frau.

Symbolgehalt der weiblichen Brust

Eine Brustamputation ist ein schwerwiegender Eingriff in das körperliche Selbsterleben und löst **elementare Ängste** aus. *„Ich konnte mich danach nicht mehr als vollwertige Frau fühlen"* – so die Beschreibung einer Betroffenen über die seelischen Auswirkungen ihrer Operation.

Folgen der Amputation für das Selbsterleben

Viele scheuen nach der Operation den Blick in den Spiegel, ziehen sich zunächst sexuell von ihrem Partner zurück und vermeiden es, sich dessen Blicken auszusetzen, wie es das folgende Fallbeispiel beschreibt:

„Heute denke ich, ich konnte mich selbst nicht ansehen – die Operationsnarbe, die fehlende Brust –, aber damals nach der Krankenhausentlassung habe ich das irgendwie auf meinen Mann geschoben. Ich dachte, er will mich so nicht sehen und entzog mich deshalb seinen Blicken und seinen Berührungen. Dabei hat er sich mir gegenüber sehr liebevoll verhalten und immer wieder versucht, mich zu trösten. Aber ich blieb lange Zeit bei meiner Überzeugung, dass er mich nicht mehr attraktiv finden könne – bis ich irgendwann merkte, dass ich mich nicht annehmen konnte, einfach nicht akzeptieren wollte, eine brustamputierte Frau zu sein. Erst zu diesem Zeitpunkt habe ich begriffen, dass mein Mann mich immer noch liebt."

Folgen für die partnerschaftliche Sexualität

HERSCHBACH (1985) befragte 385 brustamputierte Frauen nach Abschluss der Primärbehandlung zu den Auswirkungen der Erkrankung auf die Sexualität. Über weniger sexuelle Kontakte berichten 33,7 % der Patientinnen, 41,4 % über ein Nachlassen der sexuellen Erlebnisfähigkeit und 41,6 % vermeiden es, sich dem Partner nackt zu zeigen; 32,2 % beobachten eine Zurückhaltung des Partners, der es in 41,6 % vermeidet, den Brustbereich der Partnerin zu berühren. Bei LOTZE (1990) schildern Patientinnen 6 Monate nach der Operation folgende Einschränkungen: Angst vor der Berührung der gesunden Brust haben 75–80 %, 80–90 % haben Angst vor der Berührung der operierten Brust, 35–40 % haben Angst vor dem Geschlechtsverkehr und 40–50 % klagen über eine verminderte Appetenz und ein beeinträchtigtes Orgasmuserleben. Eine Studie von ANDERSEN U. JOCHIMSEN (1985) zeigt, dass Patientinnen nach einer Mastektomie sogar vergleichsweise seltener Zärtlichkeiten wie das Küssen zulassen als solche nach Eingriffen bei Zervix-, Ovarial- und Endometriumkarzinom. Manche Frauen, die befürchten, der Anblick ihrer Operationsnarbe könne sich negativ auf das Lustempfinden ihres Partners auswirken, verweigern beim Koitus die „Frau-oben-Stellung", da in dieser Position die fehlende Brust am deutlichsten sichtbar wird. Manche ziehen sich auch in ihrer Partnerschaft auf Dauer sexuell zurück. Die **Qualität der Beziehung** scheint hier **von großer Bedeutung**: Je mehr gegenseitiges Vertrauen und Zuneigung vorherrschen, desto besser gelingt die Anpassung an die krankheitsbedingten Veränderungen.

Einige Studien kommen aber auch zu dem Ergebnis, dass eine Brustamputation nicht zwangsläufig zu einer Verschlechterung des sexuellen Verhaltens führen muss, sondern es sehr darauf ankommt, welche **Unterstützung** die Frauen bei ihrer Krankheitsbewältigung erfahren. SCHOVER ET AL. (1995) vertreten aufgrund ihrer retrospektiven Studie an über 200 Frauen die Auffassung, dass der allgemeine Gesundheitszustand, die Qualität der partnerschaftlichen Beziehung, ein schlechtes Körperbild, ein niedriger Bildungsstand und das prämorbide Sexualleben viel bessere Prädiktoren für die spätere Sexualität sind als das Ausmaß des Eingriffs.

Die allgemeine psychische Anpassung nach einem brusterhaltenden Eingriff gelingt deutlich besser als nach einer Mastektomie. MARGOLIS ET AL. (1990) finden dazu in ihrer Vergleichsstudie folgende Ergebnisse: Innerhalb der Gruppe der brustamputierten Frauen fühlen sich 78 % nach der Behandlung weniger attraktiv als vorher, während dies nur bei 3 % der Lumpektomiepatientinnen der Fall ist. Alle Mastektomiepatientinnen haben das Gefühl, infolge der Operation unbekleidet unattraktiv zu sein, jedoch keine in der anderen Gruppe. Nach einer Ablatio sind 57 % beschämt über ihre Brust, nach der Lumpektomie nur 6 %. Zum Zeitpunkt der Interviews lag die Therapie mindestens ein Jahr zurück.

Durch die bei dem operativen Eingriff unvermeidliche Durchtrennung von Nervenbahnen treten in einer Reihe von Fällen postoperativ Wund- und Narbenschmerzen auf, oder es entsteht eine vorübergehende oder auch dauerhafte Taubheit oder Überempfindlichkeit von Hautbezirken. Sie kann über die Innenseite des Oberarmes und die Brustwand bis in den Rücken reichen. In seltenen Fällen kommt es sogar zu „Phantomschmerzen" der entfernten Brust, d. h., die Brust wird schmerzhaft wahrgenommen, obwohl sie nicht mehr vorhanden ist. Im Bereich der Operationsnarbe treten manchmal schmerzhafte Spannungszustände auf, die durch den Verlust mehr oder weniger großer Haut- und Muskelanteile verursacht werden. Außerdem ist die normalerweise vorhandene Verschieblichkeit der Haut auf der Unterhaut häufig durch Verklebungen eingeschränkt. Beides kann neben der oben beschriebenen örtlichen Taubheit bzw. Überempfindlichkeit bei Berührungen Missempfindungen auslösen. Regelmäßige gymnastische Übungen sowie krankengymnastische Behandlungen können diese Beschwerden schrittweise beseitigen.

Schmerzen

Die operative und Strahlentherapie im Bereich der Axilla hat in einer Reihe von Fällen ein Lymphödem zur Folge. Die meisten Ödeme entwickeln sich in den ersten zwei bis fünf Jahren nach der Primärtherapie; es können aber auch noch Jahre später neue, nicht krebsbedingte Ödeme entstehen. Die angegebenen Häufigkeiten schwanken zwischen 28 % und 38 %. SCHÜNEMANN UND WILLICH (1997) beobachten in einer retrospektiven Studie an 5868 Fällen folgende Häufigkeiten (Tabelle 6):

Behandlungstechnik	% Häufigkeit eines Armlymphödems
Gesamtkollektiv (n = 5868)	24 %
radikale Mastektomie ohne Radiatio	22,3 %
radikale Mastektomie mit Radiatio	44,4 %
Modifizierte radikale Mastektomie ohne Radiatio	19,1 %
Modifizierte radikale Mastektomie mit Radiatio	28,9 %
Brusterhaltende Operation ohne Radiatio	6,7 %
Brusterhaltende Operation mit Radiatio	10,1 %

Tab. 6: Häufigkeit des Auftretens von Armlymphödemen bei Patientinnen mit Mammakarzinom

Die Häufigkeit des Auftretens ist abhängig von der Radikalität der Primärtherapie, von der Größe des Primärtumors und dem regionären

Lymphknotenstatus Die Einschränkung der Radikalität reduziert die Ödemhäufigkeit und verbessert die Lebensqualität. Bei bestehendem Armlymphödem lässt sich leider therapeutisch oft nur eine Reduzierung des Ödems erreichen. Im Vergleich zu davon nicht betroffenen Frauen beschreiben sich diejenigen mit Lymphödem als in **ihrer Sexualität zusätzlich beeinträchtigt.** Daher erscheint eine frühzeitige Aufklärung über Möglichkeiten der Prävention bzw. symptomatischen Behandlung sinnvoll.

Körperfehlhaltungen

Nach einem operativen Eingriff nehmen viele Frauen eine **Schonhaltung** ein, indem sie die Schulter der operierten Seite hochziehen. Durch die veränderte Körperhaltung entwickeln sich jedoch Verkrampfungen und Verspannungen der Muskulatur, und in der Folge kommt es zu Kopf-, Nacken-, Schulter- und Rückenschmerzen. Dies gilt insbesondere für Frauen mit großen und schweren Brüsten. Ist keine operative Rekonstruktion der Brust vorgesehen, sind sie deshalb zur Vermeidung von Haltungsfehlern auf die Versorgung mit einer externen Brustprothese aus Silikon hinzuweisen (s. S. 130).

Auswirkung ergänzender Therapien

Eine **adjuvante Chemotherapie** mit CMF führt in 60–80 % zu einer vorübergehenden Amenorrhö, die aber bei Frauen unter 40 Jahren in 50–60 % der Fälle reversibel ist. Im Gegensatz zu einer alleinigen Hormon- und Strahlentherapie ist das Ausmaß sexueller Dysfunktionen (verminderte Appetenz, mangelnde vaginale Lubrikation, Dyspareunie, sexuelle Befriedigung) nach einer zusätzlichen Chemotherapie vorübergehend deutlich erhöht.

Bei der **Strahlentherapie** kommt es neben akuten lokalen Auswirkungen (z. B. Rötung bis Blasenbildung) im bestrahlten Bereich gelegentlich zu einer nachfolgend vermehrten Hautpigmentierung, zu Erweiterungen der Blutgefäße sowie in etwa 6 % der Fälle zu einer Strahlenfibrose mit Verhärtungen oder Schrumpfungen des Gewebes.

Die **adjuvante Hormontherapie** weist im allgemeinen weniger Nebenwirkungen auf als eine Chemotherapie. Die so behandelten Frauen müssen aber mit den für die Wechseljahre typischen Symptomen wie Hitzewallungen, Schwitzen, Trockenheit der Scheide und dadurch verursachte Schmerzen beim sexuellen Verkehr rechnen. Gelegentlich kommt es zu Schlafstörungen, Depressionen sowie einem teilweisen oder vollständigen Verlust des sexuellen Begehrens.

Die positiven Effekte einer operativen Brustrekonstruktion (s. Kap. 8.3.2, S. 130) auf das Selbsterleben und die Sexualität der Frauen wird durch eine Vielzahl von Studien bestätigt.

Zentrale Bedeutung des Partners

Es dürfte klar sein, dass die Schwierigkeit einer Frau, den Verlust einer Brust zu akzeptieren, sehr mit ihrer Angst zu tun hat, wie andere darauf reagieren werden. Der Schmerz, der mit einer Ablehnung einhergeht, wird in dem Maße größer, in dem die Intimität wächst, wobei sich die größten Ängste einer Frau um den Mann drehen, mit dem sie ihre Sexualität teilt. Wovor die Frauen Angst haben, ist nicht bloß eine Ablehnung in Form von sexueller Aversion oder Verweigerung, sondern auch in Form von Mitleid; denn während Mitgefühl und Besorgnis eine Aufmerksamkeit für das Verlust- und Angstgefühl der Frau implizieren, bedeutet Mitleid die Überzeugung, dass die Frau tatsächlich etwas eingebüßt hat, und ist demnach keine Anteilnahme an ihren Gefühlen, sondern eine Verstärkung ihrer eigenen Vorstellung, nämlich unvollständig und wertlos zu sein. Häufig ziehen sich die Partner nach einer Brustoperation der Frau emotional voneinander zurück und vermeiden das Gespräch über die Krankheit, was beide als sehr belastend erleben. Einige Studien belegen, dass sich viele Männer durch die Erkrankung ihrer Frau sexuell beeinträchtigt fühlen und sowohl die Häufigkeit der sexuellen Kontakte als auch der Grad der damit verbundenen Befriedigung abnimmt. Allerdings: je befriedigender die Beziehung und die gemeinsame Sexualität vor dem Eingriff erlebt wurde, desto geringer war das Ausmaß der geschilderten Beeinträchtigung.

> Versuchen Sie sich in die Situation einer Frau nach einer Brustamputation hineinzuversetzen. Wie würden Sie sich fühlen? Würden Sie eine Brustrekonstruktion wollen und wenn ja, warum? Könnten Sie sich auch ohne Brust als attraktiv und begehenswert empfinden? Wenn Sie in einer Partnerschaft leben: wie würde Ihr Partner auf eine Brustamputation reagieren? Würde sich Ihre gemeinsame Sexualität verändern und falls ja, in welcher Form?

Fragen zur Selbstreflektion

4.6.2 Vulvakarzinom

Allgemeines

Nur 3–5 % aller Genitalmalignome betreffen die Vulva; die Neuerkrankungsrate beträgt 3 von 100 000 Frauen pro Jahr. Das Karzinom kann alle anatomischen Strukturen (große oder kleine Schamlippen, Klitorisregion, hintere Kommissur usw.) befallen. Betroffen sind überwiegend Frauen im 7. Lebensjahrzehnt, etwa 10 % sind jedoch jünger als 50 Jahre, 4 % unter 40 Jahren.

Häufigkeit

Zur Therapie wird – falls möglich – eine große, radikale Vulvektomie mit Entfernung beider Labien, der Klitoris sowie der Ausräumung der Inguinal- und Femoralislymphknoten durchgeführt (s. Abb. 6). Bei jüngeren Patientinnen wird dabei die Ovarialfunktion erhalten. Häufig ist aber aufgrund des fortgeschrittenen Tumorwachstums keine Entfernung des Tumors im gesunden Gewebe möglich, so dass eine erweiterte Lymphonodektomie oder eine Nachbestrahlung erfolgen muss. Dieses Vorgehen birgt jedoch das Risiko eines Lymphödems in sich. Wundheilungsstörungen können zusätzliche Probleme bereiten. In dazu geeigneten Fällen ist es möglich, in einem nachfolgenden plastischen Eingriff die Labien zu rekonstruieren.

Therapie

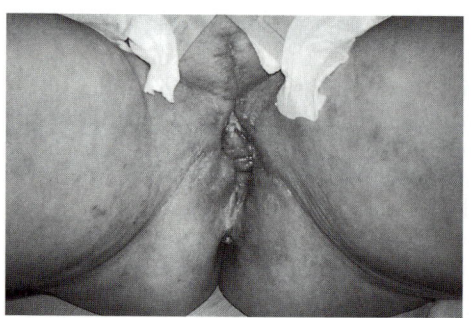

Abb. 6: Zustand nach Vulvektomie mit Entfernung der Klitoris und Labien

Auswirkungen auf die Sexualität

Gefährdung des Erlebens und Empfindens

Die radikale Vulvektomie führt zumeist zu erheblichen Deformierungen und einer Verengung des Introitus vaginae, die einen normalen Koitus unmöglich machen. Eine Untersuchung von ANDREASSON ET AL. (1986) zeigt, dass mehr als die Hälfte der Frauen postoperativ keinen Geschlechtsverkehr mehr haben. Mehr als ein Drittel leidet an Dyspareunie. Wenn die Patientinnen nicht 1½ bis 3 Monate nach der Operation ihr Geschlechtsleben wieder aufnehmen, geschieht es später in der Regel nicht mehr. Bei Patientinnen mit aktivem Sexualleben und den notwendigen operativen Vorbedingungen werden diese Folgen möglicherweise durch ein kosmetisch bestimmtes Vorgehen mittels Verschiebeplastiken vermindert bzw. vermieden.

Mit der Entfernung der Labien und der Klitoris werden anatomische Strukturen geschädigt, die für das Lustempfinden von großer Bedeutung sind. Es wird daher für in dieser Weise operierte Frauen oft sehr schwierig sein, einen Orgasmus zu erreichen. Da andere Körperbereiche ihre Stimulationsfähigkeit behalten, ist manchmal auf anderem Wege eine befriedigende Sexualität möglich. Eine 54-jährige Patientin nach Vulvektomie berichtet:

„Ich habe nach der Operation erst einmal eine ganze Zeit gebraucht, bis ich überhaupt wieder an Sex denken konnte. Anfangs erschien es mir unvorstellbar, dass mich mein Mann überhaupt noch einmal berühren würde – so wund und verstümmelt, wie ich war. Nach einiger Zeit habe ich dann aber selbst versucht, herauszufinden, an welchen Körperstellen ich Berührungen noch als lustvoll empfinde. Erst als ich merkte, dass ich mich noch selbst befriedigen konnte und mich wieder einigermaßen sicher fühlte, habe ich meinen Mann ermutigt, wieder zu mir zu kommen und mit mir zu schlafen. Er hat mir dann auch klar gemacht, dass er mich weiterhin sehr attraktiv und sexy findet. Eine ganze Stunde lang hat er mir erzählt, was er an mir besonders anziehend findet: meine klaren grünen Augen, mein klassisches Profil, meine schlanke Taille, meinen Po…. Wenn wir heute miteinander intim sind, denke ich nicht an das, was nicht mehr da ist, sondern konzentriere mich mit meiner Aufmerksamkeit auf die Stellen meines Körpers, an denen ich erregbar bin und gebe mich dem hin. Ich genieße die Zärtlichkeiten meines Mannes

und komme sogar manchmal zum Orgasmus, obwohl er für mich insgesamt an Bedeutung verloren hat."

Die Vagina ist allerdings häufig nicht ausreichend empfindlich, außerdem klagen viele Patientinnen über Taubheitsgefühle oder Missempfindungen im Genitalbereich. ANDERSEN ET AL. (1988) berichten bei Patientinnen mit In-situ-Karzinom über eine 2- bis 3fache Zunahme von Erregungs- und Orgasmusstörungen nach Therapieende. Die Zahl der Frauen, die sexuell nicht mehr aktiv sind, steigt von 8 % vor Therapiebeginn auf 33 % nach Therapieende an (durchschnittlicher Beobachtungszeitraum nach Therapieende: 5,2 Jahre).

Die Anwendung eines **Gleitgels** erweist sich in den Fällen als hilfreich, in denen Berührungen im Genitalbereich und besonders um die Austrittsstelle der Urethra Missempfindungen auslösen. Narbengewebe am Scheideneingang kann eine Stenose bedingen und dadurch Schmerzen beim sexuellen Zusammensein bewirken. Diese Beschwerden werden u. U. durch die Anwendung eines **Dilatators** gelindert. In manchen Fällen besteht die Möglichkeit, durch die operative Einfügung eines Hauttransplantats eine zu enge Scheidenöffnung zu weiten.

Hilfsmittel

Die Entfernung des körpereigenen Gewebes im Genitalbereich führt auch dazu, dass sich viele Frauen in enger Kleidung nicht mehr wohl fühlen, weil durch deren straffen Sitz unmittelbarer Druck auf den Scheideneingang und die Harnröhrenöffnung ausgeübt wird. Außerdem treten in einer Reihe von Fällen als Folge einer ausgedehnten inguinofemoralen und evtl. pelvinen Lymphonodektomie Lymphödeme der unteren Extremitäten und damit einhergehende schmerzhafte Schwellungen im Genitalbereich auf.

4.6.3 Vaginalkarzinom

Allgemeines

Vaginalkarzinome stellen etwa 2 % der bösartigen Genitalkarzinome. Das therapeutische Vorgehen wird durch die Höhenlokalisation und die Eindringtiefe des Tumors bestimmt; die Operation, häufig in Kombination mit einer intra- oder perkutanen Strahlentherapie, ist das Mittel der Wahl. Bei operativem Vorgehen entspricht das Procedere bei portionaher Lokalisation dem beim Zervixkarzinom, bei introitus-naher Lage dem beim Vulvakarzinom.

Auswirkungen auf die Sexualität

Die intrakavitäre Strahlentherapie führt häufig zu einer Verklebung des Lumens der Vagina, die den Koitus unmöglich macht. Nach operativem Vorgehen im zervixnahen Bereich werden als Folge der Verkürzung manchmal Schmerzen beim Koitus genannt, die sich jedoch durch häufigeren Verkehr von selbst zurückbilden können. Bei introitus-nahem Eingriff können Verwachsungen und damit verbundene Stenosierungen der Vagina den Koitus erschweren oder unmöglich machen.

Bei Frauen mit aktivem Sexualleben ist nach einem entsprechenden Beobachtungszeitraum eine plastische Rekonstruktion der Vagina als Zweiteingriff möglich.

4.6.4 Zervixkarzinom

Allgemeines

Häufigkeit

Am Zervixkarzinom erkranken jährlich ca. 10 von 10 000 Frauen, es ist damit nach dem Mammakarzinom und dem kolorektalen Karzinom der dritthäufigste Tumor bei Frauen. Er tritt gehäuft im 5. Lebensjahrzehnt auf, 7 % der Betroffenen sind aber jünger als 30 Jahre. Ungefähr die Hälfte der Fälle werden erst in einem bereits fortgeschrittenen Stadium diagnostiziert. Aufgrund epidemiologischer und molekularer Untersuchungen konnte festgestellt werden, dass bei dieser **sexuell übertragenen Erkrankung** humane Papillomaviren entscheidend beteiligt sind. Frauen mit hoher Koitusfrequenz, schlechter Intimhygiene oder häufigerem Partnerwechsel haben daher ein erhöhtes Erkrankungsrisiko. Außerdem wird ein Zusammenhang zwischen ungenügender Sexualhygiene des Partners (Smegma) und diesem Karzinom vermutet.

Therapie

Grundsätzlich wird in frühen Stadien operiert und in High-risk-Fällen nach einer neoadjuvanten Chemotherapie nachbestrahlt. Die Standardoperation besteht in einer erweiterten Radikaloperation nach WERTHEIM bzw. nach MEIGS, LATZKO, OKABAYASHI U. A. Eine Bestrahlung ist bei einer unvollständigen Tumorentfernung oder bei Lymphknotenbefall indiziert, zumeist als Kombinationstherapie aus perkutaner Bestrahlung am Linearbeschleuniger und Brachytherapie im Afterloadingverfahren. In fortgeschrittenen Stadien ist die kombinierte Radiochemotherapie das Mittel der Wahl.

Auswirkungen auf die Sexualität

Folgen der Operation

Nach einer Konisation ist bei ca. 1–2 % mit einer Stenose des Zervikalkanals zu rechnen. Die Empfängnis kann dadurch erschwert sein, und während einer späteren Geburt verzögern Vernarbungen die Eröffnungsperiode. Es kann jedoch auch zu einer Zervixinsuffizienz kommen, die bei nachfolgender Schwangerschaft eine Cerclage erforderlich macht.

Beim operativen Vorgehen entsteht eine Wunde am Scheidenstumpf, die in der Regel nach 2–3 Wochen problemlos verheilt. Außerdem kommt es zu einer Verkürzung der Vagina, die jedoch häufig keine Beschwerden verursacht oder sich durch häufigeren Verkehr von selbst korrigiert. Bei einem kombinierten chirurgischen und strahlentherapeutischen Vorgehen nimmt die Zahl dieser Nebenwirkungen deutlich zu.

Eine Strahlentherapie beeinträchtigt die Sexualität auf unterschiedlichen Ebenen: Als Folge tritt häufig eine **radiogene Kolpitis** auf; nach einer perkutanen Bestrahlung klingt diese Entzündung in der Regel nach wenigen Tagen ab, nach intravaginalen Radium-, Zäsium- oder Iridiumeinlagen kann sie über Wochen andauern und allmählich in eine teilweise oder **vollständige Obliteration der Vagina** übergehen. Ebenso besteht die Möglichkeit einer Verengung und Verkürzung der Vagina. Akut, aber auch chronisch werden zystitische und proktitische Probleme berichtet, die sich in **Beschwerden bei der Miktion und Defäkation** äußern. Sie können ebenso wie Darmkrämpfe aufgrund von Dünndarmstenosen und Briden, Fibrosen im kleinen Becken und Fistelbildungen im Bereich von Blase, Rektum, Dünndarm und Vagina das Allgemeinbefinden erheblich beeinträchtigen. Einige wenige Patientinnen berichten nach intrakavitärer Bestrahlung über **Tenesmen im Bereich des Rektums**, die auch das sexuelle Erleben negativ beeinflussen. Eine Übersicht über die Zeit- und Dosis-abhängigen Nebenwirkungen findet sich bei ORTON ET AL. (1986), in dessen Kollektiv die Komplikationen am Rektum durchschnittlich nach 10 Monaten und an der Blase nach 22 Monaten auftraten. Über Schmerzen beim sexuellen Verkehr berichten in den ersten Monaten nach der Therapie etwa 40–50 % der Frauen, später geht die Häufigkeit auf 8–15 % zurück. Intensität und Häufigkeit dieser Nebenwirkungen hängen von der Bestrahlungstechnik und -dosis sowie der Dauer der vaginalen Strahlenbelastung ab.

Bei den unerwünschten Nebenwirkungen der Strahlentherapie sind auch die Auswirkungen auf Blase und Darm zu berücksichtigen. Chronische Entzündungen, Fistelbildungen und Schmerzempfindungen tragen ebenso zu einer Beeinträchtigung der Sexualität bei. Die radiogene hämorrhagische Zystitis, die auch noch nach einer Latenzzeit von über 20 Jahren auftreten kann, lässt sich durch eine hyperbare Oxygenierung (HBO) günstig beeinflussen. Sowohl aus der operativen Therapie als auch aus der Strahlentherapie können zusätzlich Miktionsschwierigkeiten resultieren.

BRUNER ET AL. (1993) und GRIGSBY ET AL. (1995) befragten Patientinnen, die wegen eines Endometrium- oder Zervixkarzinoms primär bestrahlt wurden. 22 % gaben eine Abnahme der Häufigkeit des sexuellen Verkehrs und 37 % eine Abnahme der sexuellen Befriedigung an, als deren Ursache die radiogene Schrumpfung und Stenosierung der Vagina mit Schmerzen beim Verkehr angegeben wurde. Die Häufigkeit einer Stenosierung wird in der Literatur sehr unterschiedlich angegeben. Sie wird in Erhebungen, in denen sie nicht explizit erfragt wird, mit 3,7–15,0 % angegeben. Bei gezielter Untersuchung und Befragung wurde sie bei 62–88 % der Frauen gefunden. Bei FLAY U. MATTHEWS (1995) werden in einer Follow-up-Studie nach Radiatio 14 Wochen nach Ende der Therapie von den Patientinnen (n = 16) folgende Ursachen für das Nachlassen von sexuellem Interesse und Aktivität genannt: Verkürzung der Vagina (64 %), Dyspareunie (43 %), mangelnde Lubrikation (43 %), Verengung der Vagina (43 %), Angst vor einem Rückfall (43 %).

Folgen der Bestrahlung

Der Prozentsatz der Frauen mit Anorgasmie steigt bei LASNIK U. TATRA (1986) um mehr als das 3fache von 14 % vor der Strahlentherapie auf 52 % an. Eine prospektive Studie von VINCENT ET AL. (1975) zeigt bei 30 % der Patientinnen eine deutliche Abnahme sexueller Aktivitäten auch noch 6–12 Monate nach der Therapie.

Die öffentliche Diskussion über mögliche Ursachen des Zervixkarzinoms trägt bei einigen Frauen mit dazu bei, sexuelle Kontakte zu vermeiden, um den Tumor nicht zu „aktivieren". Hier ist eine gründliche Information und Beratung erforderlich. Wegen der Ausbildung irreversibler Stenosen sollte dabei gerade auf die günstige Wirkung regelmäßiger Kohabitationen hingewiesen werden.

| Linderung der Symptome | Symptomatisch empfehlen sich **entzündungshemmende Vaginalovula und Sitzbäder** mit Kamillosan. Zur Prophylaxe einer Obliteration sind die lokale Applikation östrogenhaltiger **Salben** sowie die Verwendung von **Vaginaldilatatoren** ab 6 Wochen nach Beendigung der Therapie sinnvoll. Ebenso hilft die **Wiederaufnahme sexueller Aktivitäten** dabei, diese Nebenwirkung zu begrenzen. Die häufig zu beobachtende Tendenz, den Koitus mehr als 3 Monate hinweg nicht zuzulassen, begünstigt dagegen Stenosierungen der Vagina. Bei LASNIK U. TATRA (1986) berichten 39,5 % der Patientinnen (n = 57) innerhalb von 3 Monaten über die Wiederaufnahme des Geschlechtsverkehrs; etwa gleich viele (41,7 %) nehmen den Geschlechtsverkehr 4–6 Monate nach der Therapie wieder auf, aber 18,8 % werden erst etwa ein Jahr später wieder sexuell aktiv. Die Auswirkungen der Bestrahlung auf die Ovarien verursachen durch in der Folge auftretende menopausale Phänomene und eine mangelnde Lubrikation weitere Beschwerden, die durch eine **Hormonsubstitution** zu vermeiden sind. |

Auswirkungen auf den Partner

Dass die Konfrontation mit der Tumorerkrankung der Frau auch deren Partner belastet, belegt eine Untersuchung von VAN DER DOES U. DUYVIS (1989). Sie befragten 11 Ehemänner, deren Frauen sich auf Grund eines Zervixkarzinoms einer radikalen Hysterektomie hatten unterziehen müssen. Die Ehemänner äußerten Ängste vor der Wiederaufnahme des Geschlechtslebens, weil sie ihrer Partnerin keine Schmerzen zufügen und sie nicht verletzen wollten. Zudem befürchteten sie, eine stark veränderte Situation vorzufinden. Es sei jedoch zu keinem Gespräch über diese Gefühle und Befürchtungen gekommen, obwohl die Männer sich dies sehr gewünscht hätten.

4.6.5 Endometrium-(Korpus-)Karzinom

Allgemeines

Häufigkeit

Das Korpuskarzinom betrifft vor allem Frauen zwischen dem 60. und 70. Lebensjahr; 15 % der Patientinnen sind allerdings jünger als 50 Jahre, 2,5–5 % sogar jünger als 40 Jahre. Die Neuerkrankungsrate liegt bei 10–25 von 100 000 Frauen. In den letzten Jahren ist eine Zunahme der Häufigkeit zu beobachten.

In der Regel erfolgt eine operative Therapie: Neben dem Uterus wird die Vaginalmanschette unter Mitnahme der Adnexe und Lymphknoten entfernt. Bei entsprechender Indikationsstellung erfolgt zusätzlich eine Radiatio, Gestagen-, Tamoxifen- oder Zytostatikatherapie. In seltenen Fällen wird eine primäre Strahlentherapie durchgeführt. In fortgeschrittenen Stadien schließen sich an eine primäre Strahlentherapie eine totale abdominelle Hysterektomie mit bilateraler Salpingo-Oophorektomie und danach eine systemische Therapie an.

Therapie

Auswirkungen auf die Sexualität

Die Gebärmutter stellt für viele Frauen ein wichtiges Organ dar, das insbesondere im Rahmen von Schwangerschaften in einer hohen Wertigkeit erlebt wird. Die Hysterektomie bedeutet den Verlust der Fortpflanzungsfähigkeit und damit einen Einschnitt in das bisherige Körperselbst der Frau.

Symbolgehalt der Gebärmutter

Trotzdem scheint sich für die Mehrzahl der Frauen keine Einschränkung des sexuellen Erlebens zu ergeben, zumal durch das operative Vorgehen wesentliche (somatische) Quellen des Lustempfindens (Klitoris, Schamlippen, Scheideneingang) nicht beeinträchtigt werden. Bei komplikationsloser Wundheilung kann das **normale Sexualleben** nach etwa 4–6 Wochen wiederaufgenommen werden.

Folgen der Therapie

Die **empirischen Befunde** zu den Folgen der Hysterektomie sind **widersprüchlich**; während einige Autoren negative Auswirkungen beschreiben, zeigen andere keinen signifikanten Einfluss auf. In einer Reihe von Fällen kommt es sogar zu einer Verbesserung der Sexualität. LARSEN U. JENSEN (1982, zit. nach HERTOFT 1989) fanden bei einer prospektiven Untersuchung von 61 Frauen (Durchschnittsalter 43 Jahre) 6 Monate nach dem Eingriff die sexuellen Funktionen (Appetenz, Koitusfrequenz, Orgasmusfähigkeit) bei 55 % unverändert, bei 34 % gebessert und bei 13 % verschlechtert. Lubrikationsstörungen nach einfacher Hysterektomie sind meist Folge eines Appetenzverlustes, der psychogen zu erklären ist.

Trotzdem berichten manche Frauen über ein vermindertes orgastisches Empfinden in Folge des Eingriffs. Dazu eine Patientin: *„Es war nach der Operation einfach anders als vorher – obwohl mich mein Gynäkologe immer wieder darauf hingewiesen hat, dass durch die Operation keine Nervenstränge verletzt oder zerstört worden seien, die für mein Lustempfinden zuständig sind. Ich bin mir nicht sicher, ob ich es mir vielleicht nur einbilde – aber es fühlt sich einfach anders an, mein Orgasmus ist nicht mehr so tief und intensiv wie zuvor."*

Eine Reihe von Autoren sieht das verminderte orgastische Erleben als Folge der fehlenden Kontraktionen am Uterus. Während des Orgasmus wird von der Hypophyse Oxytocin ausgeschüttet, das Gebärmutterkontraktionen auslöst, die allerdings von der Mehrzahl der Frauen nicht bewusst wahrgenommen werden. Inwiefern das verminderte orgastische Erleben also eine somatische Folgeerscheinung ist oder aber seelische Krankheitsfolgen wiederspiegelt, ist nur schwer zu unterscheiden.

Wegen der kaum vorhersagbaren Veränderungen des Sexualverhaltens empfehlen einige Autoren explizit eine gute prä- und postoperative Beratung, die bewusst das Sexualleben vor und nach dem Eingriff einbezieht; das Auftreten sexueller Störungen könne dadurch ganz wesentlich reduziert werden. Für die als „Posthysterektomie-Syndrom" bezeichnete Störung (Depression, sexuelle Antriebsminderung usw.) scheinen diejenigen Frauen besonders prädestiniert, deren Familienplanung zum Zeitpunkt des Eingriffs noch nicht abgeschlossen ist.

Blasenentleerungsstörungen und Fistelbildungen nach perkutaner Radiatio oder Brachytherapie sind erhebliche Komplikationen, die in vielen Fällen die Sexualität massiv einschränken. Die Häufigkeitsangaben urologischer Komplikationen nach einer Radiatio schwanken zwischen 1 und 70 %. STAEHLER ET AL. (1985) beobachteten bei 55,9 % von 134 bestrahlten Patientinnen pathologische urologische Befunde, wobei die Blase mit 55 %, die Nieren mit 21 % und der Ureter mit 8 % betroffen waren. Blasen-Scheiden-Fisteln oder Kloaken können auch noch Jahre nach abgeschlossener Behandlung entstehen. Auch nach alleiniger Brachytherapie werden in 0,6–10,5 % der Fälle die Ausbildung einer Strahlenzystitis oder eine Fistelbildung beobachtet.

Fragen zur Selbstreflektion

> Eine Patientin äußert nach der Aufklärung vor einer geplanten Hysterektomie im Gespräch Ihnen gegenüber: *„Zu einer richtigen Frau gehört auch, dass sie Kinder bekommen kann. Finden Sie nicht auch?"* Was antworten Sie?

4.6.6 Ovarialkarzinom

Allgemeines

Häufigkeit

Das Ovarialkarzinom ist mit einem Anteil von 10–25 % das dritthäufigste der Genitalneoplasmen. Die höchste Inzidenz liegt zwischen dem 65. und 85. Lebensjahr, kinderlose Frauen erkranken 4mal häufiger als andere.

Therapie

Verlauf und Prognose sind im wesentlichen von der Tumorausbreitung zum Zeitpunkt der Diagnosestellung bzw. der Primärtherapie abhängig. **Operation und Chemotherapie** stellen die beiden Säulen der Primärtherapie dar. Bei der Operation wird eine Totalextirpation des Uterus unter Mitnahme beider Adnexe, eine Omentektomie, eine Lymphonodektomie sowie evtl. eine Appendektomie durchgeführt. Die postoperativen Maßnahmen werden durch die individuellen Prognose- bzw. Risikomerkmale bestimmt; dabei kommen systemische oder intraperitoneale Chemotherapie, Strahlentherapie oder Hormon- bzw. Antihormonbehandlung zur Anwendung.

Bei jungen Frauen mit Kinderwunsch besteht die Möglichkeit, nach dem chirurgischen Staging im Stadium FIGO IA Uterus und kontralaterale

Adnexe und im Stadium FIGO IB den Uterus zu erhalten. Eine sehr enge Nachsorge ist wegen des Rezidivrisikos obligatorisch.

Auswirkungen auf die Sexualität

Für die Entwicklung der sexuellen Appetenz sind auf hormoneller Ebene die Androgene verantwortlich, die in der Nebennierenrinde gebildet werden. Die einseitige oder beidseitige Ovarektomie führt deshalb nicht per se zu einem mangelnden sexuellen Interesse. Die klinische Beobachtung zeigt jedoch, dass sich viele Patientinnen nach diesem Eingriff sexuell zurückziehen.

Dagegen führt der bei beidseitiger Ovarektomie verursachte Östrogenmangel u. a. zu einer erheblichen Störung der Erregungsphase, die sich in einer Atrophie und damit verbundenen mangelnden Erweiterungsfähigkeit und Lubrikation der Vagina bemerkbar macht. Bei fehlender symptomatischer Behandlung (z. B. Femilind-Gel) resultiert eine Dyspareunie. Bei präklimakterischen Frauen setzen postoperativ die typischen Beschwerden der Wechseljahre ein, die durch Hitzewallungen, Schweißausbrüche, Depressionen und Reizbarkeit die Sexualität zusätzlich einschränken können, aber durch eine hormonelle Substitution zu beheben sind.

unterschiedliche Schweregrade

Zu den Auswirkungen der Hysterektomie auf die Sexualität s. S. 57.

4.6.7 Blasenkarzinom der Frau

Allgemeines

Etwa 3 % aller Malignome befallen die Blase, es handelt sich um das zweithäufigste Karzinom im Urogenitalsystem. Die höchste Inzidenz besteht im 7. Lebensjahrzehnt, nur 5 % betreffen Patientinnen unter 45 Jahren.

Häufigkeit

Die Therapie wird vom Tumorstadium und vom Grading bestimmt und reicht von der transurethralen Resektion bis zur radikalen Zystektomie mit Entfernung der vorderen Vaginalwand, der pelvinen Lymphknoten und der gleichzeitigen Exstirpation von Uterus, Adnexe und Urethra. In dazu geeigneten Fällen wird ergänzend eine intravesikale bzw. systemische Chemotherapie oder eine Strahlentherapie durchgeführt. Nach einer Zystektomie erfolgt je nach Indikationsstellung eine inkontinente bzw. kontinente Form der Harnableitung (s. unten).

Therapie

Auswirkungen auf die Sexualität

Bei den möglichen Auswirkungen eines Blasenkarzinoms auf die Sexualität muss zwischen den unmittelbaren **Folgen durch die Zystektomie** und den Folgen durch die notwendig werdende Harnableitung unterschieden werden. Im Gegensatz zu den Untersuchungen über die Auswirkungen einer Zystektomie auf die Sexualität der Männer (s. Kap. 4.6.11, S. 69 f) sind vergleichbare Veröffentlichungen zur weiblichen Sexualität bisher eher selten.

Akzeptanz der Operationsfolgen

Im Vordergrund steht für die Patientinnen mit radikal-chirurgischen Eingriffen in der Regel die Auseinandersetzung mit der **neuen Harnableitung.** Dabei ist eine Akzeptanz um so schwerer zu erreichen, je massiver der Eingriff in das Körperbild ist, je stärker er als Entstellung empfunden wird und je einschneidender die Folgen der Operation sind. Bei 83 % der Patientinnen ist die Akzeptanz der äußerlich sichtbaren Körperveränderungen v. a. durch ein Urostoma beeinträchtigt (FOSSA ET AL. 1987).

Nach Zystektomie werden je nach Indikationsstellung verschiedene **Möglichkeiten** der Harnableitung ausgenutzt:
- **Inkontinente Formen**
  - Harnableitung durch Fistel
  - Ileum-/Kolon-Conduit (Beutelversorgung)
- **Kontinente Formen**
  - Intestinaler Blasenersatz mit Urethraanschluss
  - Kontinente Vesikostomie
  - Ersatzblase mit kontinentem Stoma (3- bis 4mal täglich durch die Patientin katheterisiert)
  - Harnumleitung (Ureterosigmoidostomie; Rektumblase, z. B. Mainz-Pouch II).

Die größte Veränderung bringt äußerlich das Ileumconduit mit sich. Die sichtbare, dunkelrote Darmschleimhaut und das Versorgungssystem rufen häufig zunächst heftige Vermeidungsreaktionen hervor, die auch die Sexualität vollkommen blockieren. Ängste, der Beutel könne sich beim Verkehr spontan lösen, schränken die Spontaneität zusätzlich ein. Wegen der geringeren Beeinträchtigung des Körperbildes sind bei entsprechenden Vorbedingungen deshalb kontinente Harnableitungsverfahren über ein aus Darmanteilen gebildetes Reservoir zu bevorzugen.

Über postoperative Veränderungen der Sexualität bei Frauen nach radikaler Zystektomie liegen bisher nur vereinzelte Angaben bei kleinen Fallzahlen vor. SCHOVER U. ESCHENBACH (1985) untersuchten 8 Patientinnen (Durchschnittsalter 59 Jahre), die vor dem Eingriff sexuell aktiv waren, NORDSTRÖM U. NYMAN (1992) 11 Patientinnen. Die sexuelle Appetenz beschreiben SCHOVER U. ESCHENBACH nach dem Eingriff als unverändert, NORDSTRÖM U. NYMAN als reduziert. Bei SCHOVER U. ESCHENBACH berichten 7 Frauen über Schmerzen beim sexuellen Verkehr als Folge der Teilresektion der Vagina und einer mangelnden Lubrikation. Die Symptomatik ließ sich durch die lokale Applikation von Salben deutlich bessern, in einem Fall führte vorübergehend die Patientin eine tägliche Dilatation der Vagina durch. Zehn der 11 von NORDSTRÖM U. NYMAN (1992) befragten Frauen empfinden ihre Sexualität als befriedigend.

Hilfsmittel

Da alle von ihnen beobachteten Frauen bei Wiederaufnahme ihrer sexuellen Aktivitäten mit mangelnder Lubrikation und Schmerzen beim Koitus konfrontiert waren, ist postoperativ eine praktische Unterweisung in den Möglichkeiten der Symptombehandlung notwendig, d. h.

der Anwendung von Gels, der Dilatation der Vagina mittels Dilatatoren sowie von Kegel-Übungen.

4.6.8 Peniskarzinom

Allgemeines

Das Peniskarzinom ist ein seltener Tumor; er tritt mit einer Häufigkeit von 1 % aller diagnostizierten Karzinome auf. Das Vorkommen vor dem 40. Lebensjahr ist selten, der Altersgipfel liegt bei etwa 60 Jahren. Häufig wird die Diagnose erst sehr spät gestellt, da Schamgefühle oder Ängste vor einem operativen Eingriff in der Genitalregion die Patienten davon abhalten, frühzeitig zum Arzt zu gehen.

Häufigkeit

Der Zeitpunkt der Diagnosestellung ist jedoch von erheblicher Bedeutung für das therapeutische Vorgehen: Bei früher Entdeckung reicht manchmal eine lokale Strahlentherapie, durch die die Sexualität nur wenig beeinträchtigt wird. In letzter Zeit kommt die Lasertherapie als schonendes Behandlungsverfahren zum Einsatz. Bei fortgeschrittenem Krankheitsstadium ist jedoch die operative Entfernung des Tumors und die – von der Lage, Größe und Ausdehnung des Tumors abhängige – partielle oder radikale Penektomie erforderlich. Beim metastasierten Peniskarzinom sind die Ergebnisse palliativer Therapieformen wie Chemotherapie und/oder Bestrahlung bisher unbefriedigend.

Therapie

Auswirkungen auf die Sexualität

Je radikaler das Vorgehen, desto schwerwiegender sind die Auswirkungen auf die Sexualität. Bei der partiellen Penektomie wird der distale Teil mit der Eichel entfernt. Bei manchen Patienten ist trotz dieses Eingriffs ein befriedigendes Liebesleben möglich; bei sexueller Erregung wird der verbliebene Teil des Gliedes steif und ist häufig groß genug für einen Koitus. Obwohl die Eichel als besonders empfindsames Organ fehlt, besteht trotzdem für den Mann die Möglichkeit, einen Orgasmus und damit verbundenen Samenerguss zu erleben. Da bei der Frau die äußeren Geschlechtsorgane (insbesondere die Klitoris) und das untere Drittel der Scheide auf Stimulation besonders empfindsam reagieren, ist deshalb für sie auch trotz einer Penisteilamputation ihres Partners eine befriedigende Sexualität bis zum Orgasmus möglich.

Folgen der Operation

Ist der Vollzug eines Koitus nach totaler Penisamputation nicht mehr möglich, kann es für den Patienten hilfreich sein, den eigenen Körper neu zu „erforschen" und bisher vielleicht unbekannte erogene Zonen wie den Hodensack sowie die ihn umgebende Hautregion und den After zu entdecken, die sich zur sexuellen Stimulation eignen. Dazu der Bericht eines 48-jährigen Patienten: *„Ich hatte von meinem Urologen gehört, dass sich die Prostata auch zur sexuellen Stimulation eignet. Ich habe diesen Vorschlag zunächst vollkommen verworfen – zum Teil, weil es mir selbst fremd erschien, zum Teil, weil ich mich schämte und es meiner Frau nicht zumuten wollte. Irgendwann habe ich es ihr dann*

Auslotung der erogenen Zonen

aber doch erzählt, und sie war wesentlich bereitwilliger, das mit mir auszuprobieren, als ich dachte. Das erste Mal, als sie ihren Finger in meinen After einführte und meine Prostata vorsichtig massierte, überwogen eher die Schamgefühle und ein anfänglich unangenehmes Druckgefühl. Aber da mir meine Frau Mut machte, haben wir öfter damit experimentiert, und inzwischen ist diese Technik für uns beide zu einem wichtigen Teil unseres intimen Zusammenseins geworden. Ich komme dadurch fast regelmäßig zum Orgasmus, und meine Frau meint, es sei auch für sie eine schöne Erfahrung, mich so zum Orgasmus bringen zu können."

Folgen der Bestrahlung

Wird eine primäre oder adjuvante Bestrahlung durchgeführt, kommt es manchmal zu vorübergehenden Ödembildungen in der Leistenregion sowie als Spätfolge zu einer Fibrosierung des Schwellkörpergewebes, die eine für eine Erektion ausreichende Blutfülle verhindert. Zum Schutz der Keimdrüsen gegen die bei der Behandlung anfallende Streustrahlung wird eine Bleikapsel verwandt. Trotzdem ist mit einer Beeinträchtigung der Spermiogenese durch Streustrahlung zu rechnen. Bei bestehendem Kinderwunsch ist deshalb ein zeitlicher Sicherheitsabstand nach der Strahlentherapie empfehlenswert.

4.6.9 Hoden-, Nebenhoden- und Samenstrangtumore

Allgemeines

Häufigkeit

Hodentumoren sind mit einer Inzidenz von 6,5/100 000 relativ selten, bei Männern **zwischen 20 und 30 Jahren jedoch der häufigste Tumor.** Die Hodentumoren entstehen zum weit überwiegenden Teil aus dem Keimepithel und werden als maligne Keimzelltumoren zusammengefasst, bei denen Seminome und Nichtseminome unterschieden werden. Es besteht eine relativ hohe Inzidenz von 5 % eines Carcinoma in situ im kontralateralen Hoden. Bösartige Erkrankungen des gonadalen Stromagewebes, d. h. der Leydig- und Sertoli-Zellen sind selten.

Therapie

Die Standards für das diagnostische und therapeutische Vorgehen (z. B. Interdisziplinäre Konsensus-Konferenz, Halle 1996) lassen für die meisten Situationen und Stadien eine übereinstimmendes Vorgehen zu:
- Seminome: In der Regel wird eine Ablatio testis durchgeführt; die Schnittführung erfolgt in der Leiste (inguinal). Ergänzend wird eine adjuvante Radiatio der retroperitonealen Lymphknotenstationen empfohlen, da Seminome besonders strahlensensibel reagieren. In fortgeschrittenen Stadien ist eine cisplatinhaltige Kombinationschemotherapie indiziert.
- Nichtseminome: Die Therapie der nichtseminomatösen Tumoren besteht ebenfalls in einer inguinalen Ablatio testis; das weitere Vorgehen richtet sich nach dem Tumorstadium. Sind keine Lymphknotenmetastasen nachweisbar (Stadium I), werden folgende Möglichkeiten diskutiert:
  - „wait and watch"

– modifizierte einseitige retroperitoneale Lymphadenektomie unter Schonung der für die Ejakulation verantwortlichen sympathischen Nervenfasern der Gegenseite
– neoadjuvante Chemotherapie.

Patienten in fortgeschrittenen Stadien werden nach der Ablatio testis entweder retroperitoneal lymphadenektomiert und/oder unterziehen sich einer Chemotherapie. Alternativ wird auch eine primäre Chemotherapie mit anschließender Resektion des Residualtumors diskutiert.

Bei der präoperativen Aufklärung und Therapieplanung muss davon ausgegangen werden, dass 64 % der Männer bereits vor Beginn der Therapie eine Oligospermie und 20 % eine Azoospermie aufweisen (KREUSER ET AL. 1989). Dies relativiert die Möglichkeiten eines Fertilitätserhalts durch eine Kryokonservierung des Spermas.

Bösartige Tumoren der **Nebenhoden** sind extrem selten; in den meisten Fällen handelt es sich um ein Sarkom. Die Behandlung besteht in einer Ablatio testis und einer Samenstrangresektion.

Auswirkungen auf die Sexualität

Die bisher vorliegenden Untersuchungen zu den psychosozialen Folgen eines Hodenkarzinoms belegen, dass die Tumorerkrankung zu **erheblichen subjektiven Beeinträchtigungen** führen kann – gerade auch deshalb, weil sie Männer in einem Altersabschnitt betrifft, in dem der Sexualität meist eine wichtige Bedeutung zukommt. Die zur Zeit gebräuchlichen multimodalen Therapiekonzepte können alle in unterschiedlicher Weise die Sexualität beeinträchtigen.
KLIPPEL U. WEIßBACH (1976) beschreiben, dass sich 17 % ihrer Patienten durch die Resektion des tumortragenden Hodens deutlich beeinträchtigt fühlen. Eine beidseitige Orchiektomie führt zu einem drastischen Abfall des Testosteronspiegels und damit zum weitgehenden Appetenzverlust; eine adäquate Hormonsubstitution ist möglich und nicht kontraindiziert.

Gefährdung des Erlebens und Empfindens

Nach einer radikalen (**bilateralen**) retroperitoneale **Lymphadenektomie** (RLA) tritt bei 70–100 % der Patienten ein irreparabler Verlust der Ejakulationsfähigkeit ein. Die bilateral neben der Aorta verlaufenden sympathischen Nervenfasern aus den Ganglien 1 bis 5 münden in den unterhalb der Bifurkation der Aorta gelegenen Plexus hypogastricus. Ihre Durchtrennung bei der Lymphknotendissektion vor und beidseits der Aorta führt auch bei intaktem Plexus hypogastricus zu einem Ausfall der Ejakulationsfähigkeit.

Abhängigkeit von der Radikalität des Eingriffs

Die heute bekannten Metastasierungswege des Hodenkarzinoms erlauben es allerdings, statt einer radikalen beidseitigen Lymphadenektomie nur noch eine einseitige ipsilaterale Sanierung vorzunehmen: Bei einer rechtsseitigen Dissektion der Lymphknoten kann daher der linksseitige

Grenzstrang geschont werden und umgekehrt. Durch diese **modifizierte einseitige Lymphadenektomie** kommt es noch bei 20–40 % aller operierten Patienten zu einem Verlust der Ejakulationsfähigkeit. Durch intraoperative Neurostimulation können diese Nervenfasern identifiziert und dargestellt werden. Dadurch ist heute in etwa 95–100 % der Fälle ein Erhalt der antegraden Ejakulation möglich, ohne dass die Radikalität der Tumorchirurgie beeinträchtigt wird. Allerdings steht die Technik der „nervenschonenden" modifizierten RLA bisher nicht in allen operativen Zentren zur Verfügung. Nach Voroperationen können aber atypische Lymphabflusswege bestehen, die eine erweiterte Lymphknotenentfernung notwendig machen. Erektions- und Orgasmusfähigkeit werden durch den Eingriff in der Regel nicht beeinträchtigt. Grundsätzlich sollten Patienten mit bestehendem oder in Zukunft zu erwartendem Kinderwunsch wegen der möglichen postoperativen Ejakulationsstörung auf die **Möglichkeiten einer präoperativen Samenspende** hingewiesen werden, deren Kosten allerdings von den Betroffenen selbst getragen werden müssen.

Folgen erweiterter Therapie

Die perkutane **Strahlentherapie** der paraaortalen und parakavalen Lymphknotenstationen und ggf. der gleichseitigen iliakalen Lymphknoten bei Seminomen führt dosisabhängig zu einer dauerhaften Azoospermie, wenn der gesunde Hoden nicht ausreichend abgeschirmt wird (Hodenschutzkapsel).

Die durch die **Chemotherapie** verursachten Schäden am Keimepithel gelten in Abhängigkeit von Intensität und Dosis als reversibel. Die zu beobachtende Azoospermie mit einer pathologischen Erhöhung der FSH-Serum-Spiegel ist von den jeweils angewandten Zytostatika, der Anzahl der Zyklen, der kumulativen Gesamtdosis sowie dem Ausmaß der prätherapeutischen Fertilitätsminderung abhängig. Eine Regeneration der Gonadenfunktionen ist bei etwa 50–70 % der Patienten in einem Zeitraum zwischen einem und fünf Jahren zu erwarten. Eine kumulative Cisplatindosis von > 600 mg/m^2 hat eine bleibende Oligozoospermie bzw. Azoospermie zur Folge.

Unterschiede im sexuellen Erleben

Bei der Frage nach Veränderungen im sexuellen Erleben klaffen in der Untersuchung von GRITZ ET AL. (1989) die Angaben von verheirateten Männern und deren Frauen auseinander: Etwa 50 % beschreiben keine Veränderung, von den übrigen berichten jedoch 29,4 % der Männer von einer Abnahme, 47,1 % der Frauen dagegen von einer Zunahme der sexuellen Befriedigung. Bei etwa der Hälfte der Ehepartner verändert sich auch nicht die Häufigkeit des sexuellen Zusammenseins, 38,2 % der Männer und 32,4 % der Frauen schildern eine Abnahme der Häufigkeit. Die Vermeidung sexueller Kontakte geschieht häufig aus Angst vor narzisstischen Kränkungen. JANSSEN U. WEIßBACH (1978) sehen die bei einigen Patienten zu beobachtende Steigerung der sexuellen Aktivität oder eine Zunahme von Partnerwechseln als Versuch an, die durch den Eingriff bedingte Kränkung ihres Männlichkeitsideals zu kompensieren.

Fallbeispiel

Ein 24-jähriger alleinstehender Patient mit einem Seminom im Stadium I stellt sich vor, weil er „Probleme mit Frauen" habe. Er sei einseitig kastriert und danach bestrahlt worden; die Ärzte hätten ihm versichert, dass er auch auf Dauer sehr gute Überlebenschancen habe. Trotzdem habe er sich seit dem Eingriff sexuell zurückgezogen und befriedige sich nur noch selbst. *„Obwohl alles wie vorher klappt, traue ich mich nicht mehr an Frauen ran".* Im weiteren Gespräch wird seine brüchige männliche Identität deutlich, die durch die Semikastration zusätzlich bedroht wird. Der Patient war ohne Vater in einem *„Frauenhaus"* mit Mutter, Großmutter und Schwester aufgewachsen und hatte kaum männliche Vorbilder zur Verfügung, mit denen er sich hätte in positiver Weise identifizieren können. *„Durch die Operation bin ich ja jetzt nur noch ein halber Mann!"* Durch mehrere Gespräche mit dem (männlichen) psychosomatischen Konsiliarius und das Aufzeigen der Psychodynamik fühlte sich der Patient so weit ermutigt, dass er erneut auf Frauen zugehen konnte.

Einige Autoren empfehlen zur Prävention späterer Belastungsreaktionen die Einlage einer Hodenprothese. KLIPPEL U. WEIßBACH (1976) beschreiben, dass 17 % ihrer Patienten sich durch die Resektion des tumortragenden Hodens deutlich beeinträchtigt fühlen und 56,2 % einer Prothesenimplantation gegenüber positiv eingestellt sind; bei GRITZ ET AL. (1989) nehmen 42,8 % der Patienten dieses Angebot in Anspruch. Dagegen finden ERPENBACH U. FREUDENBERG (1991) trotz vorheriger Information ihrer Hodentumorpatienten über die operativen Möglichkeiten einer Prothesenimplantation nur bei 7,5 % eine Bereitschaft zum prothetischen Vorgehen. Nach ihren Aussagen waren für die Mehrzahl der Befragten die möglichen Risiken des Eingriffs (Entzündungen, Unverträglichkeitsreaktionen, Abstoßungsreaktionen, Nachhärten der Prothese) für diese Entscheidung nicht maßgeblich. Es ist daher zu vermuten, dass andere Ursachen wie die Konfrontation mit der Diagnose Krebs und die damit zusammenhängende Belastungen für die psychosozialen Probleme der Patienten verantwortlich sind.

prothetische Lösung

Die spätere Diagnose eines Befalls des kontralateralen Hodens bedeutet für den Patienten die Konfrontation mit dem endgültigen Verlust seiner Fertilität. Als Folge können depressive Verstimmungen bis hin zu Suizidphantasien auftreten, wie es das folgende Beispiel zeigt:

beidseitiger Beifall

Bei einem alleinstehenden 27-jährigen Patienten wird 3 Jahre nach einer linksseitigen Hodenextirpation eine Krebserkrankung des verbliebenen Hodens diagnostiziert. Im Verlauf der stationären Behandlung entwickelt sich postoperativ eine zunehmende reaktive Depression bis hin zu Selbstmordgedanken. Die erneute Konfrontation mit einer Krebserkrankung, der endgültige Verlust der Fertilität sowie die Angst vor dem Rückzug seiner Freundin zogen ihm nach eigenen Angaben den Boden unter den Füssen weg. Außerdem habe seine Freundin wegen der Ersterkrankung schon früher manchmal Ängste geäußert; jetzt habe sie angedeutet, dass sie das Ganze kaum noch aushalten könne.
Wegen der Suizidalität wurde eine psychotherapeutische Behandlung erforderlich, die auch gemeinsame Gespräche mit der Freundin beinhaltete.

Fallbeispiel

4.6.10 Prostatakarzinom

Allgemeines

Häufigkeit

In der Bundesrepublik erkranken jährlich 17 000 Männer neu an einem Prostatakarzinom. Es ist eine **typische Krebserkrankung des Alters** und wird am häufigsten zwischen dem 60. und 70. Lebensjahr beobachtet. Die Metastasierung erfolgt sowohl lymphogen als auch hämatogen, so dass zum Zeitpunkt der Diagnosestellung bei mehr als 50 % der Betroffenen bereits Knochenmetastasen nachweisbar sind. Die Therapiemaßnahmen richten sich nach der Größe und Ausdehnung des Primärtumors.

Therapie

Das **lokal begrenzte Prostatakarzinom** wird durch die radikale Prostatovesikulektomie behandelt. Während des Eingriffs wird die gesamte Prostata einschließlich der Samenblasen entfernt; ergänzend wird eine pelvine Lymphadenektomie durchgeführt. Eine primäre Bestrahlung kann perkutan oder interstitiell erfolgen. Die heute gängigen computerberechneten Einstellungstechniken bewirken eine deutliche Senkung der früher zu beobachtenden Nebenwirkungen der Strahlentherapie.

Bei nachgewiesener Metastasierung wird eine systemische Therapie durchgeführt. Das Wachstum des überwiegenden Teils der Zellklone ist androgenabhängig. Deshalb bewirkt ein Entzug der gonadalen und adrenalen Androgene eine Verzögerung der Tumorprogression. Dazu werden folgende Verfahren eingesetzt:
- chirurgische Kastration (Orchiektomie)
- chemische Kastration (LHRH-Agonisten)
- Antiandrogene (Bicalutamid, Cyproteronacetat, Flutamid).

Je nach Differenzierungsgrad des Tumors hält dieser progressionshemmende Effekt wenige Monate bis einige Jahre an. Die Antiandrogeneinnahme führt zu einem meist vollständigen Appetenzverlust und u. U. infolge einer verstärkten Prolaktinproduktion auch zu einer schmerzhaften Gynäkomastie; diese wird durch eine Bestrahlung der Mamillen vor der Therapieeinleitung verhindert.

Im Zusammenhang mit der für Diagnostik und Verlaufskontrolle bedeutsamen PSA-Werte sollte der Patient darauf hingewiesen werden, dass eine Ejakulation für etwa 24–36 Stunden dessen freies PSA erhöht!

Auswirkungen auf die Sexualität

Drastische Folgen

Die Mehrheit der Patienten verliert nach der radikalen Prostatektomie die Fähigkeit zur Erektion und zum Orgasmus. Bei einem Teil der Patienten (10–15 %) kehrt die Erektionsfähigkeit durch die Regeneration von Nervenfasern des N. cavernosus in einem Zeitraum zwischen 6 und 18 Monaten zurück. Um diese spontane Regeneration zu unterstützen, scheint eine frühe Behandlung mit der Schwellkörper-Auto-Injektionstherapie (SKAT) (s. S. 118) sinnvoll. Das nervenschonende Operationsverfahren nach Walsh vermindert das Risiko einer postoperativ auftretenden Erektionsstörung, trotzdem bleibt ein im Einzelfall nur schwer abschätzbares Risiko bestehen. Bisher dazu veröffentlichte Untersuchungen geben unterschiedliche Wahrscheinlichkeiten zwischen 28 % und 89 % an.

Ein Teil der Patienten ist jedoch dazu in der Lage, bei entsprechender Stimulation trotz der radikalen Entfernung aller akzessorischen Geschlechtsdrüsen Orgasmen ohne Ejakulationen zu erleben. Auch wenn kein Eindringen in die Vagina mehr möglich sein sollte, kann also z. B. durch Streicheln des Gliedes ein Orgasmus herbeigeführt werden.

Viele Patienten äußern eine starke Unzufriedenheit mit der postoperativen Sexualität. BRASLIS ET AL. (1995) untersuchten insgesamt 79 Patienten: 51 von ihnen wurden 12 Monate oder länger nach einer radikalen Prostatektomie über ihre Lebensqualität befragt, eine 2. Gruppe von 28 Patienten wartete auf eine radikale Prostatektomie. Die Ergebnisse belegen, dass die Patienten der 1. Gruppe gegenüber der Kontrollgruppe eine deutliche Verschlechterung sowohl ihrer sexuellen Funktionen als auch der Kontinenz und des Allgemeinbefindens aufwiesen. In einer Fragebogenuntersuchung von BIERMANN ET AL. (1997) zur Lebensqualität nach radikaler Prostatektomie berichten 58 % der Patienten über eine Einschränkung ihrer Sexualität mit konsekutiven Problemen in der Partnerschaft. Das Ergebnis deckt sich mit den Befunden der Studie von MURPHY ET AL. (1994) an insgesamt 1 266 Patienten, bei der bei 56,6 % der radikal prostatektomierten Patienten ein vollständiger Erektionsverlust beobachtet wurde; 29 % berichteten über einen teilweisen Erektionsverlust, 14,4 % waren sexuell nicht beeinträchtigt.

Die perkutane **Strahlentherapie** löst in Abhängigkeit von der Dosis in ca. 30–50 % der Fälle Nebenwirkungen wie Strahlenzystitis, Strahlenproktitis, Harnretention oder die Ausbildung eines penoskrotalen Ödems aus. Diese Nebenwirkungen bilden sich jedoch in der Regel zurück; lediglich in etwa 4–7 % der Fälle muss mit einer Chronifizierung gerechnet werden, die auch die Sexualität der Betroffenen dauerhaft beeinträchtigt (schmerzhafte Ejakulation usw.).

Auswirkungen erweiterter Therapie

Bei der **Kombination** von operativem und strahlentherapeutischem Vorgehen muss ebenso mit einem Verlust der Erektionsfähigkeit bei ca. 40 % der Patienten gerechnet werden. Minimal invasive Therapieverfahren wie die Kryochirurgie oder die interstitielle Bestrahlung werden derzeit erprobt. Die damit verbundenen Hoffnungen auf geringere negative Auswirkungen auf die Sexualität haben sich nur bedingt erfüllt. HILARIS (1991) berichtet zwar über einen Erhalt der Erektionsfähigkeit bei 90 % der Patienten nach interstitieller Bestrahlung. CHAIKIN ET AL. (1996) dokumentieren dagegen bei 45 % der von ihnen befragten Patienten Erektionsstörungen, aber auch bei allen anderen Patienten habe sich die Qualität der Erektion nach der Bestrahlung verringert.

Wird beim fortgeschrittenen Prostatakarzinom eine **systemische Therapie** erforderlich, ist mit einem weitgehenden Verlust der sexuellen Appetenz zu rechnen. In einer Vergleichsuntersuchung von LOPAU U. VERRES (1995) zu den unterschiedlichen Wirkungen der subkapsulären Orchiektomie vs. LHRH-Agonisten-Depot-Implantat geben alle Patienten in beiden Gruppen nach einem Zeitraum von 6 Monaten ihre sexuellen Beziehungen vollkommen auf. Während vor Behandlungsbeginn die Hälfte der 60 Befragten angab, hin und wieder den Wunsch nach geschlechtlichem Kontakt zu haben, äußerten 6 Monate nach Therapiebeginn ¾ aller Patienten diesen Wunsch nicht mehr. Die möglichen Behandlungsalternativen sollten mit dem Patienten unter Nennung aller Vor- und Nachteile ausführlich besprochen werden, um ihm eine eigene Entscheidung zu ermöglichen.

Das Auftreten von Hitzewallungen ist bei bis zu 80 % der Patienten eine häufige unerwünschte Begleiterscheinung der **endokrinen Therapie**, die die Patienten in ihrem Allgemeinbefinden zusätzlich erheblich beeinträchtigen können (BUCHHOLZ U. MATTARELLI, 1994). Die Symptome treten Tage oder auch Monate nach Beginn der Hormonablation auf und persistieren bei fast der Hälfte der Betroffenen über Jahre. Ihre Häufigkeit liegt zwischen einer und mehr als 10 Hitzewallungen während eines Tages und der Nacht mit einer Dauer von wenigen Sekunden bis zu mehreren Minuten. Sie werden von den Patienten als unterschiedlich störend erlebt; inwieweit durch diese unerwünschten Begleiterscheinungen auch die Sexualität beeinträchtigt wird, ist nicht gesichert.

mögliche Urininkontinenz

Im Zusammenhang mit der radikalen Prostatektomie muss auch die Möglichkeit einer Inkontinenz berücksichtigt werden. In einer Studie der American College of Surgeons Commission on Cancer an insgesamt 2 122 Patienten ergab sich eine Quote von 3,6 %, die als Folge des Eingriffs inkontinent wurden (MURPHY ET AL. 1994). Eine deutlich höhere Rate von 16 % schwerwiegender Kontinenzprobleme nach radikaler Prostatektomie geben dagegen FOSSA ET AL. (1997) an. In den bisherigen Studien zur Lebensqualität wurden meist die Auswirkungen des therapeutischen Vorgehens auf die Potenz und Kontinenz getrennt erfragt. Dabei ergab sich bei einigen Studien ein größeres Maß der subjektiven Beeinträchtigung durch eine bestehende Inkontinenz – speziell in den Fällen, in denen die Patienten auf das Tragen einer Vorlage angewiesen waren – als durch die sexuelle Störung. Beides steht jedoch in einem unmittelbaren Zusammenhang: Es löst intensive Scham aus, *„wie ein Kind Windeln tragen zu müssen"*. Die Patienten fühlen sich deshalb häufig sexuell wenig begehrenswert und meiden schon aus diesem Grund jeglichen intimen Kontakt mit dem Partner. Häufig ist die Inkontinenz wesentlich ausgeprägter, als es sich die Patienten nach dem präoperativen Aufklärungsgespräch vorgestellt hatten. Trotzdem äußern sich viele positiv über die Auswirkungen der Operation und würden die chirurgische Behandlung erneut durchführen lassen.

Anpassungsfähigkeit

BIERMANN ET AL. (1997, S. 13) bewerten die vorliegenden Studienergebnisse wie folgt: *„Die Resultate zeigen die Fähigkeit vieler Patienten, sich an negative Auswirkungen wie Verluste der sexuellen Funktion und Inkontinenz anzupassen. Darüber hinaus veranschaulichen sie die Vielfäl-*

tigkeit der individuellen Antworten der Patienten hinsichtlich der Aus-
wirkungen des chirurgischen Eingriffs und unterstreichen die Wichtig-
keit einer persönlichen Entscheidungsfindung der Patienten für oder ge-
gen eine Operation beim Prostatakarzinom."

**Frage zur Selbst-
reflektion**

Sie kommen mit einem Patienten mit fortgeschrittenem Prostatakarzinom am Tag vor der geplanten chirurgischen Kastration ins Gespräch. Er äußert dabei in ironischer Weise: *„Ab morgen kann ich ja*
dann im Knabenchor mitsingen." Wie reagieren Sie auf die Bemerkung?

4.6.11 Blasenkarzinom des Mannes

Allgemeines

Häufigkeit

Harnblasenkarzinome sind die **zweithäufigsten urologischen Tumoren**
mit einer Inzidenz von 25/100 000. Der Altersgipfel liegt im 7. Lebensjahrzehnt, nur 5 % betreffen Patienten unter 45 Jahren. Das Verhältnis
Männer : Frauen beträgt etwa 3 : 1.

Therapie

Die Therapie wird vom Tumorstadium und vom Grading bestimmt und
reicht von der transurethralen Resektion bis zur radikalen Zystoprostatovesikulektomie mit pelviner Lymphadenektomie. In dazu geeigneten
Fällen wird ergänzend eine intravesikale bzw. systemische Chemotherapie oder Strahlentherapie durchgeführt. Nach einer Zystektomie erfolgt
die Ableitung des Urins je nach Indikationsstellung in kontinenter oder
inkontinenter Form. Die inkontinente Harnableitung über ein Dünn-
darmsegment wurde 1950 von BRICKER eingeführt und ist die zur Zeit
weithin bekannteste Form; das Kolonconduit hat sich dagegen nicht allgemein durchgesetzt. Der Wunsch nach Harnkontinenz führte zur Entwicklung der kontinenten Formen, von denen der orthotope Blasenersatz mit Miktion durch die Harnröhre die Ableitungsmethode der
Wahl ist (4th International Consensus Conference on Bladder Cancer,
Antwerpen 1993).

Auswirkungen auf die Sexualität

Bei den möglichen Auswirkungen eines Blasenkarzinoms auf die Sexualität muss zwischen den **unmittelbaren Folgen** durch die Zystektomie
und den Folgen durch die notwendig werdende Harnableitung unterschieden werden.

Folgen der Operation

Im Vordergrund steht für die Patienten mit radikal-chirurgischen Eingriffen in der Regel zunächst die **Auseinandersetzung mit der neuen**
Harnableitung. Dabei ist eine Akzeptanz um so schwerer zu erreichen,
je massiver der Eingriff in das Körperbild ist, je stärker er als Entstellung
empfunden wird und je einschneidender die Folgen der Operation sind.
Bei 83 % der Patienten ist die Akzeptanz der äußerlich sichtbaren Körperveränderungen v. a. beim Urostoma beeinträchtigt (FOSSA ET AL.

1987). Nach Zystektomie sind je nach Indikationsstellung verschiedene Formen der Harnableitung möglich.

Die größte Veränderung bringt äußerlich das Ileumconduit mit sich. Die sichtbare, dunkelrote Darmschleimhaut und das Versorgungssystem rufen häufig zunächst heftige Vermeidungsreaktionen hervor, die auch die Sexualität vollkommen blockieren. Ängste, der Beutel könne sich beim Verkehr spontan lösen, schränken die Spontaneität zusätzlich ein.

Bei einem **Vergleich zwischen nasser und kontinenter Harnableitung** von BJERRE ET AL. (1995) wurden auch die Auswirkungen auf die Sexualität verglichen. Die Autoren geben eine Abnahme der sexuellen Kontakte bzw. Körperkontakte bei Ileumconduit-Patienten von 58 % an, bei Kock-Pouch-Patienten von 32 %. Bei BOYD ET AL. (1987) waren mehr als 80 % der Männer präoperativ sexuell aktiv, postoperativ sind es nur noch 22 % der Patienten mit Ileumconduit und 48 % von denen mit einem Kock-Pouch. Die Anlage eines Kock-Pouch ist daher aus sexualmedizinischer Perspektive zu bevorzugen.

Wunsch vs. Wirklichkeit   Bei unverändertem Wunsch nach Sexualität bleiben 50 % der Männer postoperativ sexuell aktiv gegenüber 80 % präoperativ sexuell aktiver Patienten. 53 % berichten über ein vermindertes orgastisches Erleben nach Zystektomie (SCHOVER ET AL. 1986). Dabei sind 48 % der befragten Patienten nach Zystektomie mit ihren sexuellen Möglichkeiten zufrieden (NORDSTRÖM U. NYMAN 1992). Die radikale Zystoprostatovesikulektomie bedingt in 80–100 % der Fälle eine Erektionsstörung (NORDSTRÖM U. NYMAN 1992), die als besonders belastend erlebt wird. Durch veränderte Operationstechniken mit Schonung der Nn. erigentes lässt sich im Einzelfall eine wesentliche Beeinträchtigung der Lebensqualität vermeiden.

Die **Strahlentherapie** führt häufig zu einem Anstieg des Serum-FSH-Spiegels, der als Indikator für eine Störung der Spermatogenese und damit verbundener Fertilitätsprobleme angesehen werden kann.

4.6.12 Kolorektale Karzinome

Allgemeines

Häufigkeit   Die Inzidenz kolorektaler Karzinome steigt in allen Industrienationen kontinuierlich an. In Deutschland wurden 1995 ca. 24 000 Neuerkrankungen bei Frauen sowie 18 000 Neuerkrankungen bei Männern diagnostiziert. Etwa 50–70 % der kolorektalen Karzinome betreffen das Kolon. Ab dem 50. Lebensjahr nimmt die Erkrankungswahrscheinlichkeit deutlich zu, das durchschnittliche Erkrankungsalter liegt in der 7. Lebensdekade. Während beim Kolonkarzinom Männer und Frauen etwa gleich häufig betroffen sind, erkranken am Rektumkarzinom häufiger die Männer.

Therapie   Bei der familiären adenomatösen Polyposis (FAP) als einer obligaten Präcancerose wurde bis Anfang der 80-er Jahre die Proktocolektomie mit permanenter Ileostomie durchgeführt. Mit der ileoanalen Pouchoperation (IAP) gelang in den 80er Jahren ein entscheidender Durchbruch in der chirurgischen Therapie, die die Lebensqualität der Betroffenen deutlich verbessert.

Beim **Kolonkarzinom** ist die vollständige Resektion des tumortragenden Darmabschnittes mit den regionären Lymphknoten die wichtigste therapeutische Maßnahme; das operative Vorgehen ist weitgehend standardisiert. Zur Verbesserung der Prognose werden beim kurativ operierten Kolonkarzinom adjuvante Behandlungsformen (insbes. Chemotherapie) empfohlen.

Bei operablem **Rektumkarzinom** erfolgt die Entfernung des Tumors über eine anteriore Resektion, eine abdomino-perineale Rektumexstirpation oder lokale Verfahren mit kurativer Zielsetzung. Die Entscheidung zum Kontinenzerhalt kann oft erst intraoperativ gestellt werden; alternativ wird eine vorübergehende Ileostomie zum Schutz tiefer Anastomosen oder eine endständige Kolostomie erforderlich. Eine zusätzliche oder adjuvante Radiatio mit oder ohne simultane Chemotherapie kann bei entsprechender Indikationsstellung vor, während oder nach der Operation erfolgen.

Auswirkungen auf die Sexualität

Die Anlage von intestinalen Stomata gehört vermutlich zu den ältesten chirurgischen Verfahren am Darmtrakt und geht bis in die Antike zurück. Während das operative Vorgehen bei der Anlage eines vorübergehenden oder endständigen Stomas für viele Chirurgen zum alltäglichen Handwerk zählt, bedeutet dies für die Betroffenen einen tief greifenden Einschnitt in ihr bisher geführtes Leben. Gerade in unserer westlichen Kultur hat die Reinlichkeitserziehung einen hohen Stellenwert; der Verlust der Sphinkterkontrolle ist daher für viele Menschen mit Schamgefühlen, Schmutz- und Geruchsängsten sowie der Furcht vor sozialer Ausgrenzung verbunden. Viele fühlen sich nicht mehr „salonfähig" und ziehen sich sozial zurück.

Eine Befragung von SPRANGERS ET AL. (1993) von Frauen und Männern mehr als ein Jahr nach einer Stomaanlage ergab gravierende Einschränkungen im seelischen Erleben und den sexuellen Funktionen:

Kategorie	Art der Störung	Häufigkeit
Psychosoziale Belastungen	Depression	40 %
	Angst	64 %
	Selbstwertstörung, Stigma	42 %
	Suizidgedanken	10 %
	Körperbildstörung	66 %
	Sozialer Rückzug	35 %
Sexuelle Funktionseinschränkungen von Stomaträgerinnen	Verminderte Appetenz	38 %
	Dyspareunie	51 %
	Orgasmusstörungen	31 %

Tab. 7: Einschränkungen im seelischen Erleben und in der Sexualfunktion nach Anlage intestinaler Stomata (SPRANGERS ET AL.)

Fortsetzung Tab. 7:
Einschränkungen
im seelischen Erleben
und in der Sexualfunktion
nach Anlage intestinaler
Stomata (Sprangers et al.)

Kategorie	Art der Störung	Häufigkeit
Sexuelle Funktions-einschränkungen von Stomaträgern	Generelle sexuelle Beeinträchtigung	72 %
	Verminderte Appetenz	52 %
	Vollständige Erektionsstörung	42 %
	Partielle Erektionsstörung	28 %
	Verzögerte od. fehlende Ejakulation	49 %
	Retrograde Ejakulation	16 %
	Orgasmusstörung	36 %

Die Zahlen belegen, dass auch ein Jahr nach dem operativen Eingriff viele Stomapatienten psychisch belastet und in ihrer Sexualität beeinträchtigt sind. Zeit alleine hilft also nicht immer, um sich an die Folgen einer Stomaanlage zu „gewöhnen." Die Zahlen werden auch durch die Ergebnisse einer Untersuchung von Künsebeck (1990) zur Lebensqualität von Kolostoma-, Urostoma- und Ileostomaträgern bestätigt: 62 % von 213 befragten Männer sowie 28,9 % von 208 Stomaträgerinnen berichten über einen Verlust ihrer Sexualfunktionen. Das Sexualleben wurde im Vergleich zum präoperativen Erleben in 69,5 % als nicht zufriedenstellend empfunden.

Beratung und Aufklärung

Eine optimale Anleitung, Versorgung und Betreuung durch einen **Stomatherapeuten** und/oder den Besuchsdienst der ILCO erleichtert es, sich mit der neuen Lebenssituation auseinanderzusetzen. Die sorgfältige Anleitung zur Selbstversorgung ermöglicht ein schrittweises Sich-Herantasten an den durch die Operation veränderten Körper und seine Ausscheidungsfunktionen. Leider verfügen auch heute noch zu wenige Akut- und Nachsorgekliniken über qualifiziert ausgebildete Stomatherapeuten, so dass teilweise immer noch Patienten nach „erfolgreicher" Stomaanlage unzureichend vorbereitet nach Hause entlassen und damit ihrem Schicksal überlassen werden.

Einbeziehung des Partners

Ist bei einem geplanten operativen Eingriff absehbar, dass ein Stoma angelegt wird, ist der **Partner** von Anfang an in die Beratung und Aufklärung mit einzubeziehen. Dadurch erhält er die Möglichkeit, sich mit der auf den Stomapatienten zukommenden Situation vertraut zu machen. Gleichzeitig wird so einer Sprachlosigkeit zwischen beiden Partnern vorgebeugt, wie sie bei vielen Paaren nach dem Eingriff zu beobachten ist. Eine Ehefrau dazu: *„Ich habe Angst davor, meinen Mann anzusprechen, weil es ihm bestimmt peinlich ist"*. Beim Geschlechtsverkehr ist den Betroffenen eine Position zu empfehlen, bei der sie nicht unten liegen, da sonst durch die Bauchpresse ein Austritt von Darmgasen provoziert werden kann.

Postproktektomiesyndrom

Nach radikaler Rektumamputation mit Entfernung des umliegenden lymphatischen Gewebes und Kolostomaanlage kommt es zu besonderen Problemen, die unter dem Sammelbegriff „Postproktektomiesyndrom" zusammengefasst werden (Delbrück 1996). Der operativ entstandene **Hohlraum** wird mit der Zeit durch die **Verlagerung anderer Organe**, besonders des Dünndarms, der Blase sowie durch **Bindegewebe** ausgefüllt.

Bei **Frauen** kann es postoperativ zu einer Verlagerung der inneren Genitalorgane in diese Wundhöhle kommen, die langandauernde Beschwerden auslöst. Der Koitus wird dann wegen der fehlenden „Kissenfunktion" des Rektums als unangenehm oder schmerzhaft erlebt. Ein Stellungswechsel, bei dem die Frau während des Verkehrs auf ihrem Partner sitzt, kann diese Beschwerden vermindern, da sie dadurch den Winkel, die Eindringtiefe und die Heftigkeit der Bewegungen besser kontrollieren kann. Einige Frauen berichten über Orgasmusstörungen nach dem Eingriff. Vaginalfisteln und -hernien können die Situation weiter erschweren.

Bei **Männern** sind Erektions- und Ejakulationsstörungen bis zu einem gewissen Grad unvermeidlich, ebenso Läsionen von Samenleitern und -blasen. Für die Rektumexstirpation wird die Häufigkeit operationsbedingter sexueller Dysfunktionen mit etwa 40 % angegeben. Die Appetenz wird durch das operative Vorgehen nicht direkt beeinflusst, Appetenzstörungen sind daher meist psychogen verursacht.

Bei Männern und Frauen können zusätzlich Schmerzen durch die Durchtrennung der Nervenbahnen ausgelöst werden, die den Mastdarm und die Analregion versorgen. Einige Patienten berichten über das irritierende Gefühl, der natürliche Darmausgang sei noch vorhanden, andere leiden unter Schmerzen wie bei einem Schließmuskelkrampf, krampfartigem Stuhldrang sowie Parästhesien oder neuralgiformen Schmerzempfindungen, die u. a. durch sexuelle Handlungen ausgelöst oder intensiviert werden können.

Schmerzen

In dazu geeigneten Fällen sollten Patienten mit einem Deszendostoma auf die Möglichkeit der Irrigation hingewiesen werden. Durch eine regelmäßige Darmspülung mit Wasser bleibt der Stomaträger 24–48 Stunden lang ausscheidungsfrei und benötigt keine Beutelversorgung. Das Erlernen dieser Technik sollte unter Anleitung eines erfahrenen Arztes, einer Krankenpflegekraft oder eines Stomatherapeuten erfolgen.

Irrigation

Das Einfüllen des Wassers in den Darm erfolgt über handelsübliche Irrigationssets, die aus einem Wasserreservoir-Beutel, einer Zuleitung mit einem Drosselmechanismus zur Regulierung des Spüldrucks, dem Irrigationskonus sowie einem Klebebeutel zur Ableitung des Darminhalts bestehen.

Irrigationstechnik

Gespült wird in der Regel mit 1–1,5 l körperwarmer Flüssigkeit (Regel: 15 ml Wasser mal kg Körpergewicht = erforderliche Flüssigkeitsmenge; maximal jedoch 1 500 ml). Das Wasser aktiviert die Dehnungsrezeptoren im Dickdarm und bewirkt dadurch eine Massenperistaltik mit einer kompletten Entleerung des Dickdarminhalts. Die Wassereinspülung erleichtert zusätzlich über eine gewisse Verflüssigung des Kots die Stuhl-

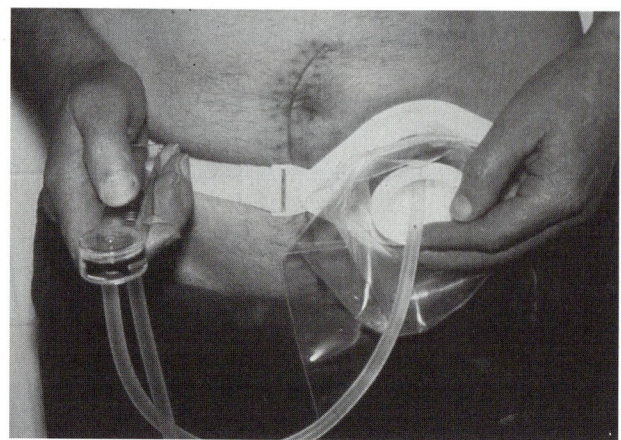

Abb. 7: Irrigationstechnik

absonderung. Am besten wird die Irrigation regelmäßig vormittags vorgenommen, wenn sich der Darm natürlicherweise in einer verstärkten Entleerungsbereitschaft befindet. Nach einer erfolgreichen Irrigation ist in der Regel mit weiteren Darmentleerungen in den nächsten 24–48 Stunden nicht zu rechnen. Das Verfahren führt auch zu einer deutlichen Reduktion der von vielen Stomapatienten als peinlich empfundenen unkontrollierten Entleerung von Darmgasen: Der Patient kann die Stomaöffnung mit einer unauffälligen, sich nach dem Einführen selbst abdichtenden Stomakappe verschließen, die in unterschiedlicher Form und Funktionsweise im Sanitätsfachhandel erhältlich ist (Abb. 8 u. 9).

Kontraindikationen   Dieses Verfahren bedeutet gerade auch für den Bereich der Intimität und Sexualität eine erhebliche Verbesserung der Lebensqualität. Bei anderen Lokalisationen des Stomas (Ileostomie bzw. Transversostomie) ist die Irrigationstechnik nicht indiziert, da hier mit häufigeren, unregelmäßigen und flüssigen bis breiigen Stuhlentleerungen gerechnet werden muss.

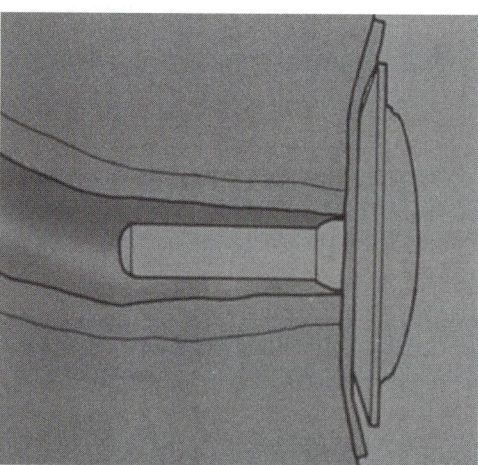

Abb. 8: Stomakappe
nach Einführung

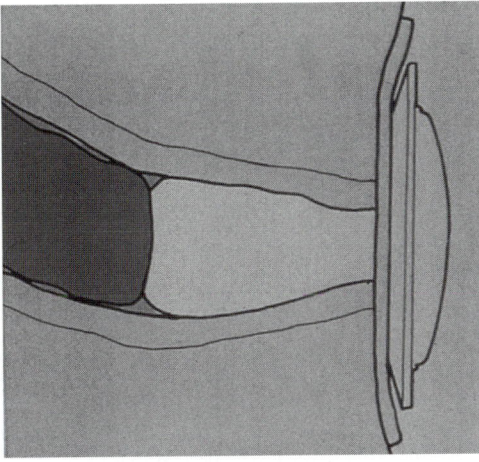

Abb. 9: Stomakappe
abgedichtet

Ebenso sind folgende Faktoren als Kontraindikationen für eine Irrigation anzusehen:
- parastomale Hernie
- Prolaps des Stomas
- Stenose des Stomas
- Retraktion mit Stenose des Stomas
- Siphonbildung (Schleifenbildung des Dickdarms vor der Ausleitung)
- Z. n. Radiatio des Bauchraums von mehr als 2 000 rad
- ausgeprägte Hypotonie
- Colon irritabile
- Morbus Crohn
- Colitis ulcerosa
- familiäre Polyposis (FAP)
- Divertikulose/Divertikulitis.

Frage zur Selbstreflektion

> Eine Patientin fragt Sie vor der geplanten Stomaanlage: „*Seien Sie mal ehrlich: Würden Sie sich mit einem künstlichen Darmausgang noch als begehrenswert erleben? Ich kann es mir einfach nicht vorstellen – auch wenn alle sagen, dass man sich daran gewöhnt.*" Was antworten Sie?

4.6.13 Bösartige Neubildungen des lymphatischen, Blut bildenden und verwandten Gewebes

Akute lymphatische Leukämien (ALL)

KREUSER ET AL. (1988) beschreiben folgende Nebenwirkungen der Chemotherapie:
- Bei **Männern** tritt nach der Induktionschemotherapie eine Germinalzellaplasie mit Azoospermie und pathologisch erhöhten FSH-Werten auf, die sich jedoch bei allen Patienten im 2. Jahr der Erhaltungstherapie zurückbildet.

Nebenwirkungen
der Chemotherapie

- Bei **Frauen** sind bleibende ovarielle Funktionsstörungen nach der Induktions- und Erhaltungstherapie bisher nicht nachgewiesen. In der Literatur werden mehrere Fälle von komplikationslos verlaufenden Schwangerschaften und Geburten gesunder Kinder nach Chemotherapie beschrieben; dies unterstreicht die günstige Prognose der gonadalen Toxizität für die betroffenen Patientinnen.

Hochdosis-Chemo-therapie und Stammzell-Transplantation

Die in den letzten Jahren zunehmend häufiger angewandte Hochdosis-chemotherapie in Kombination mit einer Ganzkörperbestrahlung hat meist irreversible Folgen für die Fertilität:

- Bei **Männern** kommt es zu einer irreversiblen Germinalzellaplasie. Die Testosteronproduktion wird dagegen in der Regel nicht beeinträchtigt, so dass auf eine Hormonsubstitution verzichtet werden kann. Eine Hochdosischemotherapie ohne Ganzkörperbestrahlung bedingt dagegen eine günstigere Prognose: bei 67 % der Betroffenen bleibt die Gonadenfunktion erhalten (SANDERS ET AL. 1983).
- Bei **Frauen** tritt in 92–100 % der Fälle nach Hochdosischemotherapie und Ganzkörperbestrahlung eine Ovarialinsuffizienz auf. Nur in wenigen Fällen und bei einem Alter unter 30 Jahren scheint dieser Effekt reversibel zu sein. Eine Hochdosischemotherapie ohne Ganzkörperbestrahlung lässt dagegen bei etwa einem Drittel der Betroffenen eine Normalisierung der Ovarialfunktionen erwarten (SANDERS ET AL. 1988).

Morbus Hodgkin

Nebenwirkungen der Chemotherapie

KREUSER ET AL. (1996) fassen in einer Übersichtsarbeit folgende Beobachtungen zusammen:

- Bei **Männern** tritt nach mehr als drei Zyklen mit dem MOPP-Schema (Mechlorethamin, Vincristin, Procarbazin, Prednison) in 77–100 % der Fälle eine meist irreversible Germinalzellaplasie mit Azoospermie und pathologisch erhöhten FSH-Werten auf. Wegen der ausgeprägten Stammzellschädigung der Spermatogenese ist nur bei etwa 10 % der Betroffenen mit einer Normalisierung der Gonadenfunktionen zu rechnen. Bei nur 1–3 Zyklen ist diese Normalisierung der Spermatogenese häufiger zu erwarten. Eine Kombinations-Chemotherapie mit COPP (Cyclophosphamid, Vincristin, Procarbazin, Prednison) und ABVD (Adriamycin, Bleomycin, Vinblastin, Dacarbazin) hat ebenfalls in 87 % der Fälle irreversible Folgen für die Fertilität. Bei alleiniger Behandlung mit dem ABVD-Schema tritt die Germinalzellaplasie dagegen nur in 33 % der Fälle auf; außerdem ist mit einer sehr hohen Regenerationsrate zu rechnen. Störende Auswirkungen auf das endokrine System sind selten, erniedrigte Testosteronspiegel in der Regel nicht zu erwarten.
  Bei der Aufklärung und Therapieplanung muss berücksichtigt werden, dass bei 28 % der Betroffenen bereits **vor** Beginn der Chemotherapie eine Gonadenfunktionsstörung unbekannter Ursache vorliegt. Dies vermindert die Chancen einer Fertilitätserhaltung durch eine Kryokonservierung des Spermas.
- Bei **Frauen** tritt bei Anwendung des MOPP-, COPP- (Cyclophospha-mid, Vincristin, Procarbazin, Prednison) oder COPP/ABVD-Schemas

in 39–83 % der Fälle eine Ovarialinsuffizienz mit pathologisch erhöhten FSH- und LH-Werten, Infertilität und Östrogenmangel auf. Eine Regeneration der Ovarialfunktion ist selten und nur bei sehr jungen Patientinnen unter 30 Jahren zu beobachten. Eine zusätzliche infradiaphragmale Bestrahlung erhöht das Risiko einer dauerhaften gonadalen Schädigung: Trotz Bleischutz und Verlagerung der Ovarien kommt es bei mindestens 30 % der Patientinnen zu ovariellen Dysfunktionen. Im Gegensatz zu den Männern ist eine vorbestehende gonadale Dysfunktion bei Patientinnen mit Morbus Hodgkin selten; die Ursachen für diesen Unterschied sind noch nicht ausreichend geklärt.

5 Sexuelle Störungen als Nebenwirkungen therapeutischer Maßnahmen

5.1 Medikamentös bedingte Störungen

Vielzahl der Einflussfaktoren

Eine Vielzahl von in der Medizin gebräuchlichen Substanzen kann sich in direkter oder indirekter Weise auf den sexuellen Reaktionsablauf auswirken. Wegen der Vielzahl möglicher Einflussfaktoren (z. B. Resorption, Metabolisierung, pharmakodynamische Wechselwirkungen usw.) ist im Einzelfall nicht sicher vorherzusagen, ob eine bestimmte Nebenwirkung eintreten wird oder nicht. In Tabelle 8 auf S. 79 ff werden daher lediglich bisher beobachtete Nebenwirkungen ohne die Angabe von Häufigkeiten genannt.

Alle zentralnervös wirkenden Psychopharmaka können über die Beeinflussung des Antriebs oder der Stimmungslage auch die Sexualität indirekt in negativer Weise beeinflussen. Einige Antidepressiva werden aber auch zum Teil erfolgreich zur Behandlung von sexuellen Funktionsstörungen eingesetzt: Bei der retrograden Ejakulation wird die Anwendung von Imipramin und Clomipramin empfohlen. Bei Erektionsstörungen werden Erfolge unter Trazodon beschrieben.

Umgekehrt begünstigen einige Medikamente wie Antihypertensiva oder steroidale Anabolika auch eine depressive oder gereizte Stimmungslage und tragen damit zusätzlich zur Entwicklung einer sexuellen Funktionsstörung bei. Nähere Hinweise sind der Roten Liste (Bundesverband der Pharmazeutischen Industrie 1996) oder den wissenschaftlichen Begleitinformationen der jeweiligen Präparate zu entnehmen.

Fehlende Aufklärung

Obwohl es eigentlich selbstverständlich sein sollte, werden viele Patienten über medikamentenbedingte Nebenwirkungen nicht ausreichend aufgeklärt. In einer Langzeitstudie von OKSAAR (1995) berichten über 60 % der befragten Patienten, dass ihr Arzt Medikamente verschreibt, ihre Wirkung aber nicht erklärt, die eventuellen Kontraindikationen nicht berücksichtigt und auf Nebenwirkungen gar nicht eingeht. Zu einer adäquaten Aufklärung gehört auch der Hinweis auf mögliche Nebenwirkungen hinsichtlich sexueller Funktionen.

Bei Verdacht auf medikamentös induzierte sexuelle Störungen ist ein Absetzen des Präparats zu erwägen, soweit dadurch keine vitale Gefährdung entsteht. Unter Umständen sind die Nebenwirkungen auch durch eine Dosisreduzierung oder einen Wechsel des Präparats zu beherrschen.

Wirksubstanz	Mögliche Nebenwirkung
Acebutolol	Erektionsstörung
Acetazolamid	Verminderte Appetenz
	Erektionsstörung
Alacepril	Erektionsstörung
Alpha-1-Rezeptorenblocker	Erektionsstörung
	Priapismus
Alprazolam	Verminderte Appetenz
	Ejakulationsstörung
	Orgasmusstörung
Amilorid	Verminderte Appetenz
	Erektionsstörung
Aminocapronsäure	Ejakulationsstörung
Amitryptilin	Verminderte Appetenz
	Erektionsstörung
	Ejakulationsstörung
Amoxapin	Verminderte Appetenz
	Erektionsstörung
	Schmerzhafte Ejakulation
	Retrograde Ejakulation
Amphetamin	Verminderte Appetenz
	Erektionsstörung
	Bei chronischem Missbrauch:
	Ejakulationsstörung
	Orgasmusstörung (bei weiblichen
	Patienten)
Amsacrin	Abnahme der Konzentration und
	Beweglichkeit der Spermien
Anabolika	Virilisierung bei weiblichen Patienten
	Spermatogenesehemmung
Anastrozol	Verminderte Lubrikation
Androgene	Virilisierung bei weiblichen Patienten
	Spermatogenesehemmung
Angiotensin-Converting-Enzym-Hemmer	Erektionsstörung
Apraclonidin	Verminderte Appetenz
Atenolol	Erektionsstörung
Atorvastatin	Erektionsstörung
Baclofen	Erektionsstörung
	Ejakulationsstörung
Barbiturate	Verminderte Appetenz
	Erektionsstörung
Benazepril	Erektionsstörung
Benzodiazepine	Verminderte Appetenz
	Menstruationsstörungen
Bepridil	Verminderte Appetenz
	Erektionsstörung
Betarezeptorenblocker	Erektionsstörung

Tab. 8: Medikamente mit möglicher Beeinflussung sexueller Funktionen

Fortsetzung Tab. 8:
Medikamente mit
möglicher Beeinflussung
sexueller Funktionen

Wirksubstanz	Mögliche Nebenwirkung
Betanidin	Erektionsstörung
	Retrograde Ejakulation
Betaxolol	Verminderte Appetenz
	Erektionsstörung
Bezafibrat	Verminderte Appetenz
Bicalutamid	Gynäkomastie
	Verminderte Appetenz
	Erektionsstörung
Bisoprololfumarat	Verminderte Apptenz
	Erektionsstörung
Bromocriptin	Erektionsstörung
	Schmerzhafte klitorale Tumeszenz
Bumetanid	Erektionsstörung
	Vorzeitige Ejakulation
Buserelin	Verminderte Appetenz
	Erektionsstörung
	Hodenatrophie
	Gynäkomastie
Buspiron	Priapismus
Busulfan	Amenorrhö
	Männliche Sterilität
Butyrophenon	Erektionsstörung
Cabergolin	Schmerzen in den Brüsten
Captopril	Erektionsstörung
Carbamazepin	Erektionsstörung
Carvedidol	Erektionsstörung
Chlomipramin	Verminderte Appetenz
	Erektionsstörung
	Ejakulationsstörung
	Schmerzhafte Ejakulation
	Orgasmusstörung
Chlorambucil	Amenorrhö
	Männliche Sterilität
Chlordiazepoxid	Ejakulationsstörung
Chlorpromazin	Verminderte Appetenz
	Erektionsstörung
	Ejakulationsstörung
	Priapismus
Chlorprothixen	Ejakulationsstörung
Chlortalidon	Verminderte Appetenz
	Erektionsstörung
Cilazapril	Erektionsstörung
Cimetidin	Verminderte Appetenz
	Erektionsstörung
Citalopram	Verminderte Appetenz
	Erektionsstörung
	Ejakulationsstörung

Wirksubstanz	Mögliche Nebenwirkung
Citalopram	Schmerzhafte Regelblutung
	Orgasmusstörung (bei der Frau)
Clofibrinsäure, -derivate und	Verminderte Appetenz
Strukturanaloge	Erektionsstörung
Clonidin	Verminderte Appetenz
	Erektionsstörung
	Verzögerte oder retrograde
	Ejakulation
Clozapin	Verminderte Appetenz
	Erektionsstörung
	Priapismus
Cyclophosphamid	Amenorrhö
	Männliche Sterilität
Danazol	Verminderte Appetenz oder
	Appetenzsteigerung
Desipramin	Verminderte Appetenz
	Erektionsstörung
	Schmerzhafter Orgasmus
Dexamethason	Störung der Sexualhormonsekretion
	Amenorrhoe
	Hirsutismus
	Erektionsstörung
Diazepam	Verminderte Appetenz
	Erektionsstörung
	Ejakulationsstörung
	Verzögerter oder ausbleibender
	Orgasmus
	(bei weiblichen Patienten)
Diazoxid	Verminderte Appetenz
Diclofenac	Schmerzen im Bereich der
	Gebärmutter
	Verstärkte Regelschmerzen bzw.
	-blutungen
	Zwischen- und Vaginalblutungen
Diethylpropion	Verminderte Appetenz
	Erektionsstörung
	Gynäkomastie
Digitalispräparate	Verminderte Appetenz
	Erektionsstörung
Dihydralazin	Erektionsstörung
Disopyramid	Erektionsstörung
Disulfiram	Erektionsstörung
Doxepin	Verminderte Appetenz
	Ejakulationsstörung
Enalapril	Erektionsstörung
Estradiol	Appetenzveränderungen
	Erektionsstörung
	Gynäkomastie

Fortsetzung Tab. 8:
Medikamente mit
möglicher Beeinflussung
sexueller Funktionen

Fortsetzung Tab. 8:
Medikamente mit
möglicher Beeinflussung
sexueller Funktionen

Wirksubstanz	Mögliche Nebenwirkung
Estradiol	Spannungsgefühle in der Brust
	Empfindlichkeit der Brustwarzen
Estramustin	Kurzdauernde Schmerzen oder
	Missempfindungen (Hitzegefühl) im
	Bereich des Perineums und der
	Prostata
	Appetenzstörung
	Erektionsstörung
Ethosuximid	Appetenzsteigerung
Famotidin	Erektionsstörung
Fenfluramin	Verminderte Appetenz oder
	Appetenzsteigerung
	Erektionsstörung
Fluoxetin	Verminderte Appetenz
	Ejakulationsstörung
	Orgasmusstörung
	Spontane Orgasmen
	Penile Anästhesie
Fluphenazin	Verminderte Appetenz
	Erektionsstörung
	Ejakulationsstörung
	Schmerzhafter Orgasmus
	Priapismus
Flutamid	Gynäkomastie u./o. Brustschmerzen
	Verminderte Appetenz
	Einschränkung der Spermatogenese
– in Kombination mit LH-RH-Analoga	Verminderte Appetenz
	Erektionsstörung
Fosinopril	Erektionsstörung
Furazolidon	Störung der Spermatogenese
Gabapentin	Erektionsstörung
Gemfibrozil	Verminderte Appetenz
	Erektionsstörung
Gestagene	Dysmenorrhö
	Zwischenblutungen
	Virilisierung
Glucocorticoide	Störungen der Sexualhormon-
	sekretion
	(z. B. Amenorrhö, Erektionsstörung)
Goserelin	Verminderte Appetenz
	Erektionsstörung
	Verminderte Lubrikation
Guanethidin	Verminderte Appetenz
	Erektionsstörung
	Ejakulationsstörung
	Retrograde Ejakulation
Guanfacin	Erektionsstörung

Wirksubstanz	Mögliche Nebenwirkung
Haloperidol	Erektionsstörung
	Schmerzhafte Ejakulation
Heparin (systemische Anwendung)	Priapismus (Einzelfälle)
Hydralazin	Erektionsstörung
	Priapismus
Hydrochlorothiazid	Erektionsstörung
Imipramin	Verminderte Appetenz
	Erektionsstörung
	Ejakulationsstörung
	Schmerzhafte Ejakulation
Indapamid	Verminderte Appetenz
	Erektionsstörung
Indometacin	Verminderte Appetenz
	Erektionsstörung
Interferon-α	Verminderte Appetenz
	Erektionsstörung
	Störungen der Spermatogenese
Ketoconazol	Verminderte Appetenz
	Erektionsstörung
Letrozol	Vaginalblutung
Leuprorelinacetat	Verminderte Appetenz
	Erektionsstörung
	Verkleinerung der Hoden
	Gynäkomastie
	Verminderte Lubrikation
Levodopa	Appetenzsteigerung
LH-RH-Agonisten	Verminderte Appetenz
	Erektionsstörung
	Hodenatrophie (selten)
Lisinopril	Erektionsstörung
Lithium	Verminderte Appetenz
	Erektionsstörung
Lorazepam	Verminderte Appetenz
Losartan	Verminderte Appetenz
	Erektionsstörung
Maprotilin	Verminderte Appetenz
	Erektionsstörung
Melperon	Verminderte Appetenz
Methadon	Verminderte Appeten
	Erektionsstörung
	Ejakulationsstörung
	Orgasmusstörung
Methantheliniumbromid	Erektionsstörung
Methotrexat	Erektionsstörung
	Störungen der Spermatogenese
	Störungen der Ovulation
Methyldopa	Verminderte Appetenz
	Erektionsstörung

Fortsetzung Tab. 8:
Medikamente mit
möglicher Beeinflussung
sexueller Funktionen

Fortsetzung Tab. 8:
Medikamente mit
möglicher Beeinflussung
sexueller Funktionen

Wirksubstanz	Mögliche Nebenwirkung
Methyldopa	Ejakulationsstörung
	Gynäkomastie
	Orgasmusstörung (bei weiblichen Patienten)
Metoclopramid	Verminderte Appetenz
	Erektionsstörung
Metoprolol	Erektionsstörung
Mexiletin	Verminderte Appetenz
	Erektionsstörung
Mitoxantronhydrochlorid	Amenorrhoe
Morphinsulfat	Verminderte Appetenz
	Erektionsstörung
Nafarelin	Verminderte oder gesteigerte Appetenz
	Erektionsstörung
	Verminderte Lubrikation
	Vaginaler Ausfluss
	Dyspareunie
	Veränderung der Brustgröße (Ab-/Zunahme)
	Brustschmerzen
Naltrexon	Erektionsstörung
	Ejakulationsstörung
Naproxen	Erektionsstörung
	Ejakulationsstörung
Nifedipin	Priapismus
Nizatidin	Verminderte Appetenz
	Erektionsstörung
Nortriptylin	Verminderte Appetenz
	Erektionsstörung
Omeprazol	Schmerzhafte nächtliche Erektionen
Opipramodoldihydrochlorid	Appetenzsteigerung (bei ängstlichen Patienten)
Östrogene	Verminderte Appetenz
Östrogen-Gestagen-Kombinationen	Verminderte Appetenz (insbesondere bei adipösen Patienten)
	Zyklusstörungen
	Spannungsgefühle in der Brust
Oxybutynin	Erektionsstörung
Paroxetin	Verminderte Appetenz
	Ejakulationsstörung
	Priapismus
	Orgasmusstörung (bei weiblichen Patienten)
Perazindimalonat	Verminderte Appetenz
	Erektionsstörung
	Ejakulationsstörung

Wirksubstanz	Mögliche Nebenwirkung
Perazindimalonat	Menstruationsstörungen
	Galaktorrhoe
	Gynäkomastie
Pergolid	Appetenzsteigerung
	Spontane Ejakulationen
	Priapismus
Perindopril	Erektionsstörung
Perphenazin	Ejakulationsstörung
Phenoxybenzamin	Ejakulationsstörung
Phenytoin	Verminderte Appetenz
	Erektionsstörung
	Priapismus
Pimozid	Verminderte Appetenz
	Erektionsstörung
	Ejakulationsstörung
Piracetam	Gesteigerte Appetenz
Pravastatin	Erektionsstörung
Prazosin	Erektionsstörung
	Priapismus
Prednimustin	Störungen der Sexualhormonsekretion, z.B
	Amenorrhoe
	Hirsutismus
	Erektionsstörung
Primidon	Verminderte Appetenz
	Erektionsstörung
Probucol	Erektionsstörung
Procarbazin	Azoospermie
Propanolol	Verminderte Appetenz
	Erektionsstörung
Propanthelin	Erektionsstörung
Propofol	Appetenzsteigerung
Protionamid	Menstruationsstörungen
	Erektionsstörung
Quinapril	Erektionsstörung
Ramipril	Verminderte Appetenz
	Erektionsstörung
Ranitidin	Verminderte Appetenz
	Erektionsstörung
Rauwolfiawurzel	Erektionsstörung
Reserpin	Verminderte Appetenz
	Erektionsstörung
	Ejakulationsstörung
Retinoide	Menstruationsstörungen
Risperidon	Erektionsstörung
	Ejakulationsstörung
	Orgasmusstörung
Roxatidin	Erektionsstörung

Fortsetzung Tab. 8:
Medikamente mit
möglicher Beeinflussung
sexueller Funktionen

Fortsetzung Tab. 8:
Medikamente mit
möglicher Beeinflussung
sexueller Funktionen

Wirksubstanz	Mögliche Nebenwirkung
Selegilin	Verminderte Appetenz
	Orgasmusstörung
Serotoninantagonisten	Verminderte Appetenz
	Erregungsstörungen
Simvastatin	Erektionsstörung
Spironolacton und -derivate	Verminderte Appetenz
	Zyklusstörungen
	Erektionsstörung
SSRI (Selektive Serotonin-Wiederaufnahmehemmer)	Erhöhung oder auch Verminderung der Appetenz. Verzögerung der Ejakulation. Auswirkungen auf weibl. Sexualität noch ungeklärt.
Sulfasalazin	Erektionsstörung
Sulfonamide	Einschränkungen der Spermatogenese
Sulpirid	Zyklusstörung
	Gesteigerte Appetenz
Sympathomimetika	Appetenzstörung (bei chronischer Anwendung in hohen Dosen und bei Missbrauch)
	Erektionsstörung
Tamoxifen	Zyklusstörungen
	Vaginalblutungen
	Priapismus
Terazosin	Erektionsstörung
Testosteron	Priapismus
Thiazidderivate und -analoga	Erektionsstörung
Thioridazin	Erektionsstörung
	Ejakulationsstörung
	Schmerzhafte Ejakulation
	Priapismus
	Orgasmusstörungen
Thiotepa	Amenorrhö
	Männliche Sterilität
Timolol	Verminderte Appetenz
	Erektionsstörung
Toremifen	Brustschmerzen
	Vaginalblutungen
Tranylcypromin	Gesteigerte Appetenz
	Erektionsstörung
	Ejakulationsstörung
	Schmerzhafte Ejakulation
Trazodon	Appetenzsteigerung
	Ejakulationsstörung
	Retrograde Ejakulation
	Priapismus
	Orgasmusstörung
	Klitoraler Priapismus

Wirksubstanz	Mögliche Nebenwirkung
Trifluoperazin	Schmerzhafte Ejakulation
	Spontane Ejakulationen
Tri- und tetrazyklische Antidepressiva	Sexuelle Störungen
Triprolidin	Erektionsstörung
Venlafaxin	Erektionsstörung
	Ejakulationsstörung
	Orgasmusstörungen
Verapamil	Erektionsstörung
Zotepin	Verminderte Appetenz
	Erektionsstörung
	Ejakulationsstörung

Fortsetzung Tab. 8:
Medikamente mit möglicher Beeinflussung sexueller Funktionen

5.2   Hormonelle und reproduktive Gonadenstörungen nach Chemotherapie

Zytostatika beeinträchtigen nicht nur akut durch Nebenwirkungen wie Übelkeit, Brechreiz, Mattigkeit, Haut- und Schleimhautreaktionen usw. das Allgemeinbefinden und dadurch auch die Sexualität. Mit zunehmenden Erfolgen der Chemotherapie, v. a. bei Neoplasien des jugendlichen Alters, stellt sich außerdem die Frage nach den Folgen der therapeutischen Maßnahmen für die Fertilität. Neben den unmittelbaren Auswirkungen auf die Gonaden sind auch die hormonellen Veränderungen mit ihren Einflüssen auf das kardiovaskuläre System, den Knochenstoffwechsel sowie das psychische Befinden zu berücksichtigen.

Vielfalt der Auswirkungen

Die Applikation von Zytostatika wirkt sich auf das endokrine und das reproduktive Zellsystem aus.
- Das **endokrine Zellsystem der Gonaden des Mannes** besteht aus den Leydig-Zellen; deren geringe Proliferationsrate ist dafür verantwortlich, dass es sogar nach aggressiver Polychemotherapie oder Ganzkörperbestrahlung zur Vorbereitung einer Knochenmarktransplantation meist nicht zu einem relevanten Testosteronmangel kommt. Dagegen kann das Germinalepithel unter der gleichen Behandlung irreversibel geschädigt werden (dissoziierte Gonadopathie).
- Das **reproduktive Zellsystem des Mannes** besteht aus dem Germinalepithel mit hoher Proliferationsrate, das zwar hochsensitiv, aber auch stark regenerationsfähig ist. Daher kommt es auch bei Schädigung der Germinalzellen in unterschiedlicher Häufigkeit zu einer teilweisen oder vollständigen Regeneration nach Abschluss einer Chemotherapie.
- Das **endokrine Zellsystem der Gonaden der Frau** besteht aus den Granulosa- und Thekazellen, die sich in unmittelbarer Nähe zu den Oogonien befinden. Eine Chemotherapie führt deshalb in Abhängigkeit von gewähltem Zytostatikum, Dosierung und Lebensalter der Patientin gleichzeitig zu chronischem Hormonmangel und Infertilität (globale Gonadopathie).

- Das **reproduktive Zellsystem der Frau** besteht aus den im Ovar ruhen-
den Oogonien, deren Anzahl von der Geburt bis zur Menopause kontinuierlich abnimmt. Im Gegensatz zum Keimepithel des Mannes reagiert das der Frau gegenüber Zytostatika weniger sensitiv, allerdings
ist auch die Regenerationskapazität geringer.

Indikatoren
für die Wirkung

Die Gonadotropine FSH und LH sowie die Steroide Östrogen und
Testosteron ermöglichen eine sensitive und zuverlässige Verlaufsbeob-
achtung der toxischen Auswirkungen einer Chemotherapie oder Strahlentherapie auf das gonadale System und dessen Funktionen. Das Spermiogramm liefert zusätzliche Informationen, insbesondere vor einer
geplanten Kryokonservierung. Die Basaltemperaturmessung kann bei
normalem Zyklus Informationen über Störungen der Ovulation und der
Corpus-luteum-Funktion liefern.

Das follikelstimulierende Hormon FSH ist ein Indikator für toxische
Auswirkungen auf das Germinalepithel und die Oogonien; bei Verminderung des Keimepithels und der Stammzellen steigt der Serum-FSH-
Spiegel. Umgekehrt führt die Regeneration des Keimepithels in den Hoden bzw. den Ovarien zu einer Normalisierung des FSH-Spiegels.
Zytostatikabedingte Schädigungen der Leydig-Zellen des Mannes bzw.
der Granulosa- und Thekazellen der Frau führen zu einem Testosteronmangel bzw. einem Östradiolmangel. In der Folge steigt der Serumspie-
gel des luteinisierenden Hormons (LH).

Schädigung der Fertilität

Die Störung der Gonadenfunktionen ist für mehrere Zytostatika bekannt; dabei besitzen die alkylierenden Substanzen die stärkste ferti-
litätsschädigende Potenz.

Bei **Männern** wird durch die Zytostatika die Spermatogenese beeinträchtigt; daraus resultiert in Abhängigkeit von den angewandten Substanzen, ihrer Dosis und der Anzahl der Zyklen eine vorübergehende
oder dauerhafte Infertilität (s. Tabelle 5, S. 33 und Tabelle 9, S. 89). Die
Sertoli- und Leydig-Zellen zeigen dagegen eine geringe Empfindlichkeit
gegenüber den gebräuchlichen Zytostatika, weshalb messbare Veränderungen des Testosteronspiegels sehr selten sind.

Die Auswirkungen einer Chemotherapie auf die Keimzellen des Ovars
der **Frauen** führen entweder zu dem Syndrom einer vorzeitigen Peri-
menopause mit reversibler Schädigung, das mehrere Monate oder auch
Jahre andauern kann, oder einer vorzeitigen Menopause mit dauerhafter Infertilität. Da die Theka- und Granulosazellen ebenfalls betroffen
werden, kommt es außerdem zu einem Abfall der Östrogenproduktion
mit einer pathologischen Erhöhung des FSH- und LH-Spiegels. Die hormonelle Verschiebung verursacht u. a. Symptome wie Schweißausbrüche,
Blutdruckschwankungen und verminderte Lubrikation. Die beschriebenen Effekte sind altersabhängig; bei Patientinnen unter 25 Jahren wird
eine Reversibilität deutlich häufiger beobachtet.

Zu den bisher veröffentlichten Untersuchungen über die möglichen Folgen einer Chemotherapie auf die Sexualität ist kritisch anzumerken,

dass die sexuellen Funktionen im Zentrum des wissenschaftlichen Interesses standen. Über die **subjektiven Auswirkungen** auf das sexuelle Erleben oder die Einflüsse auf die Partnerschaft liegen dagegen **kaum Befunde** vor.

	Spermatotoxisch	Ovarielle Dysfunktion
Gesichert	Busulfan (BUS)	Busulfan (BUS)
		Chlorambucil (CBL)
		Chlorambucil (CBL)
	Cyclophosphamid (CPM, CTX)	Cyclophosphamid (CPM, CTX)
	Lomustin (CCNU)	Lomustin (CCNU)
	Nitrosoharnstoff	
	Procarbazin (PCZ)	
Wahrscheinlich	Cisplatin (DDP)	
	Cytarabin (ARAC)	
	Doxorubicin (ADM)	Doxorubicin (ADM)
		Procarbazin (PCZ)
	Vinblastin (VBL)	Vinblastin (VBL)
Unwahrscheinlich		Actinomycin D
	Methotrexat (MTX)	Methotrexat (MTX)
	Vincristin	Vincristin
	5-Fluoruracil (5-FU)	5-Fluoruracil (5-FU)
	6-Mercaptopurin (6-MP)	6-Mercaptopurin (6-MP)
Nicht bekannt	Bleomycin (BLEO)	
		Cisplatin (DDP)
	Etoposid (VP-16)	Etoposid (VP-16)
		Nitrosoharnstoff

Tab. 9: Zytostatika, die mit unterschiedlicher Infertilitätsrate assoziiert sind (nach BOKEMEYER ET AL. 1996)

5.3 Hormonelle und reproduktive Gonadenstörungen nach Strahlentherapie

Jede Strahlentherapie tötet nicht nur Tumorzellen, sondern auch Zellen des umgebenden Gewebes ab; diese unerwünschte Nebenwirkung wird makroskopisch erst nach der nächsten Zellteilung sichtbar – je nach Art des Gewebes also Stunden bis mehrere Monate nach der Bestrahlung. Daneben kann es zu einer verlangsamten Proliferation des Gewebes kommen. Die Wahrscheinlichkeit und das Ausmaß des Auftretens der akuten bzw. der chronischen Strahlenschäden sind von mehreren Faktoren abhängig wie
- Bestrahlungsvolumen
- Dosis-Zeit-Verhältnis
- Strahlenqualität
- Organsensibilität.

Nebenwirkungen und ihre Auslöser

Die **Toleranzdosen** (TD) geben Hinweise auf die jeweiligen Strahlenfolgen, die mit einer bestimmten statistischen Wahrscheinlichkeit auftreten (s. Tabelle 10). So bedeutet die Angabe einer TD 5/5 von 50 Gy für die Hirnnekrose als Strahlenfolge, dass eine solche Nebenwirkung bei 5 % der Individuen innerhalb eines Zeitraums von 5 Jahren zu beobachten ist. Vor allem die Gonaden sind als hoch strahlensensibles Zellsystem einzuordnen. Die Tabelle gibt die wichtigsten Toleranzdosen für die Gewebe an, deren Schädigung direkte oder indirekte Auswirkungen auf die Sexualität haben kann; die Werte gelten für eine konventionelle Fraktionierung von 5 mal 2 Gy/Woche.

Tab. 10: Ausgewählte Toleranzdosen menschlicher Gewebe. (mod. nach Richter u. Feyerabend 1996)

Organ	Strahlenfolge	TD 5/5 [Gy]	TD 50/5 [Gy]	Gesamtes Organ oder Teilorgan
Hoden	Sterilisation	1	2	Ganz
Ovar	Sterilisation	2–3	6–12	Ganz
Rückenmark	Nekrose	45	55	10 cm
Haut	Dermatitis	55	70	100 cm/^{2}
Harnblase	Schrumpfung	60	80	Ganz
Große Gefäße	Sklerose	> 80	> 100	10 cm/^{2}
Uterus	Perforation, Nekrose	> 100	> 200	Ganz

Tab. 11: Unterschiedliche Reaktionen erwachsener männlicher und weiblicher Gonaden auf ionisierende Strahlung. (mod. nach Fritz-Niggli 1991)

Parameter	Hoden	Ovar
Schwellendosis der sensibelsten Zellen	O,2 Gy	2–6 Gy
Einfluss der Fraktionierung/Protrahierung	Zum Teil Förderung der Strahleneffekte	Schutzwirkung
Empfindlichstes Fertilitätsstadium	Interphase-Gonozyten (vor Spermatogonienbildung), Fetus und Säugling	Primäre Oozyten, Fetus ab 5. Monat, Beginn der Pubertät
Empfindlichkeit des genetischen Materials	Abnahme mit dem Reifungsprozess	Zunahme mit dem Reifungsprozess
Zusammenhang von Sensibilität und Lebensalter	Unbekannt	Anstieg mit dem Alter
Nachproduktion aus frühen Entwicklungsstadien	Möglich	Nicht möglich
Hormonelle Funktionen	Weitgehend resistent, unabhängig von Keimzellschädigung	Hoch sensibel, abhängig von Keimzellschädigung

Für **Männer** wurden nach einer Strahlentherapie folgende Beobachtungen gemacht (s. Tabelle 11 auf Seite 90): Es besteht nur selten eine Indikation zur direkten Bestrahlung der **Gonaden** (z. B. Carcinoma in situ des Hodens oder Lymphom). Zu beachten ist dagegen die Streustrahlung bei Feldern, die in Gonadennähe liegen. Je nach Größe und Lage des Bestrahlungsfeldes sowie der Dosis können die Hoden in ungünstigen Einzelfällen eine Streustrahlung bis zu 2 500 cGy erreichen, z. B. bei der Radiatio von Sarkomen im Bereich der Oberschenkel. Durchschnittliche Streustrahlendosen bei gonadennahen Bestrahlungen liegen zwischen 50 und 400 cGy.

Bedeutung der Streustrahlung bei Männern

Spermatiden und reife Spermien sind relativ strahlenresistent und überleben bis zu 500 Gy. Die Gonozyten reagieren im Interphasestadium (d. h. kurz vor ihrer Teilung zu Spermatogonien) am empfindlichsten auf Bestrahlung: Ersteffekte sind bereits nach 0,2 Gy, Unterbrechungen der Spermienproduktion ab 0,6 Gy (0,03 Gy/Tag über 4 Wochen) zu beobachten. Nach 0,5–1,0 Gy erfolgt noch eine inkomplette Restitution (Oligozoospermie). Eine Wiederherstellung der Spermienproduktion benötigt dabei bis zu drei Jahre. Gesamtdosen über 1,5 Gy auf die Gonaden verursachen eine irreversible Aplasie der Germinalzellen mit permanenter Infertilität.

Bei Patienten mit Morbus Hodgkin wird durch infradiaphragmale Bestrahlung in 70–100 % der beobachteten Fälle eine irreversible Keimzellschädigung mit Azoospermie bedingt. Die Restitutionsfähigkeit ist nicht nur abhängig von der Strahlendosis, sondern auch von der Lokalisation des Bestrahlungsfelder, der Fraktionierung und der Strahlenart.

Die Leydig-Zellen erwachsener Männer überstehen direkte Bestrahlungen bis zu einer Dosis von 10 Gy (z. B. Ganzkörperbestrahlung vor Knochenmarktransplantation) relativ unbeschädigt; die Serumtestosteronwerte bleiben deshalb nach einer solchen Radiatio im Normalbereich. Dagegen scheinen die Leydig-Zellen jüngerer Patienten vor der Pubertät strahlenempfindlicher zu sein. Ab einer Dosis von 20 Gy ist eine verminderte Leydig-Zellfunktion mit konsekutivem Testosteronmangel und klinischem Hypogonadismus zu beobachten. Gegen die interne Streustrahlung sind Schutzmaßnahmen wie eine Hodenschutzkapsel nur von begrenztem Wert, ihre Verwendung ist jedoch trotzdem sinnvoll und notwendig.

Bei einer bevorstehenden Strahlentherapie empfiehlt Sauer (1996, S. 75 f.) folgendes Vorgehen bei der Beratung von Männern mit Kinderwunsch:
- Während der Radiotherapie ist eine Konzeption unbedingt zu vermeiden. Die Spermien könnten genetisch verändertes Erbmaterial enthalten, wenn sie aus bestrahlten Spermatiden hervorgegangen sind.
- Ein Zeitraum von 6 Wochen nach Abschluss der Radiotherapie, in dem konsequent auf eine Antikonzeption geachtet werden muss, reicht aus.
- Nach temporärer Sterilität ist gegen einen Kinderwunsch nichts einzuwenden. Die wieder einsetzende Spermienproduktion stammt aus

Spermatogonien, die zum Zeitpunkt der Bestrahlung gegen eine Mutation weitgehend resistent waren.

Auswirkungen bei Frauen

Für **Frauen** wurden folgende Beobachtungen nach Strahlentherapie gemacht (s. Tabelle 11 auf S. 90): Die reifen Oozyten in den frühen Tertiärfollikeln reagieren am empfindlichsten auf Bestrahlung; die Vorstufen gelten im Gegensatz dazu als resistent. Da die Oozytenbildung bereits mit dem 5. Fetalmonat abgeschlossen ist und sich der Oozytenvorrat im Verlauf des Lebens erschöpft, sinkt mit zunehmendem Lebensalter die Fähigkeit, einen Strahlenschaden durch die Nachreifung unbeteiligter Oozyten zu kompensieren.

Die Schwellendosis für eine Schädigung beträgt 2–6 Gy, die Rate ovarieller Dysfunktionen nimmt bereits ab einer Dosis von 1,5 Gy stark zu. Patientinnen unter 30 Jahren entwickeln nach Gesamtdosen bis zu 6 Gy eine reversible Ovarialinsuffizienz; bei ihnen ist deshalb auch noch nach einer Dosis von 6–8 Gy eine Konzeption möglich. Bei Frauen über 30 Jahren führen Gesamtdosen über 6 Gy in der Regel zu einer irreversiblen Ovarialinsuffizienz mit Östrogenmangel und pathologisch erhöhten Gonadotropinwerten.

Da bei der Frau die Hormonbildung von der Intaktheit der Keimzellen abhängig ist, wird mit deren Schädigung gleichzeitig die Hormonproduktion beeinträchtigt (Radiomenolyse) mit möglichen Appetenzverlusten und Sistieren der Menstruation.

Bestrahlungsplanung

Die heute verfügbaren Möglichkeiten der Bestrahlungsplanung und der Techniken zur Reduktion der Streustrahlung verbessern die Wahrscheinlichkcit, cinc Strahlcnthcrapic möglichst nebenwirkungsarm durchzuführen:

- Bei **Männern** wird durch Anwendung einer exakt angepassten Bleischutzkapsel auch bei infradiaphragmaler Bestrahlung eine Schädigung der Gonaden verhindert. So lässt sich aber die körper**interne** Streustrahlung nicht abhalten. Daher kann trotz korrekter Anwendung ein strahlenbedingter Fertilitätsschaden auftreten.
- Bei **Frauen** wird durch eine Verlagerung der Ovarien nach lateral oder hinter den Uterus, z. B. im Rahmen einer Staging-Laparotomie und einer lokalen Bleischutzabdeckung, die Wahrscheinlichkeit einer Schädigung der Ovarialfunktionen um ca. 60 % vermindert (LeFloch et al. 1976).

Zu den bisher veröffentlichten Untersuchungen über die möglichen Folgen einer Strahlentherapie auf die Sexualität ist kritisch anzumerken, dass die sexuellen Funktionen im Zentrum des wissenschaftlichen Interesses standen. Über die subjektiven Auswirkungen auf das sexuelle Erleben oder die Einflüsse auf die Partnerschaft liegen dagegen kaum Befunde vor.

6 Kontrazeption und Schwangerschaft bei Krebserkrankungen

Während einer laufenden Chemotherapie muss auf einen ausreichenden Empfängnisschutz geachtet werden, da die Mehrzahl der derzeit gebräuchlichen Zytostatika während des 1. Trimenons Embryopathien verursachen können. Allerdings gibt es auch vereinzelt Hinweise auf die Geburt gesunder Kinder, obwohl während der ersten drei Schwangerschaftsmonate eine Chemotherapie durchgeführt wurde (s. unten). Während des weiteren Verlaufs der Schwangerschaft nimmt das teratogene Risiko ab.

Kontrazeption

Über mögliche Risiken nach Abschluss der Chemotherapie werden unterschiedliche Auffassungen verbreitet. Dazu KREUSER ET AL. (1996, S. 179 f.): *„Die alte ‚Regel' einer 2-jährigen Kontrazeption nach Chemotherapie lässt sich durch Daten der Literatur nicht untermauern. Die Kontrazeptionsdauer sollte sich nach dem Grad der gonadalen Toxizität, der Prognose der Grunderkrankung und dem Kinderwunsch der Eltern richten."*

Die Wahl der kontrazeptiven Methode ist individuell zu treffen. Bei hormonabhängigen Tumoren verbieten sich u. U. hormonelle Kontrazeptiva. Darüber hinaus sind die in den Beipackzetteln bzw. der Roten Liste angegebenen Kontraindikationen zu beachten. Als **Alternativen zu hormonellen Kontrazeptiva** bieten sich Intrauterinpessare oder die Verwendung von Kondomen an. Bei abgeschlossener Familienplanung stellen die Tubenligatur und die Vasektomie denkbare Alternativen dar. Dabei sind je nach Wahl der Methode folgende Aspekte zu beachten:

- Pessare müssen neu angepasst werden, falls durch die Krankheit ein Gewichtsverlust von mehr als 5 kg auftritt, da sonst kein sicherer Sitz mehr gewährleistet ist.
- Spiralen sind nicht zu empfehlen, da ein erhöhtes Risiko von Blutungen und Infektionen besteht.
- Bei der Anwendung von Kondomen ist u. U. die zusätzliche Benutzung eines wasserlöslichen Gleitgels empfehlenswert, falls die Scheide durch die Krankheit oder Therapiemaßnahmen (z. B. Bestrahlung) geschädigt worden ist und sich nicht mehr ausreichend dehnt oder bei sexueller Erregung nicht feucht wird.
- Bei konsequenter Beobachtung der Basaltemperatur und der Konsistenz des Zervixschleims ist auch die periodische Enthaltsamkeit ein zuverlässiges Mittel der Wahl.

Die immer wieder vertretene Auffassung, eine Schwangerschaft nach einer Karzinomerkrankung sei kontraindiziert und ggf. Anlass zu einem

Schwangerschaft

Abbruch, kann in dieser Form nicht aufrecht erhalten werden. Statt dessen muss man sich in jedem Einzelfall mit dem Patienten und dessen Partner überlegen, ob ein Kinderwunsch vor dem Hintergrund des aktuellen Befundes und der Prognoseeinschätzung sinnvoll erscheint.

Patienten äußern in diesem Zusammenhang immer wieder die **Befürchtung**, dass durch eine Chemotherapie das genetische Material der Keimzellen geschädigt werden könnte (mutagene Wirkung). Bis heute liegen dazu jedoch keine entsprechenden Beobachtungen vor: Unmittelbar nach einer abgeschlossenen Chemotherapie muss bei der Planung einer Schwangerschaft jedoch bedacht werden, ob teratogene Wirkungen zu befürchten sind. SCHMIDT-MATTHIESEN u. BASTERT (1995, S. 152) bemerken dazu am Beispiel des Mammakarzinoms: *„Dies wird zumeist verneint, wenn ein Jahr, oder besser zwei Jahre nach Abschluss der Chemotherapie verstrichen sind. Dann ist damit zu rechnen, dass keine potenziell geschädigten Tertiärfollikel mehr, sondern nur die aus dem Pool der Sekundärfollikel nachgewachsenen sprungbereiten Follikel vorhanden sind. Gesichert ist eine teratogene Wirkung der Chemotherapie während einer bestehenden Schwangerschaft, hier ist eine Beratung unumgänglich.“*

(Sperma-) Kryokonservierung

Die durch die medizinischen Behandlungsmaßnahmen erzielten besseren Überlebenszeiten geben einer Reihe von Tumorpatienten die Möglichkeit, trotz ihrer Erkrankung den Wunsch nach einem Kind zu verwirklichen. Dies gilt insbesondere für jüngere Patienten mit Hodentumoren, Lymphomen, Osteosarkomen oder Leukämien. Die Diagnose der Erkrankung wird häufig zu einem Zeitpunkt gestellt, zu dem die Familienplanung des Kranken entweder noch nicht begonnen hat oder noch nicht abgeschlossen ist. Dadurch rückt die Frage nach Akut- und Spätfolgen einer Operation, Chemo- oder Strahlentherapie für die Fertilität in den Vordergrund. Je nach therapeutischen Verfahren, pharmakologischen Substanzen und deren Dosierung sind vorübergehende oder auch irreversible Schädigungen möglich. Die vorherige Samenspende und anschließende Kryokonservierung ist daher eine präventive, begleitende Maßnahme, die auch noch später eine Familienplanung ermöglicht.

Vor der Samenspende ist vom Patienten eine sexuelle Karenzzeit von mindestens 3 Tagen einzuhalten, da die Spermienkonzentration mit der Dauer der Karenz zunimmt. Für die Anlage eines Samendepots erscheinen 2–5 Ejakulate innerhalb eines Zeitraumes von 2–3 Wochen sinnvoll. Die Spermagewinnung sollte in unmittelbarer Nähe zum Labor durchgeführt werden, damit die Samenzellen innerhalb einer Stunde nach Ejakulation aufbereitet werden können. Eine ausführliche Beschreibung der Methodik findet sich bei LUDWIG ET AL. (1996).

Vor der Anlage des Spermadepots wird das Ejakulat untersucht und der Befund in einem Spermiogramm dokumentiert. Die Tabellen 12 und 13 geben die Soll- oder Normalwerte sowie die im Spermiogramm verwandten Termini an. Bei Patienten mit Hodentumoren, Morbus

Hodgkin und Leukämien sind Einschränkungen der Hodenfunktionen bekannt. Im Patientengut von KLIESCH ET AL. (1996) zeigen sich bei 61 % der Hodentumorpatienten, bei 35 % der Patienten mit lymphatischen oder leukämischen Tumorerkrankungen und bei 31 % der Patienten mit anderen, soliden Tumoren bereits **vor** der Kryokonservierung Einschränkungen der Ejakulatparameter im Sinne einer Oligozoospermie. Die Mechanismen, die diese Einschränkungen verursachen, sind bisher nicht eindeutig geklärt. Ein zusätzliches Problem stellt die Tatsache dar, dass die Spermienpräparate von Patienten mit Morbus Hodgkin oder Hodenkarzinom durch den Gefrierprozess stärker geschädigt werden als die Präparate von Nichttumorpatienten (PROPPING ET AL. 1985).

Parameter	Soll- oder Normalwert
Ejakulatvolumen	≥ 2,0 ml
pH	7,2–8,0
Spermienkonzentration	≥ 20 Mio. Spermatozoen/ml
Gesamte Spermienzahl	≥ 40 Mio. Spermatozoen/Ejakulat
Motilität	≥ 50 % Spermatozoen mit Vorwärtsbeweglichkeit (Kategorien a u. b) oder ≥ 25 % Spermatozoen mit schneller progressiver Motilität (Kategorie a)
Morphologie	≥ 30 % normal geformte Spermatozoen
Vitalität	≥ 75 % vitale Spermatozoen, d. h. Zellen, die Eosinfarbstoff nicht aufnehmen
MAR-Test	< 10 % der Spermatozoen mit anhaftenden Partikeln oder Erythrozyten
Leukozyten	< 1 Mio./ml
a-Glukosidase (neutral)	≥ 11 mU/Ejakulat
Zitrat	≥ 52 mmol/Ejakulat
Saure Phosphatase	≥ 22 U/Ejakulat
Fruktose	≥ 13 mmol/Ejakulat
Zink	≥ 2,4 mmol/Ejakulat

Tab. 12: Soll- oder Normwerte des Ejakulats

Terminus	Inhaltliche Beschreibung
Normozoospermie	Normale Ejakulatbefunde (s. Tab. 12)
Oligozoospermie	< 20 Mio. Spermatozoen/ml
Asthenozoospermie	< 50 % Spermatozoen mit progressiver Beweglichkeit (Kategorie a u. b) und < 25 % der Spermatozoen mit Motilität der Kategorie a
Teratozoospermie	< 30 % der Spermatozoen mit normaler Morphologie
Oligoasthenoteratozoospermie (OAT)	Kombination aller drei zuvor genannten Defekte
Azoospermie	Keine Spermatozoen im Ejakulat
Parvisemie	Ejakulatvolumen < 2 ml
Aspermie	Kein Ejakulat

Tab. 13: Beschreibende Terminologie der Ejakulatbefunde

Zeigt sich bereits bei der Voruntersuchung des eingesandten Spermas ein diesbezüglicher Befund, wird durch verschiedene technische Verfahren versucht, mittels Akkumulation aus mehreren Spermaproben die Spermadichte zu erhöhen. Für den Erfolg einer späteren Inseminations- bzw. In-vitro-Fertilisationsbehandlung ist jedoch die Spermienkonzentration allein nicht maßgeblich; auch die Motilität wird als ein entscheidender Parameter angesehen.

Die **Kosten** für die Kryokonservierung werden von den gesetzlichen Krankenkassen in der Regel sogar bei Tumorpatienten nicht übernommen. Für die Entnahme und Untersuchung des Spermas muss mit einmaligen Kosten von ca. 600–1 000 DM, für die Konservierung mit jährlichen Kosten von ca. 500 DM gerechnet werden. Für die Entnahme aus dem Depot sind ebenfalls Gebühren zu entrichten.

Intrazytoplasmatische Spermatozoeninjektion (ICSI)

Die bisherigen Mindestanforderungen an die Qualität des Spermamaterials werden durch die neu entwickelten Techniken der intrazytoplasmatischen Spermatozoen-Injektion (ICSI) relativiert. Die Zahl der Spermien und ihre Morphologie und Motilität sind für den Erfolg nicht maßgeblich; es genügt **ein** lebensfähiger Spermatozyt zur Injektion. Dieser wird in Nachahmung an den natürlichen Befruchtungsvorgang in eine Eizelle eingeschleust; dazu wird er mit Hilfe eines Mikromanipulators direkt in das Zytoplasma der Eizelle injiziert. Ist der Befruchtungsvorgang erfolgreich, wird unter Verwendung eines flexiblen Katheters ein transzervikaler Transfer durchgeführt. Mit Hilfe der ICSI lassen sich eine Fertilisationsrate von 51 % und eine Schwangerschaftsrate von 30,4 % pro Embryonentransfer erreichen; die Fehlgeburtsrate bei diesem Vorgehen liegt bei 27,3 %. Bispink et al. (1997) berichten sogar über eine Fertilisierungsrate von 60 % und eine Schwangerschaftsrate von 53 %. Eine erhöhte Fehlbildungsrate wurde nicht beobachtet.

In-vitro-Fertilisation

Bei Tumorpatientinnen wurde die Technik der In-vitro-Fertilisation erfolgreich eingesetzt, um eine Schwangerschaft nach Abschluss einer Chemotherapie zu ermöglichen. Dazu werden unter hormoneller Stimulation Eizellen der Patientin gewonnen und die In-vitro-Fertilisation durchgeführt. Anschließend werden die Embryonen bis zum intrauterinen Transfer nach Abschluss der Chemotherapie eingefroren und erst nach deren Abschluss implantiert.

7 Über Sexualität sprechen: Konkrete Hilfen

7.1 Voraussetzung für das Patientengespräch: die Auseinandersetzung mit dem eigenen Verständnis von Sexualität

Der Psychoanalytiker MICHAEL BALINT hat einmal den Satz geprägt: *„Man kann nur das sehen, was man zu sehen gewohnt ist."* Und die Schriftstellerin ANAIS NIN äußerte in ähnlicher Weise: *„Wir sehen die Dinge nicht, wie sie sind, sondern wie wir sind."* Übersetzt auf das Thema Sexualität bedeutet es: Wie wir mit Patienten über das Thema Sexualität sprechen, wie wir ihre Schilderungen wahrnehmen, bewerten und welche Hilfestellungen wir anbieten, wird wesentlich von unserer eigenen Sichtweise der Sexualität geprägt sein. Beispiele: Was denken wir über Sexualität? Welche Bedeutung messen wir ihr in unserem eigenen Leben bei? Über welche Erfahrungen verfügen wir? Was denken wir über Sexualität im Alter? Könnten wir uns die Anwendung eines Vakuum-Erektionshilfe-Systems vorstellen? Würden wir uns mit einem Kolostoma noch erotisch begehrenswert finden?

Es existieren kaum menschliche Gesellschaften, in denen nicht mehr oder weniger explizite Regeln im Hinblick auf sexuelles Verhalten bestehen. Diese gesellschaftlichen Normen beeinflussen nicht nur den Patienten, sondern natürlich auch die Pflegenden. Der schon oben zitierte MICHAEL BALINT äußerte im Zusammenhang mit der Arzt-Patient-Beziehung: *„Nirgends sind die Schwierigkeiten, denen sich ein Arzt gegenübersieht, so groß wie auf sexuellem Gebiet. Sobald er mit irgendeinem damit in Beziehung stehenden Problem zu tun hat, kann er nicht umhin, seine eigenen Ansichten und Überzeugungen darüber zu enthüllen"* (BALINT 1980, S. 306). Gleiches gilt natürlich auch für die Pflegenden. Es ist eine Voraussetzung für ein offenes Gespräch über Sexualität, eine **von eigenen Vorurteilen freie Atmosphäre** zu schaffen, damit Patienten unbelastet ihre eigenen sexuellen Erfahrungen, Wünsche oder Konflikte offenlegen können.

Normen

Eine Auseinandersetzung mit der eigenen sexuellen Entwicklungsgeschichte, den bisherigen positiven und negativen Erfahrungen, Phantasien, Wünschen und vielleicht auch Ängsten erleichtert das Gespräch mit den Patienten. Eine genauere Kenntnis der eigenen „inneren Land-

die eigene „sexuelle Landkarte"

karte", die uns in unserem sexuellen Erleben und Verhalten bestimmt, lässt auch besser eine Unterscheidung zu, was zu den eigenen Wahrnehmungen und Empfindungen gehört und was dem anderen zuzuschreiben ist. Ein Pfleger: *„Ich konnte mich, glaube ich, erst dann mit Patienten offen über Sexualität unterhalten, nachdem ich mich ein Stück weit davon frei gemacht hatte, was ich von meinem Elternhaus an Botschaften mitbekommen hatte. Meine Mutter hatte immer sehr unter den sexuellen Anforderungen meines Vaters gelitten und ich konnte mir nur schwer vorstellen, dass es anderen Frauen tatsächlich ganz anders geht. Ich habe sie immer eher als Opfer ihrer Ehemänner gesehen."*

7.2 Möglichkeiten, das sexuelle Erleben des Patienten anzusprechen

gegenwärtige Defizite

Das Thema „Sexualität" wird bisher in unseren Krankenhäusern eher mit Stillschweigen „behandelt", obwohl das sexuelle Erleben und Verhalten für die Lebensqualität der Patienten von wichtiger Bedeutung sein können. Die häufig unzureichende Beratung bei sexuellen Problemen berührt ein grundsätzliches Defizit, nämlich die psychosoziale Betreuung Kranker in Fragen ihrer alltäglichen Lebensführung und der Bewältigung krankheits- und therapiebedingter Einschränkungen.

Laut einer Befragung von 200 Mammakarzinom-Patientinnen einer onkologischen Ambulanz (KIRSTGEN U. BASTERT 1994) können weniger als die Hälfte der Patientinnen (44,2 %) ihre psychischen Belastungen wirklich gut in der Nachsorge besprechen. Von den untersuchten Patientinnen möchten 77,5 %, dass sich die Klinik mehr um seelische Probleme ihrer Krebspatientinnen kümmert. Angesichts der sich verschärfenden Situation im Gesundheitswesen ist aber nicht damit zu rechnen, dass in den Krankenhäusern die dafür notwendigen Stellen neu eingerichtet werden. Konstante Ansprechpartner werden von 80 % der Befragten für ihre Probleme in der Nachsorge gewünscht. Der häufige Personalwechsel in vielen Kliniken und das damit verbundene immer wieder neue Einstellen auf einen fremden Menschen und das Erzählenmüssen der eigenen Krankengeschichte wird von den Patientinnen als besonders belastend erlebt.

Grundsätzlich gilt: Zu einer patientengerechten psychosozialen Betreuung gehört auch das **Angebot** einer sexualmedizinischen Beratung. Frühzeitige Informationen beugen dabei in vielen Fällen der Entstehung chronifizierter sexueller Störungen mit einer nur noch schwer zu unterbrechenden Eigendynamik (z. B. zunehmendes Vermeidungsverhalten) vor.

Beratungsbeispiele

In unserer Alltagssprache fehlen jedoch häufig Begriffe, mit denen wir uns über das Sexuelle in adäquater Weise verständigen könnten. Dieses Phänomen wirkt sich auch unmittelbar auf die Sexualberatung aus, wie es BUDDEBERG (1996, S. 37) an folgendem Beispiel illustriert:

„Angenommen, ein 16-jähriger Jugendlicher kommt in Ihre Sprechstunde und möchte von Ihnen wissen, wie die körperlichen Reaktionen beim Geschlechtsverkehr sind. Welche der folgenden drei Erklärungen würde Ihnen am ehesten zusagen?

Variante 1: Umarmungen und Küsse versetzen Jungen und Mädchen in sexuelle Erregung. Das Mädchen wird nass, der Junge kriegt einen Steifen. Durch Fummeln mit den Fingern und der Zunge kann man die Erregung noch steigern. Auch Schwanz und Möse sind Geschlechtswerkzeuge, die einen in Fahrt bringen. Beim Höhepunkt sind dann beide in Gedanken etwas weg. Das Mädchen spürt ein Klopfen in der Möse, der Junge spürt den Höhepunkt am Samenerguss.

Variante 2: Die Umarmung und der Kuss führen bei den Partnern zu sexuellen Reaktionen. Beim Mädchen tritt vaginale Lubrikation ein, beim Jungen Erektion. Beide Reflexe sind im Sakralmark lokalisierbar. Manuelle oder orale Stimulation können die sexuellen Reaktionen noch steigern. Auch Penis und Vagina eignen sich zur sexuellen Stimulation. Beim Orgasmus tritt dann bei beiden eine leichte Bewusstseinsverschiebung ein. Das Mädchen spürt die Muskelkontraktionen der Vaginalmanschette, der Junge nimmt die Expulsion des Ejakulats wahr.

Variante 3: Die innige Umarmung zwischen Junge und Mädchen lässt beide ihr Verbundensein spüren. Wenn es dann unten feucht wird, wissen beide, dass sie zur körperlichen Vereinigung bereit sind. Beim Höhepunkt des Liebesspieles empfinden Junge und Mädchen sexuelle Lust, die sie aus gegenseitiger Verantwortung nicht bekämpfen müssen, sondern dankbar annehmen dürfen."

Das Beispiel lässt erahnen, welch unterschiedlichen Verlauf ein Gespräch nehmen kann, je nachdem, welche Art der Sprache verwendet wird. Es ist deshalb wichtig, die eigene Sprache wenn möglich der Umgangssprache anzupassen und z. B. von *„Selbstbefriedigung"* und nicht von *„Masturbation"* zu sprechen.

Die Rahmenbedingungen einer Klinik haben natürlich eine nicht unerhebliche Auswirkungen auf Verlauf und Inhalte von Gesprächen zwischen Pflegenden und ihren Patienten. In einem 3-Bett-Zimmer ist es beispielsweise kaum möglich, mit dem Kranken über vertrauliche Themen wie dessen Paarbeziehung und Sexualität zu sprechen. Immer kürzer werdenden Verweilzeiten der Patienten in den Kliniken lassen kaum noch ein Vertrauensverhältnis zwischen Behandelnden und Patienten entstehen. Vertrauen ist aber für die meisten Menschen eine unumgängliche Voraussetzung, um über die eigene Sexualität sprechen zu können.

Institutionelle Behinderung einer Vertrauensbasis

Auf die Frage, ob besser ein Krankenpfleger eher mit Patienten bzw. eine Krankenschwester mit Patientinnen über das Thema Sexualität sprechen sollte, gibt es keine eindeutige Antwort. Die Qualität des Verstehens eines sexuellen Problems ist nicht primär geschlechtsgebunden: Eine Frau hat nicht selbstverständlich den besseren Zugang zu einer

Geschlecht der Gesprächspartner

Frau, nur weil sie selbst eine Frau ist. Wenn sie möglicherweise durch Vorurteile oder eine gehemmte, ängstliche Haltung gegenüber ihrer eigenen Sexualität blockiert ist, wird sich dies natürlich auch auf das Gespräch mit der Patientin störend auswirken. Es kann für einen Patienten sogar hilfreich sein, die Erfahrung zu machen, dass man mit einem Angehörigen des anderen Geschlechts über ein sexuelles Problem sprechen kann und Verständnis und Akzeptanz dafür findet. In manchen Fällen hilft es, ihn unmittelbar darauf anzusprechen: *„Vielleicht ist es Ihnen ungewohnt, mit einem Mann (einer Frau) über dieses Thema offen zu sprechen."* Dies eröffnet dem Patienten den Freiraum, über seine diesbezüglichen Ängste oder Schamgefühle zu sprechen. Die Frage beinhaltet aber auch das Angebot, bei zu großer Beeinträchtigung mit einem Pflegenden des eigenen (oder auch des anderen) Geschlechts sprechen zu können.

In Gesprächen mit Pflegenden werden immer wieder Hemmungen deutlich, das Sexuelle anzusprechen, dem Patienten damit vielleicht zu nahe zu treten und aversive Reaktionen zu provozieren. Der Alltag zeigt, dass dies bei taktvollem Vorgehen jedoch ausgesprochen selten geschieht. Offene Fragen wie *„Hat sich denn durch ihre Erkrankung etwas in ihrer Partnerschaft und Sexualität verändert?"* lassen ebenso eine Abwehr zu (Patient: *„Nein, da ist alles normal!"*) wie auch ein schrittweises Sicheinlassen auf das Thema (Patient: *„Ja, aber es fällt mir schwer, darüber zu sprechen"*). Grundsätzlich gilt: Das **Angebot** einer Sexualberatung sollte immer gemacht werden, es wird aber nicht von allen Patienten gewünscht oder in Anspruch genommen.

Interkultureller Umgang   Bei einem Gespräch mit ausländischen Patienten ist darauf zu achten, dass in deren Herkunftsland vielleicht ganz **andere Normen und Wertvorstellungen** über Sexualität vorherrschen. Drei Beispiele machen dies deutlich:

- In **arabischen Staaten** besteht das Gebot der sexuellen Unberührtheit vor der Ehe, d. h. eine Frau wird als „entehrt" angesehen, wenn sie sich auf intime Kontakte mit einem Mann einlässt, mit dem sie (noch) nicht verheiratet ist.
- In **Japan** war die bereits seit 40 Jahren in Europa und in den USA erhältliche Antibabypille aus moralischen Bedenken und aus Furcht vor einer zunehmenden Verbreitung sexuell übertragbarer Krankheiten bis 1999 offiziell nicht zugelassen.
- Für **traditionell orientierte türkische Familien**, die in Deutschland leben, mag es schwer sein, unseren sexuell eher liberalen Lebensstil zu akzeptieren und eigene Töchter daran teilhaben zu lassen.

Einige dieser Gebote sind für einen Mitteleuropäer nur schwer nachzuvollziehen oder lösen spontane Ablehnung aus (etwa die Klitoridektomie im Sudan) und erschweren dann natürlich ein unvoreingenommenes Gespräch. In manchen Fällen kann es sinnvoll sein, sich zuvor ausführlich über die entsprechenden kulturellen Gegebenheiten zu informieren oder eine Kollegin bzw. einen Kollegen anzusprechen, der aus diesem Kulturkreis stammt.

Die medizinische Ausbildung führt eher zu einer „symptomorientierten Sichtweise", d. h., sie fragt nach Krankheiten, Symptombildungen oder Funktionsausfällen usw. Dieser Ansatz ist als Zugangsweg zum Thema Sexualität eher ungeeignet, da die Patienten ihre sexuellen Probleme häufig selbst als „Versagen" interpretieren. Es wirkt entlastend, nach der Zufriedenheit oder möglichen Veränderungen der Sexualität zu fragen. Die **problemorientierte Ausrichtung eines Gespräches** verführt auch dazu, schnell nach einer „Lösung" zu suchen und sie dem Patienten anzubieten. Das **vorschnelle Angebot von Lösungen** verhindert in einer Reihe von Fällen die zuvor notwendige Auseinandersetzung mit Gefühlen oder einer notwendigen Trauerarbeit über irreversible Verluste von sexuellen Funktionen. Diese Form eines eher ressourcenorientierten Fragens vermeidet auch die „genitale Zentrierung", die bei irreversiblen Funktionseinbußen für alle Beteiligten zu einer Falle wird: Für den Patienten, der die Fähigkeit zum Koitus unter allen Umständen wiedergewinnen möchte, wie auch für die Krankenschwester oder den Krankenpfleger, der sich andere Formen sexueller Befriedigung vielleicht nur schwer vorstellen kann.

Von der Symptom-zur Erlebensorientierung

> Führen Sie mit einem Freund oder Kollegen ein Rollenspiel durch, das das Gespräch mit einem Patienten zum Thema Sexualität zum Inhalt hat. Welche Sprache benutzen Sie dabei? Welche Fragen oder Formulierungen fallen Ihnen leicht, bei welchen zögern Sie oder vermeiden sie sogar ganz?

Übung zur Selbstreflektion

7.3 Umgang mit Schamgefühlen

Scham ist das Empfinden, in einer bestimmten Situation seine Selbstachtung zu verlieren, sich als mangelhaft, defizitär, entwürdigend zu erleben. Man fühlt sich schutzlos und den bewertenden Blicken anderer ausgesetzt. In diesem Gefühl spürt die betreffende Person eine **Diskrepanz zwischen** ihrem **Idealselbst** – d. h. der Vorstellung davon, wie sie gerne sein möchte – **und** dem **Realselbst**, d. h. dem, was und wie sie gerade ist oder in ihrem Erleben zu sein scheint. Im Moment des Schamempfindens wird der Blickkontakt unterbrochen, die Augen sind gesenkt, manchmal kommt es zum Erröten und es besteht der Wunsch, der Situation zu entkommen. Erfahrungen des Sich-schämens prägen sich tief ein und bleiben lange erinnerbar. So berichten manche Erwachsene sehr bewegt über solche Erfahrungen in ihrer Kindheit – so als ob es gerade erst gestern passiert sei.

Definition „Scham"

Eine Patientin: „*Für mich war es immer ganz schrecklich, wenn sich mein Vater in Anwesenheit von meinen Freundinnen über mich lustig gemacht hat. Ich hätte da in den Boden versinken können.*"

Scham ist allgegenwärtig und beginnt buchstäblich bei Adam und Eva. Die Auslösesituationen für Schamgefühle sind zwar in den verschienen Kulturkreisen unterschiedlich, aber das Gefühl selbst zählt zu den grundlegenden Emotionen des Menschen.

Phänomen „Peinlichkeit"   Das Gefühl von Peinlichkeit ist weniger belastend, weil der Anlass des Gefühls nicht als so zentral für das eigene Idealselbst erlebt wird. Als peinlich wird von vielen Patienten z. B. die Situation erlebt, in Anwesenheit anderer die Bettpfanne benutzen zu müssen oder das Erleben von Untersuchungen wie einer Rektoskopie oder Koloskopie. Auf die Intimsphäre wird dabei oft zuwenig Rücksicht genommen. Der PSCHYREMBEL (258. Auflage, S. 772) definiert Intimsphäre wie folgt: *„(engl) privacy; Bezeichnung für denjenigen Bereich des Menschen, der eines besonderen Schutzes vor dem Eindringen anderer bedarf; auf die Verletzung der Intimsphäre wird mit Scham reagiert"*. In der bereits zitierten Befragung von KLASS-SIEGEL ET AL. (1992) gaben weit über 50 % der Pflegekräfte an, auf die Intimsphäre der Patienten werde selten oder nie Rücksicht genommen. Empfindungen von Scham oder Peinlichkeit sind die unausweichliche Folge.

In gleicher Weise sind viele medizinische Eingriffe mit Auswirkungen auf das Selbsterleben verbunden. Der durch einen operativen Eingriff wie die Kolostomie bedingte Verlust der Sphinkterkontrolle ist ein Beispiel für eine von Vielen als zutiefst beschämend erlebte Erfahrung: In einer Befragung von KÖHLER ET AL. fühlen sich 31 % der Kolostoma-Träger in ihrem Selbstbild gestört, für 27 % stellt das Stoma einen Makel dar, 8 % ekeln sich vor ihrem Stoma. Viele ziehen sich sozial zurück, mehr als die Hälfte der Stomaträger ist sexuell nicht mehr aktiv. Die fachgerechte Information über die Stomaversorgung reicht alleine nicht aus, um den Betroffenen bei der Bewältigung ihrer Schamgefühle zu helfen.

Scham und Sexualität   Sexualität und sexuelle Beziehungen zu anderen Menschen sind in besonderer Weise mit Schamgefühlen verbunden. Wenn man an die offene Zur-Schau-Stellung sexueller Inhalte in den öffentlichen Medien denkt, könnte man denken, dass dies nicht mehr der Fall sei. Aber es zeigt sich, dass die **öffentliche Freizügigkeit nicht mit einem Rückgang individuellen Schamempfindens gekoppelt** ist. Menschen unserer Kultur sprechen von sich aus in der Regel nur ungerne über ihre eigene Sexualität. Das erklärt auch, warum sexuelle Probleme so selten in der Klinik zum Thema werden: Die Betroffenen schämen sich. Die Erfahrung zeigt allerdings auch, dass man den Anderen dazu ermutigen kann, darüber zu sprechen. Und dazu ist es wichtig, dabei selbst nicht durch Schamgefühle blockiert zu sein (*„Darf ich das überhaupt fragen?"*), sondern möglichst offen und selbstverständlich damit umzugehen. Es kann hilfreich sein, mögliche Schamgefühle indirekt anzusprechen und dem Patienten beispielsweise zu sagen: *„Es ist für Sie vielleicht sehr ungewohnt, mit einem fremden Menschen wie mir über Ihre Sexualität zu sprechen."*

Vertrauen ist eine unumgängliche Voraussetzung dafür, Schamgefühle überwinden und sich öffnen zu können. Die häufig viel engere Beziehung zwischen Pflegenden und ihren Patienten macht es dann manchmal für die Patienten leichter, über Sexuelles zu sprechen, als mit dem Arzt. Trotzdem müssen auch hier oft eine Schamschwelle überwunden und das Gespräch von den Pflegenden einfühlsam darauf hingelenkt werden.

Die Schamgefühle rufen manchmal eine **Tendenz zur Bagatellisierung** der sexuellen Probleme hervor. So schildert z. B. FENNESZ (1991) das Verhalten einiger Frauen, die nach einer Hysterektomie die Wiederaufnahme eines regelmäßigen sexuellen Verkehrs angaben, bei denen sich jedoch in einer Nachuntersuchung herausstellte, dass dies aufgrund der Schleimhautatrophie sowie des engen Scheideneingangs gynäkologisch gesehen unmöglich erschien.

Während eines vertraulichen Gespräches über die Sexualität werden möglicherweise Punkte berührt, die zu sehr mit Schamgefühlen besetzt sind und dadurch ein **Schweigen** auslösen. Hier ist eine einfühlsame Reaktion wichtig, die das Gefühl des Patienten in akzeptierender Form anspricht, z. B.: *„Es scheint Ihnen sehr schwer zu fallen, darüber zu sprechen."* Keinesfalls darf der Versuch unternommen werden, die Gefühle des Patienten zu „unterlaufen" und durch möglichst geschicktes Fragen doch noch in ihn einzudringen. Gelingt es dem Patienten nicht, sich zu einer bestimmten Frage zu äußern, sollte dies akzeptiert und das Gespräch auf andere Inhalte gelenkt werden.

Umgekehrt kann aber auch „Schamlosigkeit" zu einem Problem werden. Das wird an folgendem Erfahrungsbericht eines Arztes deutlich (SCHNEIDER 1990, S. 2): *„Ich war sehr erstaunt, als eines Tages eine Patientin kommt, die mir im Erstgespräch ausführlich und breit über ihre Schwierigkeiten mit der Sexualität und über den Ehemann berichtet hatte, und ich geduldig und wahrscheinlich nicht ohne Neugier zugehört hatte, einige Tage später sich einen Termin geben ließ. Bei diesem forderte sie mich äußerst aggressiv auf, alles, was sie mir gesagt habe, könne für null und nichtig erklärt werden und sie fordert von mir die Herausgabe von Notizen über das Gespräch."* — „Schamlosigkeit"

SCHNEIDER kommentiert diesen Vorfall u. a. so: *„Ich hätte bemerken sollen, dass sich die Patientin für ihre Verhältnisse viel zu weit vorgewagt hatte und ich sie hätte vorsichtig bremsen müssen, anstatt sie zu weiteren Erzählungen zu ,verführen'".*

Häufig hinterlassen diese Patienten nach dem Gespräch das Empfinden, ein beeindruckend „offenes" Gespräch geführt zu haben. Um so größer ist dann das Erstaunen, wenn der Patient weitere Gespräche ablehnt oder wie im eben geschilderten Fall ultimativ die Herausgabe der Gesprächsnotizen verlangt.

Es gibt auch immer wieder Patienten, die sich „schamlos" zu verhalten scheinen und damit das Behandlungsteam in Konflikte bringen.

Dazu ein Beispiel: In einer Stationssupervision berichten die Pflegenden über eine 28-jährige Patientin mit einem Non-Hodgkin-Lymphom, die sich in *„distanzloser Weise"* verhalte. Sie biete jedem das *„Du"* an, erzähle in ungewohnter Offenheit über sich und habe scheinbar auch kein Schamempfinden, da sie sich immer wieder weitgehend unbekleidet in ihrem Zimmer aufhalte. Gerade in Anwesenheit von Pflegern rutsche ihr häufig das Nachthemd herunter. Bei Einigen habe — Fallbeispiel das schon die Phantasie ausgelöst, dass das ja kein Zufall sein könne. Sie habe auch mehrere Männerbekanntschaften, die abwechselnd zu Besuch kämen. Betrete man das Zimmer, treffe man die Patientin oft in einer engen Umarmung mit einem der Männer vor. Mehrere Pflegende gingen deshalb von sich aus kaum noch in das Zimmer, weil ihnen das peinlich sei. In der Supervisionsgruppe wird ein Gefühl von Unmut deutlich, verbunden mit dem Wunsch, die Patientin *„in die Schranken zu weisen."* Eine Schwester: *„Am liebsten würde ich ihr sagen: Schämen Sie Sich eigentlich nicht? – Aber das darf ich natürlich nicht"*

In der weiteren Besprechung taucht die Vermutung auf, dass die Patientin vielleicht angesichts ihrer schweren Erkrankung und der sehr unsicheren Prognose das Gefühl entwickelt hat: *„Ich will vom Leben alles haben, was ich noch bekommen kann. Und dazu gehört auch, dass ich mich als Frau fühlen will, dass ich spüren will, dass ich verführen kann und begehrenswert bin. Wer weiß, wie lange ich mich noch so lebendig fühlen werde."*

Eigene Schutzmechanismen

Es ist verständlich, dass durch den alltäglichen Umgang mit „eigentlich" beschämenden Situationen in der Klinik eine gewisse Tendenz zur „Schamblindheit" besteht oder sich entwickeln kann. Patienten werden auf ihre Krankheit reduziert und eine emotionale Beziehung so weit wie möglich gemieden. Ein Krankenpfleger: *„Wenn ich Frauen dauernd so nahe komme, muss ich das einfach abschalten, sonst kann ich nicht arbeiten. Es ist für mich wichtig und auch für meine Patientinnen, dass ich mich da gefühlsmäßig raushalte. Ich will gar nicht erst in Konflikte geraten, mit denen ich dann vielleicht nicht umgehen kann."*

Dieser (notwendige) Schutz kann aber auch zur Gefahr werden, wenn Gefühle des Patienten nicht mehr wahrgenommen und die Intimsphäre in beschämender Weise überschritten wird.

Der hilfreich gemeine Ausspruch*: „Sie brauchen sich nicht zu schämen!"* hilft in der Regel überhaupt nicht, sondern kann dem Patienten ein zusätzliches Problem bereiten: Nicht nur, dass er sich sowieso schon schämt, jetzt muss er sich auch noch dafür schämen, dass er sich weiterhin schämt. Gefühle von Peinlichkeit und Scham kann man nicht „ausreden." Es geht darum, sich im Krankenhausalltag immer wieder potenziell beschämender Situationen bewusst zu werden und sie – wo immer möglich – überhaupt zu vermeiden (z. B. Patienten längere Zeit unbekleidet auf ihre körperliche Untersuchung warten zu lassen). Und wenn eine Situation unvermeidbar erscheint, ist es hilfreicher, das Schamgefühl nicht zu verleugnen, sondern es offen anzusprechen, z. B. *„Das ist für Sie sicher nicht einfach, was da jetzt auf Sie zukommt."*

Das Übertreten von Schamgrenzen im Rahmen der Diagnostik und Therapie kann auch Auswirkungen auf das sexuelle Erleben nach der Entlassung aus der Klinik haben, wie es das folgende Beispiel illustriert:

Fallbeispiel

Eine 36-jährige Patientin mit familiärer Polyposis, die sich wegen der krankheitsbedingten Belastungen in ambulanter psychotherapeutischer Begleitung befindet, schildert folgende Situation:

Sie habe eigentlich immer eine befriedigende Sexualität mit ihrem Mann erlebt und viel von dem ausprobiert, *„was man alles machen kann."* Seit dem Krankenhausaufenthalt habe sich etwas für sie verändert, das sie selbst kaum richtig einordnen könne: manchmal, wenn sie nackt vor ihm stehe und er sie mit offensichtlichem Wohlgefallen betrachte, höre sie in sich eine Stimme, die ihn am liebsten anschreien würde: *„Glotz mich nicht so an. Lass Deine dreckigen Finger von mir!"* Sie habe das natürlich immer runtergeschluckt, aber es sei plötzlich etwas Trennendes zwischen ihr und ihrem Mann, das sie sich nicht erklären könne. Heute sei ihr im Flur der Klinik ein Bild von einer Visite aufgefallen. Beim Betrachten des Fotos habe sie sich plötzlich wieder in die Klinik zurückversetzt gefühlt und sich an ihre Koloskopie erinnert. Sie habe dabei zunächst auf der Seite gelegen, dann habe sie sich wohl wegen technischer Schwierigkeiten auf alle Viere knien müssen, während der Untersucher mit seinem Endoskop in sie eingedrungen sei. Durch den eingeleiteten Stickstoff habe sie sich wie ein Luftballon aufgeblasen gefühlt und habe das austretende Gas auch nicht zurückhalten können. *„Es war so widerlich! … Ich habe mich so gedemütigt gefühlt, es war so peinlich. … Irgendwie war ich wütend auf den Arzt, was er da mit mir macht, aber ich habe mich natürlich nicht getraut, was zu sagen."*

Ihr Therapeut kommentiert: *„Aber jetzt, wenn sie mit ihrem Mann zusammen sind, taucht die innere Stimme und die Wut wieder in ihnen auf."* Sie antwortet: *„Das merkwürdigste war, dass alle so getan haben, als ob das alles vollkommen normal wäre, was da mit mir gemacht wird. Der Arzt hat nur lapidar gemeint: Das ist gleich vorbei; die Schwester, die meine Scham wohl gespürt hat, hat zu mir nur gemeint: Sie brauchen sich nicht zu schämen."* Sie frage sich: *„Wie machen die das eigentlich, jeden Tag solche Untersuchungen? Was geht eigentlich in denen vor?"*

Fragen zur Selbst-reflektion

> Welche potenziell schamauslösenden Situationen kennen Sie aus Ihrem Arbeitsalltag? Wie gehen Sie damit um? Welche beschämenden Situationen möchten Sie auf keinen Fall selbst einmal erleben müssen? Wie könnte man Ihnen dabei helfen, diese Momente besser auszuhalten?

7.4 Wenn der Patient über sexuelle Einschränkungen berichtet: was tun?

Grundsätzlich gilt: Der „objektive Befund" (z. B. das Vorliegen einer Orgasmusstörung) und das damit verbundene subjektive Leiden des Betroffenen können sich sehr unterscheiden. Eine Untersuchung über die Häufigkeit sexueller Funktionsstörungen bei „normalen" Paaren belegt beispielsweise, dass von 100 Paaren, die sich selbst als „glücklich" bezeichnen, eine Mehrheit über verschiedenste sexuelle Funktionsstörungen und/oder sexuelle Schwierigkeiten berichtet (FRANK ET AL. 1978). Nur 40 % erleben ihre sexuelle Beziehung als „sehr befriedi-

Befund vs. Erleben

gend"; dennoch schätzt die Mehrzahl der Befragten die Probleme als gering ein, würde denselben Partner wieder heiraten und hat den Eindruck, dass ihre Ehe im Vergleich zu anderen besser ist.

Gleiches gilt für sexuelle Störungen als Folge somatischer Erkrankungen: der objektive Befund muss nicht mit dem subjektiven Maß an Beeinträchtigung übereinstimmen. So berichten in einer Studie von SCHOVER (1986) 90 % der befragten Männer über eine Erektionsstörung nach Zystektomie, jedoch nur 48 % geben auch eine Unzufriedenheit mit ihrem Sexualleben an. Frauen berichten in einer Studie von NORDSTRÖM U. NYMAN (1992) von einer starke Abnahme ihrer sexuellen Wünsche als Folge einer Krebserkrankung, jedoch nur 10 % sind mit ihrem Sexualleben unzufrieden.

Abgestufte Unterstützung

Nicht jeder Patient mit einer sexuellen Störung fühlt sich also „gestört". Das Angebot einer Unterstützung sollte jedoch immer gemacht werden. Hilfestellungen sind auf unterschiedlichen Ebenen möglich. Das **PLISSIT-Modell** (ANNON U. ROBINSON 1978; ANNON 1987) beschreibt vier aufeinander aufbauende Stufen potenzieller Interventionsformen, die zur Prävention bzw. Behandlung sexueller Störungen zur Anwendung kommen können:

- **P = Permission** (Erlaubnis): Der Pflegende gibt dem Patienten durch direkte oder indirekte Äußerungen zu erkennen, dass er bereit ist, auch über sexuelle Probleme zu sprechen. Die Mitteilung an den Patienten, dass er über sein sexuelles Erleben sprechen kann, ist als eine der wichtigsten Interventionen überhaupt anzusehen. Dies kann durch eine offene Frage zum Ausdruck kommen, z. B. *„Hat sich durch Ihre Erkrankung etwas in Ihrer Sexualität verändert?"* Mehrere Untersuchungen (z. B. VINCENT ET AL. 1984) belegen, dass Patienten auf eine solche Aufforderung warten und das Thema nicht von sich aus ansprechen. Stehen therapeutische Maßnahmen an, die die Sexualität möglicherweise beeinträchtigen werden, sollte darauf schon zuvor hingewiesen werden. Dies geschieht am besten nicht nur im Rahmen der ärztlichen Aufklärung über unerwünschte Nebenwirkungen, sondern auch in Form eines Unterstützungsangebotes, z. B. *„Sollte sich durch die Behandlung etwas in Ihrer Sexualität verändern oder Probleme auftreten, sprechen Sie ihren behandelnden Arzt darauf an. Er wird dann gemeinsam mit Ihnen nach Lösungsmöglichkeiten suchen."*
- **LI = Limited information** (begrenzte Information): Der Pflegende vermittelt dem Patienten Informationen über anatomische, physiologische oder psychologische Aspekte des jeweiligen Problems. Beispiel: Der Patient muss über den Zeitpunkt informiert werden, ab dem ein sexueller Kontakt aus medizinischer Sicht wieder möglich ist. Dies wird in der Regel etwa 6 Wochen nach einem operativen Eingriff und ca. 4 Wochen nach dem Abschluss einer Strahlentherapie sein. Gleiches gilt aber auch für Fehlvorstellungen und Wissensdefizite des Patienten über seine Sexualität, die einer Korrektur bedürfen.
- **SS = Specific suggestions** (spezifische Empfehlungen): Der Pflegende gibt direkte Informationen oder Ratschläge, wie ein sexuelles Problem angegangen oder gelöst werden kann, z. B. die Verwendung eines

Gleitgels beim sexuellen Verkehr, wenn das Scheidenepithel durch eine Strahlen- oder Chemotherapie verändert ist. Die Empfehlungen können aber auch das Verhalten des Patienten seinem Partner gegenüber betreffen, um eine gemeinsame Problemlösung zu erleichtern.

- **IT = Intensive therapy** (intensive Therapie): Bei neurotisch bedingten oder aufrecht erhaltenen sexuellen Störungen ist die Anwendung einer Psychotherapie oder Sexualtherapie als gezielte Intervention indiziert. Dies gilt ebenso in den Fällen, in denen Traumata, soziale Ängste, Unsicherheiten in der eigenen Geschlechtsrolle oder ein deutlich greifbarer Partnerschaftskonflikt die Symptomatik verschärfen und eine adäquate Problemlösung verhindern. Viele Patienten sind dankbar, wenn ihnen dabei Unterstützung durch Weitergabe entsprechender Kontaktadressen von niedergelassenen ärztlichen oder psychologischen Psychotherapeuten, einen Sexualtherapeuten oder eine Sexualberatungsstelle (s. Kap. 13) gewährt wird.

Bei sexuellen Problemen bedarf es nicht immer viele Stunden umfassenden Gespräche. Nicht selten hat schon ein kurzes Gespräch eine therapeutische Wirkung. Dies lässt sich beispielsweise schon dadurch erreichen, dass

Nützlichkeit kurzer Gespräche

- der Kranke erlebt, dass er über sein sexuelles Problem sprechen kann; diese „Vorbildfunktion" ermöglicht es in der Folge vielleicht auch, dass der Patient zu Hause mit seinem Partner darüber sprechen kann
- sich der Patient in seinen Empfindungen angenommen fühlt und nicht versucht wird, sie ihm auszureden (z. B.: *„Sie brauchen sich deshalb nicht zu schämen!"*)
- der Pflegende Empfindungen benennt, die der Patient vielleicht selbst noch nicht ansprechen kann, und sie dadurch einer weiteren Bearbeitung zuführt
- negative Emotionen wie Ängste, aversive Gefühle oder Befürchtungen geklärt und konkrete Hilfestellungen gegeben werden (z. B.: *„Wie vermeide ich Schmerzen beim sexuellen Verkehr?"*)
- der Patient und sein Partner dazu ermutigt werden, ihr sexuelles Verhaltensrepertoire zu erweitern und dadurch krankheitsbedingte Beeinträchtigungen zu reduzieren
- dem Patienten das Gefühl vermittelt wird, dass er trotz seiner Behinderung oder Einschränkung als Mensch akzeptiert wird
- er auf mögliche verunsichernde oder ablehnende Reaktionen der Außenwelt vorbereitet wird und ihm dazu Bewältigungsmechanismen vermittelt werden (z. B.: *„Wie eröffne ich einem neuen Partner, dass ich ein Stoma trage?"*).

Das Gespräch am Krankenbett ist oft bereits „Therapie". In manchen Fällen ist es die erste Aussprache überhaupt über sexuelle Probleme und ermöglicht in der Folge eine erste gemeinsame Aussprache mit dem Partner. Der Pflegende dient hier bereits als Vermittler für die verbale Kommunikation über Sexualität.

Katalysator-Wirkung

Die Motivierung eines Patienten zu einer psychotherapeutischen oder sexualtherapeutischen Behandlung kann eine wichtige Hilfestellung darstellen. Die Suche nach einem qualifiziert ausgebildeten Therapeuten sollte allerdings wegen des für den Laien vollkommen undurchschaubaren „Psychotherapiedschungels" nicht immer dem Patienten alleine überlassen werden. Beratungsstellen von Pro Familia bieten qualifizierte Beratungen an oder können bei der Vermittlung in eine Sexualtherapie behilflich sein.

Frage zur Selbst-
reflektion

> In dem Entlassungsgespräch mit einer alleinstehenden Patientin nach einer Hysterektomie äußert diese Ihnen gegenüber: *„So eine ausgenommene Gans wie mich will doch kein Mann mehr haben!"* Was antworten Sie?

7.5 Larvierte sexuelle Störungen

Die klinische Erfahrung zeigt, dass sich hinter körperlichen Symptomen ein sexuelles Problem verbergen kann. Urologische oder gynäkologische Beschwerdebilder wie Unterleibsschmerzen, Blutungsstörungen, Juckreiz und Fluor sowie Miktionsbeschwerden sind dann Ausdruck einer indirekten bzw. larvierten Sexualstörung. Als Beispiel dient die Schilderung des Behandlungsverlaufs einer 33-jährigen Patientin mit einem Rektumkarzinom.

Fallbeispiel

Die Patientin wird wegen chronischer Schmerzen im Bereich des Rektums dem psychosomatischen Konsiliarius vorgestellt: Die Beschwerden seien Folge einer Strahlenproktitis, die eigentlich schon längst abgeheilt sein müsste. Es werde jetzt überlegt, ein protektives Stoma anzulegen; zuvor wolle man jedoch eine mögliche psychosomatische Genese der Beschwerden abklären lassen.

Zur Anamnese: Im Rahmen einer Schwangerschaftsuntersuchung bei ihrer 2. Schwangerschaft habe man ein tiefsitzenden Rektumkarzinom entdeckt. Auf Anraten der Ärzte sei eine Abtreibung vorgenommen, anschließend die Geschwulst operativ entfernt und eine lokale Bestrahlung durchgeführt worden. Seit diesem Zeitpunkt leide sie unter unerträglichen Schmerzen im Analbereich, die trotz Anwendung lokaler Medikamente und der Einnahme unterschiedlichster Schmerzmittel einfach nicht besser würden. Mehrere rektoskopische Kontrolluntersuchungen hätten keinen organischen Befund erbracht, der das hartnäckige Weiterbestehen der Symptomatik erklären könnte. Man habe ihr jetzt – wohl eher aus Ratlosigkeit heraus – empfohlen, einen Psychologen zu konsultieren.

Aus ihrer Lebensgeschichte berichtet die Patientin Folgendes: Der Vater sei von Beruf Schreiner gewesen, die Mutter habe die fünf Kinder versorgt sowie eine Nebenerwerbslandwirtschaft betrieben. Die Familie sei *„arm wie die Kirchenmäuse"* gewesen, es sei daher nie Zeit für Spiele oder andere kindliche Bedürfnisse geblieben. Ihre älteren Geschwister hätten der Mutter bei der Feldarbeit geholfen, die Patientin selbst sei so etwas wie ein Laufbursche für alle anderen

Familienmitglieder gewesen. Die Erziehung habe die Entwicklung einer starke Leistungsorientierung gefördert, die sie bis heute in sich spüre.

Als sie über ihre Ehe berichtet, fällt auf, dass sie mit keinem Wort über ihre Sexualität spricht. Erst auf Nachfrage gelingt es ihr unter großer Überwindung, ein sexuelles Problem – wie sie sagt – zu „gestehen". Sie fühle sich nicht als Frau und empfinde kaum sexuelle Wünsche. Schon in ihrem Elternhaus sei nie offen über Sexualität gesprochen worden; sie habe die Eltern auch nie nackt gesehen. Die Mutter habe immer Angst vor einer erneuten Schwangerschaft gehabt und den Vater als zudringlich und uneinfühlsam beschrieben. Sie habe sich jedoch nie zur Wehr gesetzt, sondern sei der Devise gefolgt: „Augen zu und durch!"

In der folgenden Therapiesitzung kommt sie zu spät und berichtet dann, dass sie mit widersprüchlichen Gefühlen komme. „Nach der letzten Stunde bin ich ganz aufgeregt gewesen. Ich dachte, jeder sieht es mir auf der Straße an, dass ich darüber gesprochen habe. Dabei ist das etwas, über das ich sonst mit niemandem spreche". Nur schrittweise ist es in der Folge möglich, die mit dem Thema Intimität verbundenen heftigen Schamgefühle zu überwinden und daran weiter zu arbeiten. In ihrer Ehe gebe es von Anfang an ein Problem: Die Initiative zur Sexualität gehe immer von ihrem Mann aus, sie selbst empfinde gar kein Bedürfnis danach. Manchmal verspüre sie sogar den Gedanken: „Wenn er mich doch damit in Ruhe lassen würde!". Durch die Schmerzsymptomatik in Folge der Krebserkrankung komme es jetzt zu keinem sexuellen Kontakt mehr – ihr tue in diesem Bereich alles weh. Ihr Mann nehme, wenn auch manchmal murrend, Rücksicht auf sie: „Jetzt lass das erst mal alles richtig ausheilen und in Ordnung kommen, dann schlafen wir wieder miteinander." Als die Patientin vorsichtig darauf angesprochen wird, ob ihr das nicht im Grunde recht sei, sagt sie: „Ich muss gestehen, ich habe auch schon überlegt, wie ich mit unserer Sexualität umgehen würde, wenn ich keine Schmerzen mehr hätte." Und in der nächsten Stunde: „Wissen Sie, was ich nach der letzten Behandlungsstunde bei Ihnen gedacht habe: Mein Gott, vielleicht bist Du sogar froh, dass du diese Beschwerden hast, denn dann hast du eine Ausrede, warum es einfach nicht geht. Es tut eben einfach alles weh." Der Therapeut kommentiert: „Wenn Sie das zu Ende denken, hieße das ja, dass sie gar nicht gesund werden dürfen, also die Schmerzen gar nicht verlieren dürfen."

In den folgenden Behandlungsstunden war es der Patientin möglich, die Zusammenhänge zwischen ihren aus ihrem Elternhaus resultierenden Bildern und Vorstellungen über Sexualität zu besprechen und schrittweise in Frage zu stellen. So meinte sie in einer Stunde: „Wissen Sie, in der letzten Stunde haben sie zu mir gesagt, dass man Konflikte nur dadurch wirklich bewältigen kann, wenn man darüber spricht, vielleicht sogar erst einmal eine gemeinsame Sprache finden muss. Die haben mein Mann und ich aber nicht. Ich weiß, dass ich vieles, was ich Ihnen sage, eigentlich auch meinem Mann sagen müsste – aber irgendwie packe ich das noch nicht. Ich weiß gar nicht, wie er darauf reagieren würde, wenn ich ihm sage, dass ich vielleicht an einem Abend zwar von ihm gestreichelt und in seinen Armen liegen möchte, aber keine Lust darauf habe, mit ihm zu schlafen. Wahrscheinlich muss ich das erst lernen – sonst wird es zwischen uns nie besser."

Im Rahmen von insgesamt 14 Behandlungsstunden kam es bei der Patientin zu einer schrittweisen Einsicht in die Bedeutung der Störung und zu einer Besserung der Schmerzsymptomatik.

Die Falldarstellung zeigt, dass sich auch hinter anderen Symptombildungen ein sexuelles Problem verbergen kann; ohne dessen Kenntnis und die der ihm zugrundeliegenden Psychodynamik bleiben dann jedoch auch alle auf das „vorgeschobene" somatische Symptom zentrierten Behandlungsversuche zum Scheitern verurteilt.

7.6 Erotische Empfindungen in der Beziehung zwischen Pflegenden und ihren Patienten

Körperliche Nähe vs. innere Distanzierung

Erotische Empfindungen und sexuelle Impulse können nicht nur im Privatleben, sondern überall – also auch im Krankenhaus gegenüber Patienten – vorkommen. Tätigkeiten wie Waschen, Einreibungen oder Verbandwechsel erfordern immer wieder den Kontakt mit intimen Körperregionen. In fast jedem anderen sozialen Kontext würden solche Handlungen als sexuelle Handlungen angesehen werden. Vielleicht wird deshalb eine Vielzahl an Abwehrmechanismen eingesetzt, um das Auftauchen sexueller Vorstellungsinhalte zu verhindern. Sie beginnen bereits damit, dass auf der Station aus **Frau** Fischer Schwester **Gabi** wird, d. h., sie scheinbar mit Dienstbeginn ihr „Frau-Sein" ablegt und sich in ein schwesterliches „Neutrum" verwandelt. Das Tragen von weissen Kitteln und Handschuhen, die Händedesinfektion nach einem körperlichen Kontakt mit dem Patienten dienen vielleicht ebenso nicht nur der Hygiene, sondern auch dem Wunsch nach Abgrenzung und der Vermeidung der Konfrontation mit möglichen eigenen sexuellen Phantasien.

aufkeimende Erotik

Die zunehmende Nähe und Vertrautheit zwischen Pflegenden und Patienten kann nicht nur Gefühle gegenseitiger Sympathie, sondern manchmal auch wechselseitige erotische Empfindungen entstehen lassen. Für die Behandelnden ist deren Wahrnehmung oft mit sehr verwirrenden und zwiespältigen Gefühlen verbunden; lustvolle Phantasien wechseln mit Schuldgefühlen, Angst, die Kontrolle zu verlieren, Angst vor Kritik durch andere und Frustration darüber, den aufkeimenden sexuellen Wünschen nicht nachgeben zu dürfen. Gespräche über sexuelle Inhalte können das Maß an Intimität noch vertiefen und den Wunsch verstärken, die Grenzen zu überschreiten und die sexuellen Phantasien ausleben zu können. Dem stehen innere und äußere Verbote gegenüber, die aufkeimende Furcht, die eigene berufliche Karriere aufs Spiel zu setzen.

In der bereits zitierten Untersuchung von KLASS-SIEGEL (1992) an 252 Pflegenden berichten 64,2 % der Befragten, es käme – bedingt durch Patientenverhalten – gelegentlich zu einer erotischen Stimmung. Weiterhin sagten 73,8 % aus, sie verhielten sich gelegentlich aufreizend gegenüber Patienten. Bei 5 % kam dies sogar häufiger vor. 65,8 % gaben an, zumindest gelegentlich eine gewisse erotische Stimmung in der Interaktion mit Patienten wahrzunehmen.

Das Auftauchen solcher Phantasien wird oft als bedrohlich und mit der eigenen Rolle als unverträglich erlebt. Ein Krankenpfleger schildert während einer Fortbildungsveranstaltung zum Thema „Sexualität in der Pflege" seine Konflikte mit eigenen lustvollen Empfindungen, die er manchmal als Mitarbeiter einer chirurgischen Intensivstation bei der Körperpflege jüngerer Patientinnen habe: *„Ich weiß, dass diese Gefühle bei der Arbeit eigentlich nichts zu suchen haben – aber ich bin doch auch kein Neutrum!"*

Abgrenzung

Schutz gegen diese bedrohlichen Gefühle bietet die „Neutralisierung" der Patienten zu Menschen ohne Geschlecht. Eine Schwester äußert sich über die Folgen dieser Grenzziehung: *„Ein Patient in einer solchen Situation wurde für mich später ein Waschobjekt. Mit dem Ablegen seiner Kleider wurde er zu einem der vielen, dem man mit Diskretion und Höflichkeit die Verschiedenheit der Geschlechtszugehörigkeit vergessen macht. Wenn ich es mir genau überlege, so war es, als hätte das weiße Spitalnachthemd den Patienten auch von seiner Geschlechtlichkeit her neutralisiert"* (ZELLER-SCHÜLE, 1988, S. 755).

Ein anderer Mitarbeiter äußert seinen Wunsch nach Abgrenzung noch pointierter: *„Wenn ich Kranken dauernd so nahe komme, muss ich das einfach abschalten, sonst kann ich nicht arbeiten. Es ist für mich wichtig und auch für meine Patientinnen, dass ich mich da gefühlsmäßig raushalte. Ich will gar nicht erst in Konflikte geraten, mit denen ich dann vielleicht nicht umgehen kann."*

Nicht immer gelingt es, diese Grenze aufrecht zu erhalten. Gerade die Intimpflege produziert manchmal Situationen, in denen das Sexuelle unübersehbar wird. Eine Krankenschwester berichtet in einer Balintgruppe: *„Heute morgen habe ich Herrn K., einen 21-jährigen Patienten mit einer Beckenfraktur gewaschen und gebettet. Während ich die Intim- und Katheterpflege durchführte, erigierte sein Glied in meinen Händen. Ich war so verdutzt, als hätte ich das noch nie vorher erlebt und wusste im Moment überhaupt nicht, wie ich damit umgehen soll. Mir war unbehaglich zumute, zumal ich mich durch den Patienten beobachtet fühlte. Ich merkte, wie ich errötete und das machte mich zusätzlich zu meiner Verlegenheit noch wütend."*

In der oben zitierten Befragung von KLASS-SIEGEL fühlten sich außerdem 44 % zumindest gelegentlich von Patienten sexuell belästigt.

Gibt es einen Weg zwischen einer mehr oder weniger vollkommenen Abwehr jeglicher (auch erotischer) Gefühle und Phantasien einerseits und einer von Angst und Lust begleiteten „verhängnisvollen Affäre" andererseits? Im Rahmen psychotherapeutischer Weiterbildungen werden für den Umgang mit sexuellen Empfindungen gegenüber Patienten folgende Strategien empfohlen, die auch auf die Beziehung zwischen Pflegenden und ihren Patienten übertragbar sind:

Strategien der Balance

- Der Versuch, die eigene Situation systematisch zu reflektieren: Warum bin ich gerade jetzt und gerade durch diesen Patienten verführbar? Entwickelt sich die Beziehung zu dem Patienten vor dem Hintergrund eigener Gefühle von Unbefriedigtheit, von Gekränktheit? Gibt es Möglichkeiten, das eigene Leben so zu gestalten, dass ich den Patienten nicht zur Befriedigung eigener Bedürfnisse benutzen muss?
- Die Aussprache mit einer Kollegin oder einem Kollegen ist eine weitere Möglichkeit, sich in der verwirrenden Situation Klarheit über die Beziehung verschaffen zu können. Dieser Weg wird bisher leider kaum beschritten, weil es immer noch tabuisiert erscheint, überhaupt sexuelle Gefühle, Phantasien und Wünsche in der Arbeit mit Patienten zu empfinden.

Frage zur Selbstreflektion

> Haben Sie schon einmal erlebt, dass sich bei Ihnen während der Arbeit an einem Patienten sexuelle Empfindungen und Phantasien eingestellt haben? Wenn nein, warum nicht?

8 Somatische Behandlungsansätze bei sexuellen Störungen

8.1 Behandlung mit Hormonen und Medikamenten

8.1.1 Aphrodisiaka

Als Aphrodisiaka (griechisch: aphrodisia = Liebesgenuss) werden Mittel zur Anregung und Intensivierung sexueller Lust und Potenz bezeichnet. Der Versuch, durch die Einnahme bestimmter Substanzen die eigene Lust und Potenz zu steigern, ist in vielen Zeitaltern und Kulturen unternommen worden. Weit verbreitet sind Früchte oder Pflanzenteile wie die Ginsengwurzel oder die in ihrer Form an einen Penis erinnernde Alraunwurzel. Der Gebrauch dieser Stoffe ist in der Regel unschädlich, die erwünschte Wirkung der meisten Substanzen jedoch wissenschaftlich nicht nachgewiesen.

8.1.2 Yohimbin

Zur Behandlung von Erektionsstörungen wird von einigen Autoren Yohimbin empfohlen, das aus Rindenextrakten des in Afrika beheimateten Yohimbebaumes gewonnen wird. Yohimbin wird in Deutschland unter den Handelsnamen Yocon-Glenwood® und Yohimbin Spiegel® vertrieben.

Die Ursachen der bei einer Reihe von Männern mit primär psychogenen Potenzstörungen zu beobachtenden positiven Effekte des α-2-Rezeptorantagonisten sind bisher nur unzureichend bekannt. Als Wirkungsmechanismus wird auf peripherer Ebene die Hemmung der negativen Einflüsse des Sympathikusnerven auf die Erektionsfähigkeit diskutiert. Andere Autoren postulieren eine zentralnervös ausgelöste Stimulation sexueller Funktionen. Yohimbin scheint **insbesondere zur Behandlung psychogener Erektionsstörungen** geeignet, wo z. B. Versagensängste zu einer vermehrten Ausschüttung von Adrenalin führen und dadurch die Erektionsfähigkeit negativ beeinflussen. Bei organisch bedingten Erektionsstörungen scheint Yohimbin nicht wirksam zu sein. Einige methodisch leider unzureichende Studien nennen Erfolgsraten von 20–40 % bei einer Dosierung zwischen von 15–40 mg/Tag. Das Medikament

möglicher Wirkungsmechanismus

sollte für mindestens 4–6 Wochen eingenommen werden, alternativ „on-demand", d. h. 1 bis 1½ Stunden vor dem gewünschten Koitus. LANGER U. HARTMANN (1992, S. 297) vertreten die Auffassung, ein Behandlungsversuch mit Yohimbin sei „bei vielen Patienten sinnvoll".

Als **unerwünschten Nebenwirkungen** sind eine leichte Erhöhung von Herzfrequenz und des arteriellen Blutdrucks, nervöse Störungen, Kopfschmerzen, Tremor sowie Reizbarkeit bis hin zu Erregungszuständen sowie verminderter Harndrang beschrieben worden; als **Kontraindikationen** gelten eine bekannte Hypertonie sowie psychische Erkrankungen wie Angstsyndrome, bipolare Depressionen und/oder derzeitige Behandlung mit Antidepressiva.

8.1.3 Sexualhormone

Nutzlosigkeit

Da Androgene eine wichtige Rolle bei der Entwicklung sexueller Appetenz spielen, wurden immer wieder Versuche unternommen, sexuelle Symptome wie Appetenz- oder Erektionsstörungen durch eine Hormonsubstitution zu therapieren. Diese Ansätze müssen weitgehend als gescheitert angesehen werden, obwohl eine Reihe von Testosteronpräparaten auf dem Markt erhältlich ist (z. B. Andriol®, Androderm®, Testoderm®, Testoviron® usw.) und immer wieder positive Wirkungen beschrieben werden. SIGUSCH (1995, S. 28) bemerkt dazu kritisch: *„Es gibt keine Korrelation zwischen Androgenkonzentration im Serum einerseits und Sexualreaktion andererseits in dem Sinn, dass das Erhöhen der Spiegel die ‚Triebstärke' oder die sexuelle Reagibilität entsprechend erhöhte. Zur Aufrechterhaltung ... reichen beim Mann Testosteronkonzentrationen im Serum aus, die klinisch unter den als unauffällig eingestuften liegen können."*

Selbst nach einer Kastration können Appetenz und Sexualaktivität lange Zeit erhalten bleiben.

Kontraindikationen

In bestimmten Fällen (z. B. Prostatakarzinom) ist die Gabe von Androgenen sogar kontraindiziert, weil damit das Tumorwachstum gefördert wird. Eine lokale Gabe von Sexualhormonen in Form von östrogenhaltigen Salben kommt bei atrophischen Veränderungen der Scheide in Frage; auch hier ist die Hormonabhängigkeit mancher Tumoren zu berücksichtigen.

In der Literatur finden sich immer wieder Hinweise auf erektionsfördernde Wirkungen des Hormons Oxytocin, das in Kerngebieten des Hypothalamus gebildet wird. Das Hormon ist in der Bundesrepublik zur i. m./i. v. Applikation oder als Nasenspray (Syntocinon Spray®) erhältlich. Es liegen jedoch bisher keine großen klinischen Studien vor, die diese Effekte wissenschaftlich belegen.

8.1.4 Psychopharmaka

Es gibt eine Vielzahl unterschiedlichster Medikamente, die Einfluss auf das seelische Erleben nehmen. Zur Behandlung sexueller Funktionsstörungen kommen sie jedoch nicht zum Einsatz. Viele Psychopharmaka (wie Tranquilizer oder Barbiturate) setzen als Nebenwirkung das sexuelle Verlangen sogar herab. Bei depressiven Verstimmungen, die oft mit einer verminderten Appetenz einhergehen, kann eine medikamentöse Therapie zu einer Stimmungsaufhellung und damit zu einer Steigerung der sexuellen Appetenz beitragen.

eingeschränkte Anwendbarkeit

Das Antidepressivum Trazodon (Thombran®) ist ein Serotonin-Hemmer, blockiert jedoch auch im Bereich der Corpora cavernosa die α1-Adrenorezeptoren und wird deshalb zum Teil erfolgreich zur Behandlung von Appetenzstörungen und psychogen bedingten Erektionsstörungen eingesetzt. Das Präparat zeigt als häufige Nebenwirkungen Kopfschmerzen, Schläfrigkeit, Schwindel und Übelkeit.

Die häufig in der Psychopharmakotherapie eingesetzten selektiven Serotonin-Wiederaufnahmehemmer (Selective Serotonin Reuptake Inhibitors: SSRI) beeinflussen in unterschiedlicher Weise die sexuellen Funktionen (CSEF 1997). Fluoxetin und andere SSRI verlängern den sexuellen Reaktionszyklus und verzögern u. a. die Ejakulation. Es liegen inzwischen placebokontrollierte doppelblinde Interventionsstudien mit dem SSRI Paroxetin vor, die eine positive Wirkung bei der Behandlung der vorzeitigen Ejakulation belegen.

8.1.5 Hilfen gegen verminderte Durchfeuchtung von Vulva und Vagina

Wenn Vulva und Vagina bei sexueller Stimulation nicht mehr ausreichend feucht werden, können seelische und/oder körperliche Ursachen dafür verantwortlich sein. Im Rahmen der Krebsbehandlung tritt dieses Phänomen beispielsweise als Folge einer Strahlentherapie des kleinen Beckens oder als Folge eines Hormonentzugs auf und verursacht eine Dyspareunie. Als symptomatische Behandlung ist die Anwendung eines wasserlöslichen Gleitgels (z. B. Femilind) anzuraten. Das Gel wird auf die Penisspitze sowie um Scheide und Scheideneingang aufgetragen.

Bei klimakterisch bedingten Beschwerden ist eine hormonelle Substitutionstherapie oder alternativ die lokale Applikation von Östrogenpräparaten sinnvoll. Es besteht auch die Möglichkeit der Einlage eines Vaginalrings (Estring®) in das hintere Scheidengewölbe, der dort für 3 Monate belassen wird. Während dieser Zeit gibt der Ring konstant 7,5 µg Estradiol/24 Stunden ab; nach 3 Monaten wird der Ring entfernt und durch einen neuen Ring ersetzt. Die Hormonsubstitution ist allerdings bei einigen Tumoren wegen deren Hormonabhängigkeit kontraindiziert.

8.1.6 Medikamentöse Therapie der Erektionsstörung (Viagra®, SKAT, MUSE®)

Viagra®

Bisherige Entwicklung

Viagra® wurde am 27.3.1998 von der U.S. Food and Drug Administration als verschreibungspflichtiges Medikament für Männer mit Erektionsstörungen zugelassen. Der deutsche Bundesausschuss der Ärzte und Krankenkassen hat am 3.8.98 die Zulassung des Medikamentes mit Blick auf das „Wirtschaftlichkeitsgebot" abgelehnt. Dies gilt auch dann, wenn organische Ursachen (z. B. Diabetes mellitus) für die Symptomatik verantwortlich sind. Der Ausschuss sah sich nicht dazu in der Lage zu entscheiden, wie häufig Männern mit Erektionsstörungen „Sex auf Kassenkosten" zustehe (RNZ vom 4. 8. 98, S. 1). Das Medikament ist daher in Deutschland derzeit nur auf Privatrezept erhältlich.

Viagra® wurde weltweit in über 20 großen klinischen Studien an über 4500 Patienten auf seine Wirksamkeit überprüft. Seit seiner Zulassung hat es eine weite Verbreitung gefunden; in der Bundesrepublik gibt es inzwischen kaum noch einen Urologen, der das Medikament nicht bereits mindestens einmal verordnet hat.

Anwendung

Das Präparat wird in drei unterschiedlichen Dosierungen (25, 50, 100 mg) angeboten; sein Wirkungsgrad ist je nach Indikationsspektrum sehr unterschiedlich: Während bei überwiegend psychisch bedingten Erektionsstörungen eine globale Wirksamkeit von über 80 % nachgewiesen werden konnte, beträgt sie bei Männern mit organischen Störungen (Diabetiker, Querschnittsgelähmte, Patienten nach Prostata- oder kolorektalen Karzinomoperationen) nur etwa 60 %. Der unterschiedliche Wirkungsgrad beruht darauf, dass eine weitgehend intakte Nervenreizleitung vom Rückenmark zu den Schwellkörpern vorhanden sein muss.

Wirkungsmechanismus

Der Wirkungsmechanismus des Präparates besteht in einem Eingriff in das Geschehen an den Muskelzellen der Schwellkörper (Abb. 10 auf S. 117). Bei ungestörter Erregung werden Nervenimpulse vom Rückenmark über parasymathische Nervenbahnen an die Muskelzellen weiter geleitet und führen dort zu einer Freisetzung von Neurotransmittern, insbesondere Stickstoffmonoxid (NO). Dieses aktiviert das Enzym Guanylatzyklase, das seinerseits bewirkt, dass in der Zelle das 3'5'-cyclo-Guanosin-monophosphat (cGMP) aus Guanosintriphosphat gebildet wird. Das cGMP verursacht, dass Kalzium aus den Schwellkörpermuskelzellen ausgeschwemmt wird und damit die Zellen relaxieren. Dadurch vergrößern sich die Schwellkörperhohlräume, füllen sich mit Blut und es entsteht auf diesem Weg eine zunehmende Blutfülle des Schwellkörpergewebes. Bei nachlassender sexueller Stimulation wird das 3'5'cGMP durch das Enzym Phosphodiesterase Typ 5 zu GMP abgebaut. Dadurch kommt es zu einem Rückstrom des Kalziums in die Muskelzellen und in der Folge zu einem Nachlassen der Erektion.

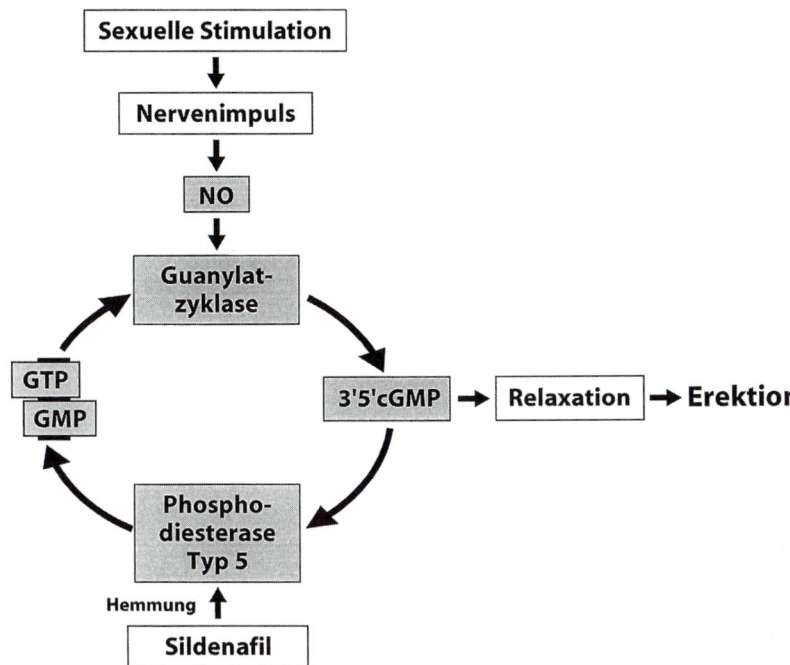

Abb. 10: Wirkungs-
mechanismus von Viagra®

Viagra® ist ein Phosphodiesterasehemmer, d. h. es verhindert den Abbau des 3'5'cGMP zu GMP. Dadurch reichert sich das 3'5'cGMP in den Zellen an, die Erektion tritt schneller ein und hält auch länger an. Im **Gegensatz zur Schwellkörper-Auto-Injektionstherapie** bedarf es jedoch einer sexuellen Stimulation des Betroffenen, die über das Rückenmark an das Schwellkörpergewebe weitergeleitet wird. Fehlende sexuelle Erregung verhindert deshalb auch die Wirkung von Viagra®, da kein NO ausgeschüttet und kein 3'5'cGMP gebildet wird. Viagra verhindert lediglich dessen Abbau durch die Blockierung des Enzyms Phosphodiesterase. Und eine weitere Voraussetzung: Es müssen die Nervenbahnen funktionstüchtig sein, die den Erektionsreflex zum Rückenmark an den Schwellkörper weiterleiten. Bei vollständiger Läsion der Nerven (z. B. nach radikaler Prostatektomie) wird kein Nervenimpuls mehr an den Penis geleitet und dort auch kein NO ausgeschüttet. Viagra® scheint in den Fällen wirksam zu sein, in denen es nur zu einer teilweisen Läsion der Nervenbahnen kam und zumindest kleine Impulsmengen am Schwellkörper ankommen und dort entsprechende Mengen an 3'5'cGMP gebildet werden können.

Als häufigste Nebenwirkungen wurden beobachtet: Nebenwirkungen
• Kopfschmerzen
• Gesichtsröte
• Magen-Darm-Probleme (Sodbrennen, Durchfälle)
• Verstopfte Nase
• Sehstörungen (Blauschleier, erhöhte Lichtempfindlichkeit).

Die Nebenwirkungen beruhen vor allem darauf, dass Viagra® als ein Phosphodiesterasehemmer nicht nur in den Schwellkörpern, sondern auch in anderen Organen wirkt, in denen Phosphodiesterasen auftreten; die Wahrscheinlichkeit des Auftretens der Nebenwirkungen steigt mit der Dosisstärke.

Kontraindikationen

Als Kontraindikationen für die Verordnung von Viagra werden genannt:
- Herzinfarkt oder Apoplex innerhalb des letzten halben Jahres
- Gleichzeitige Einnahme von Medikamenten, die Nitrate (Nitrospray!) oder Molsidomin enthalten
- Schwere Herz- oder Leberinsuffizienz
- Augenhintergrunderkrankungen, insbes. Retinitis pigmentosa.

Schwellkörper-Auto-Injektionstherapie (SKAT)

Anwendungsgebiete

Die Schwellkörper-Auto-Injektionstherapie stellt ein etabliertes und weit verbreitetes Verfahren zur Behandlung von Erektionsstörungen dar. Sie ermöglicht bei direkter Injektion in den Schwellkörper trotz krankheitsbedingter hämodynamischer oder neurologischer Störungen bei vielen Patienten eine Erektion. Die Wirkung beruht auf einer Relaxation der glatten Schwellkörpermuskulatur, einer Zunahme des arteriellen Blutzuflusses in die Schwellkörper sowie einer Restriktion des venösen Rückstroms. Da das Corpus cavernosum pharmakologisch ein separates Kompartment darstellt, können dort hohe Konzentrationen der Pharmaka erzielt werden, ohne dass es zu systemischen Nebenwirkungen nach der Verteilung in den Körperkreislauf kommt.

Die Erfolgsrate dieser Methode liegt bei etwa 75 %. Die Dauer der Wirkung einer Injektion ist vor allem von dem verwendeten Medikament, seiner Dosierung und dem individuellen Zustand des Schwellkörpergewebes abhängig. Die SKAT-Technik stellt daher bei operationsbedingten, neurogenen Erektionsstörungen eine sinnvolle Indikation dar und ersetzt in vielen Fällen die wesentlich aufwendigere Penisprothesenimplantation.

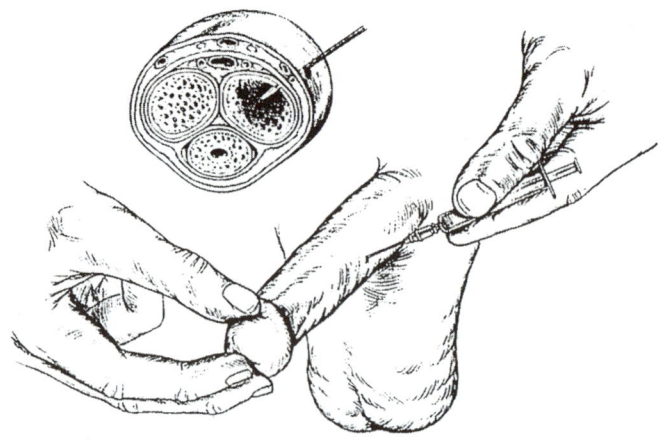

Abb. 11: SKAT-Technik

Vor dem gewünschten intimen Verkehr (etwa 10–15 Minuten) injiziert der Mann oder seine Partnerin das Medikament mit einer sehr dünnen Nadel. Die Injektion erfolgt abwechselnd rechts oder links in die seitlich an der Penisbasis liegenden Schwellkörper. Bei Angst vor einer Selbstinjektion ist ein automatisches Injektionsgerät (z. B. OSBON Injec-Aid-System) zu empfehlen.

Zu Beginn der Anwendung dieses Verfahrens ist eine ausführliche Instruktion durch den behandelnden Arzt nötig, der auch die Injektionstechnik am Patienten zeigt. Der Patient sollte darauf hingewiesen werden, dass die Erektion nicht wie gewohnt nach der Ejakulation zurückgeht, sondern für einen weiteren Zeitraum zwischen einer halben und zwei Stunden (je nach Dosis) anhalten kann. Bis eine für den Einzelfall passende Dosis des Präparats gefunden ist und die Injektionstechnik vom Anwender beherrscht wird, sind meistens 4–6 Besuche in der ärztlichen Praxis erforderlich. Einige Rehabilitationskliniken bieten inzwischen ihren Patienten ebenfalls eine Unterweisung in dieser Technik an.

Anpassung

Während der Phase der Dosisanpassung kommt es in etwa 5–10 % der Fälle zu prolongierten, länger als 3 Stunden andauernden Erektionen. Um eine Gewebeschädigung zu vermeiden, wird unter Blutdruckkontrolle als Antidot ein Alpha-Sympathomimetikum wie Epinephrin (0,03 mg) oder Etilefrin (5–20 mg) intrakavernös injiziert. Während in den ersten Jahren nach der Einführung dieser Methode Papaverin oder eine Mischung aus Papaverin und Phentolamin (Androskat®) verwendet wurde, wird gegenwärtig das Prostaglandin E1 (Caverject®, Viridal®) bevorzugt, da es nur selten prolongierte Erektionen und Schwellkörperfibrosen auslöst. Dieses Medikament wird demnächst in der Bundesrepublik Deutschland auch als injektionsfertige Einmalspritze in den Apotheken erhältlich sein. In einigen Fällen wird auch ein „triple mix" mit einer Mischung aus Papaverin, Phentolamin und PGE1 angewandt.

Auffallend ist, dass zwischen 30 und 50 % aller Patienten trotz erfolgreicher SKAT diese Behandlung wieder abbrechen bzw. im Alltag nicht praktizieren. Als Ursache werden vor allem Injektionsprobleme (Angst dem Einstich, vor Schmerzen oder vor Nachblutungen) sowie Ängste vor Komplikationen genannt.

Spricht ein Patient auf die SKAT-Technik an, kann aber die Erektion wegen eines venösen Lecks nicht lange genug aufrechterhalten werden, ist die zusätzliche Anwendung eines Spannungsringes (z. B. OSBON Stay-Erec-System) indiziert (Abb. 12 auf S. 120). Der Ring wird an der Basis des erigierten Gliedes platziert und verhindert den venösen Rückfluss. Nach spätestens 30 min sollte der Ring wieder entfernt werden, um ischämische Schädigungen zu vermeiden.

Insbesondere wegen der bei einer Reihe von Patienten beobachteten systemischen Nebenwirkungen bestehen medizinische Kontraindikationen für dieses Verfahren:

Kontraindikationen

- Herzinfarkt innerhalb des letzten Jahres
- Koronare Herzerkrankung

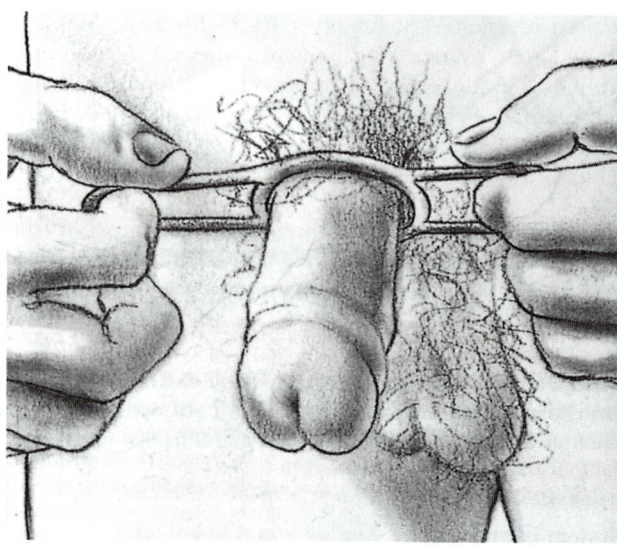

Abb. 12: Spannungsring

- Herzrhythmusstörungen
- Herzinsuffizienz
- Arterielle Verschlusskrankheit
- Glaukom
- Leberinsuffizienz
- Sichelzellanämie
- Blutgerinnungsstörungen
- Niereninsuffizienz
- Prostatahyperplasie mit höherer Restharnbildung
- Respiratorische Insuffizienz.

Zur Prophylaxe von Fibrosen empfiehlt es sich, diese Methode nicht häufiger als 2mal wöchentlich anzuwenden. Der Patient ist darauf hinzuweisen, dass er wegen möglicher Gefahren und Komplikationen unter regelmäßiger ärztlicher Kontrolle bleiben und sich dazu etwa einmal pro Quartal in der Praxis vorstellen sollte. Für den Fall eines unerwartet auftretenden Priapismus sollte er auch darüber informiert werden, wo er ggf. nachts Hilfe finden kann. Bei Priapismus sind zur Vermeidung dauerhafter Gewebsschädigungen umgehend Gegenmittel einzusetzen. Fürchtet sich der Patient davor, sich selbst zu spritzen, kann das nach einer entsprechenden Unterweisung auch von seiner Partnerin übernommen werden. Trotzdem ist im Zusammenhang mit der SKAT-Technik eine relativ hohe Drop-out-Rate zu beobachten. So berichten LANGER U. HARTMANN (1992) von einer kumulativen Rate von 42 %. Dies dürfte auch auf unerwünschte Nebenwirkungen der SKAT-Technik zurückzuführen sein.

Mögliche Nebenwirkungen der SKAT-Technik:

Nebenwirkungen

- Schmerzhafte Erektion (insbesondere bei PGR 1), wobei dieses Phänomen häufig nach mehreren Anwendungen nachlässt
- Intra- und subkutane Hämatome an der Injektionsstelle, die sich jedoch folgenlos innerhalb von 2–3 Tagen zurückbilden

- Prolongierte Erektionen (länger als 3 h) und Priapismus (länger als 6 h)
- Kavernöse Fibrosierung (insbesondere bei Papaverin)
- Schwellkörperinfektion
- Systemische Kreislaufnebenwirkungen (Blutdruckabfall, Schwindelgefühl, Schweissausbruch, allergische Reaktionen, pathologische Leberwerte)
- Penisdeviation
- Sensibilitätsstörungen
- Knotenförmige Verdickungen in der Tunica albuginea an den Injektionsstellen (meist reversibel)
- Hodenschmerzen (besonders bei PGE 1).

Die von einigen Ärzten empfohlene Anwendung der SKAT-Technik bei psychogen bedingten Erektionsstörungen muss mit großer Skepsis betrachtet werden. In einigen Fällen wird durch das Erleben der dadurch ausgelösten Erektion „der Bann gebrochen" und der Patient kann in Zukunft auf das Medikament verzichten. In anderen Fällen werden jedoch die psychischen Ursachen umgangen und eine Organfixierung unterstützt.

MUSE®

MUSE® (Abkürzung für Medicated Urethral System for Erection) wurde von der amerikanischen Forma Vivus entwickelt und nutzt als Wirkstoff das Prostaglandin E 1. Es befindet sich in der Spitze eines kleinen, sterilen Einmal-Applikators, über den es der Patient nach dem Urinieren in die Harnröhre einführt. Durch das Herunterdrücken eines Knopfes wird der Wirkstoff in die Harnröhre freigesetzt. Nach dem Hin- und Herebewegen des Applikators wird durch Massieren des Penis (für mindestens 10 Sekunden) das Prostaglandin E 1 aufgelöst und über die Schleimhautauskleidung in den Blutkreislauf aufgenommen. Nach etwa 10–15 Minuten kommt es dann zu einer Erektion.

Die intraurethrale Applikation von PGE 1 (MUSE®) ist eine attraktive Therapieoption zur Behandlung von Erektionsstörungen, da es nicht mit der Notwendigkeit einer Injektion verbunden ist. Seine Wirksamkeit liegt jedoch unter der der SKAT-Technik; bei häuslicher Anwendung waren nur etwa 50–70 % aller MUSE®-Anwendungen erfolgreich. Vermutlich ist deshalb die Abbruchrate relativ hoch: in einer europäischen Studie nahmen nach 15 Monaten nur noch 25 % der Versuchspersonen MUSE® in Anspruch.

Wie alle anderen Verfahren ist auch bei MUSE® mit einer Reihe von Nebenwirkungen zu rechnen:
- Schmerzen in Penis und Urethra (Brennen u. Stechen in der Harnröhre)
- Blutungen aus der Harnröhre (selten)
- Vernarbungen des Schwellkörpergewebes (selten)
- Priapismen (selten)
- Harnwegsinfekte (selten)
- Blutdruckabfall.

Nebenwirkungen

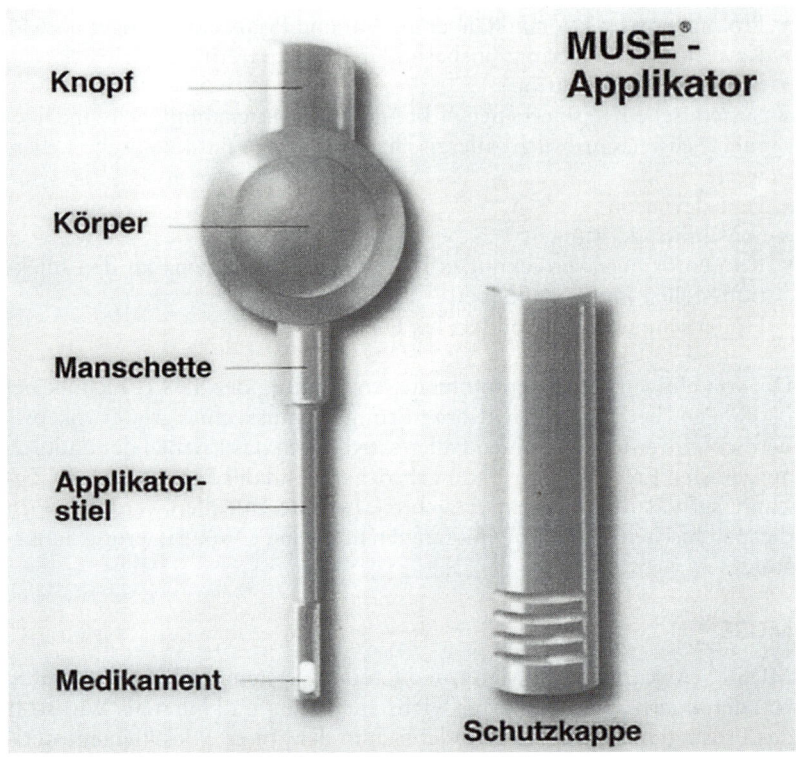

Abb. 13: Aufbau des
MUSE®-Applikators

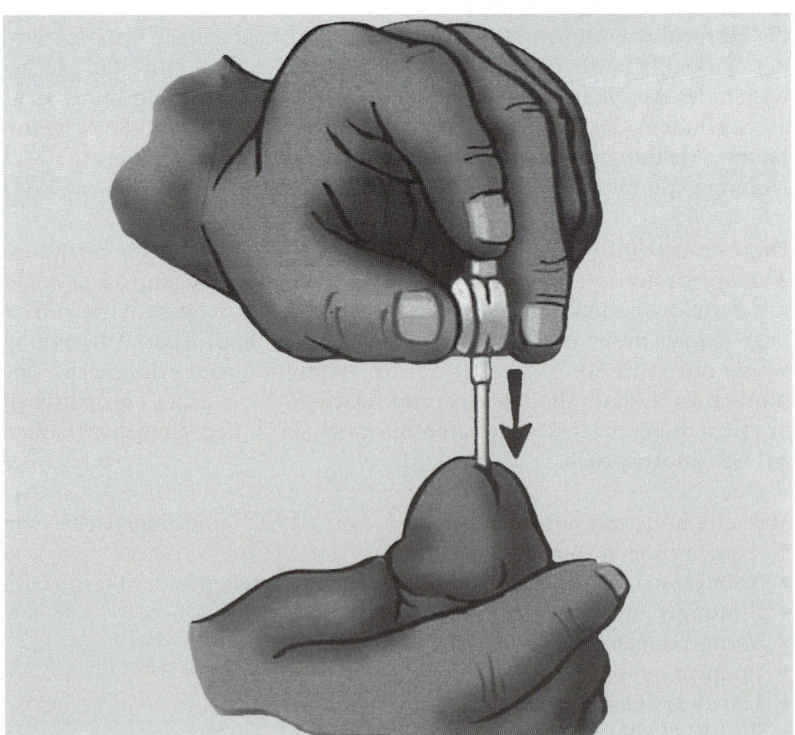

Abb. 14: Einführen des
Applikators in die Harn-
röhre

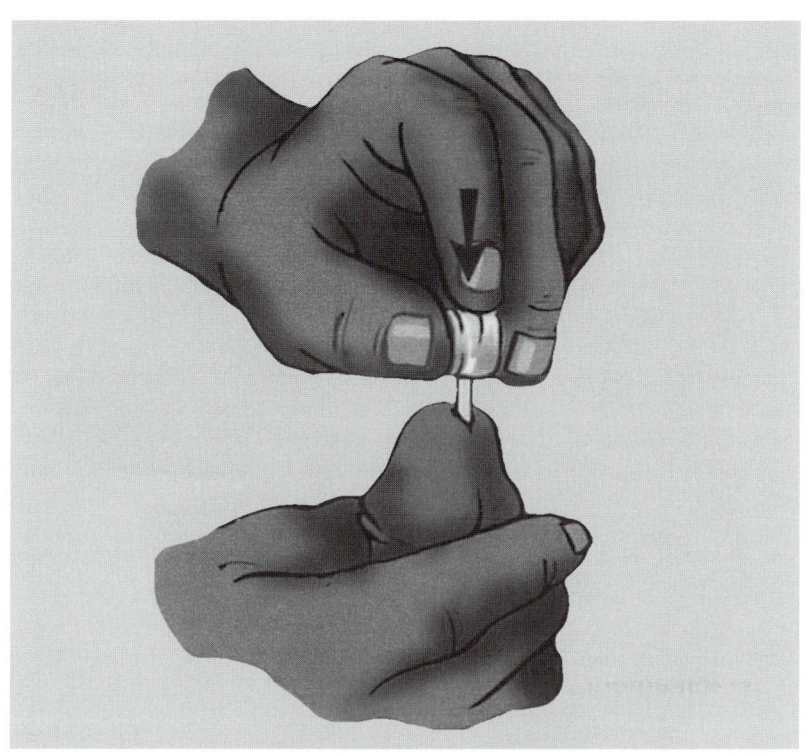

Abb. 15: Freisetzen des Wirkstoffs

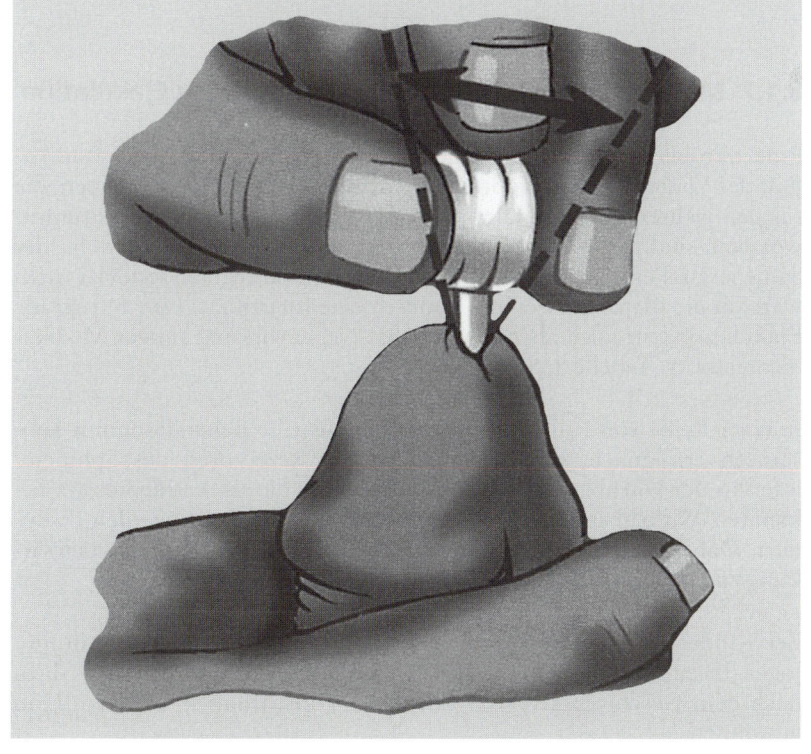

Abb. 16: Verteilung des Wirkstoffs durch Bewegen des Applikators

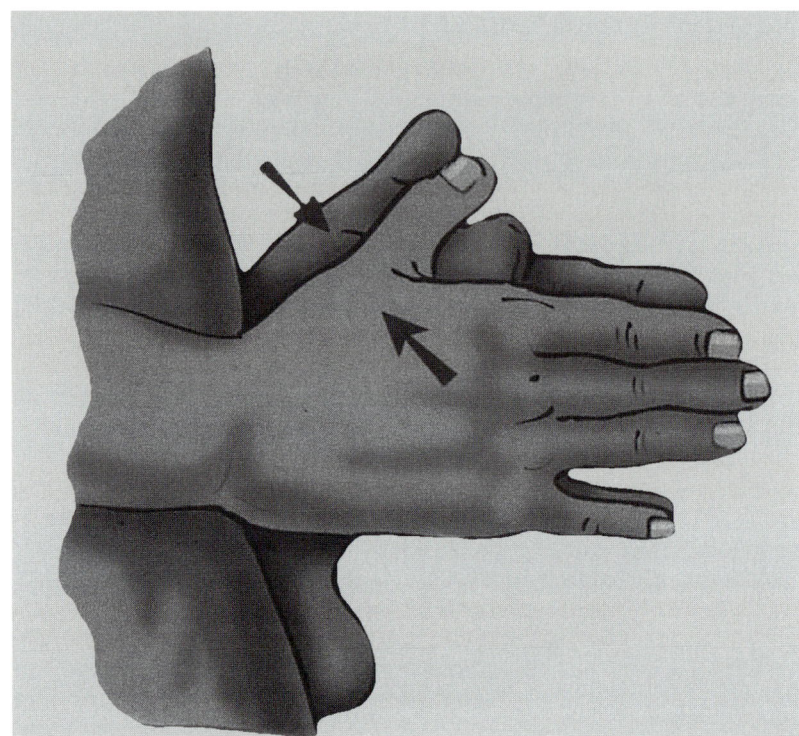

Abb. 17: Auflösung
des Wirkstoffs
durch Penismassage

8.1.7 Medikamentöse Therapie der retrograden Ejakulation

Eine retroperitoneale Lymphadenektomie verursacht je nach Radikalität des Vorgehens Schädigungen der sympathischen Nervenbahnen, die für den während der Ejakulation notwendigen Blasenverschluss verantwortlich sind. Die Folge ist eine retrograde Ejakulation, d. h. der Samenerguss erfolgt nicht wie beim Gesunden antegrad, sondern rückwärts in die Blase und bedingt dadurch eine Infertilität. Eine retrograde Ejakulation tritt auch als unerwünschte Nebenwirkung einiger Medikamente auf (s. Tabelle 8, S. 79 ff).

In einer Reihe von Fällen ist eine medikamentöse Behandlung mit Substanzen erfolgreich, die die α-adrenergen Rezeptoren des Sphincter internus der Harnblase stimulieren; besonders die als Antidepressiva bekannten Wirksubstanzen Imipramin und Clomipramin werden diskutiert. Dabei ist auf eine Restharnbildung als unerwünschte Nebenwirkung zu achten.

Bei Kinderwunsch kann ein Versuch mittels instrumenteller homologer Insemination unternommen werden. Das Sperma wird dazu nach dem Geschlechtsverkehr oder nach Masturbation aus dem Urin gewonnen.

8.2 Mechanische Hilfsmittel

8.2.1 Vibratoren

Vibratoren, die es in Penisform oder als Scheidenattrappe gibt, können zur Selbststimulation oder im Zusammensein mit einem Partner angewandt werden. Sie sind auch ein geeignetes Hilfsmittel, um nach schwerwiegenden operativen Eingriffen den eigenen Körper schrittweise neu zu erkunden und die Reaktionen verschiedener Körperregionen auf sexuelle Stimulation kennenzulernen.

8.2.2 Vaginaldilatatoren

Nach der operativen Neuanlage einer Scheide oder nach einer Strahlentherapie ist es manchmal notwendig, die Scheide zu weiten und offen zu halten, um eine Schrumpfung oder Verklebung zu vermeiden. Dazu werden Dilatatoren aus Glas, Kunststoff oder Metall verwandt, die es in verschiedenen Größen bis zu der eines erigierten Gliedes gibt und die von der Patientin in regelmäßigen Abständen in die Scheide eingeführt werden sollen.

8.2.3 Externe Brustprothesen

Äußerlich getragene Brustprothesen bieten nach einer Mastektomie die Möglichkeit, relativ schnell zu dem gewohnten äußeren Bild der eigenen Person zurückzufinden. Die „Erstversorgungsprothese" besteht aus feiner Baumwolle und ist mit synthetischer Watte oder Schaumstoff gefüllt. Sie ist sehr leicht und kann daher bereits wenige Tage nach einer Operation über dem Wundverband getragen werden. Durch ihr geringes Gewicht verschiebt sich diese Prothese allerdings leicht. Um das zu verhindern, kann man der Patientin empfehlen, einen fest anliegenden Body zu tragen oder die Prothese an einem BH anzunähen und den gegebenenfalls mit einem Gummiband am Slip zu befestigen. Während einer Nachbestrahlung sollte jedoch auf das Tragen einer Prothese verzichtet werden, um das Entstehen von Druckstellen auf der empfindlichen Haut zu vermeiden.

Erstversorgung

Die Erstversorgungsprothese ist eine Übergangslösung und wird nach dem Abschluss der Wundheilung (etwa 6–8 Wochen nach der Operation) gegen eine endgültige Prothese ausgetauscht. Sie besteht in der Regel aus Silikon, das sich der Körpertemperatur schnell anpasst, und wird mit oder ohne Baumwollhülle in einem speziellen Büstenhalter getragen oder mittels eines Haftstreifens direkt auf der Haut befestigt werden kann.

Dauerlösung

Im Fachhandel sind Prothesen ganz unterschiedlicher Form und Größe erhältlich. Angeboten werden auch besondere Ausfertigungen für Pa-

Handling

tientinnen mit einer Teilresektion oder mit Lymphödem. Die Prothese sollte nicht nachts beim Schlafen getragen werden, da dies möglicherweise zu Veränderungen der Form oder des Materials führt. Statt dessen sollte sie in der vom Hersteller mitgelieferten formgerechten Verpackung aufbewahrt werden.

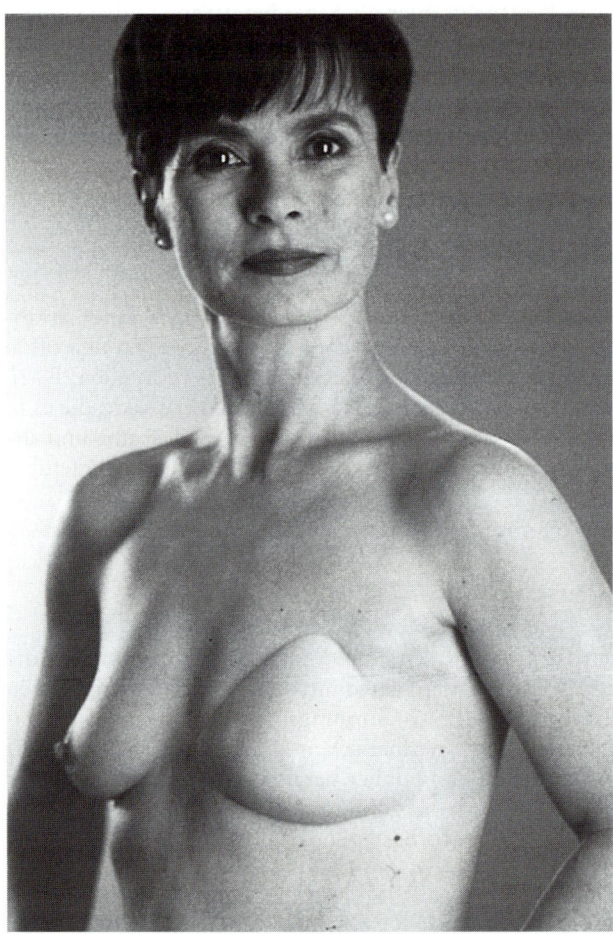

Abb. 18: Selbst haftende
Brustprothese

Nützlichkeit   Das Tragen einer endgültigen Prothese ist nicht nur **aus psychologischen Gründen** sinnvoll. Viele Frauen nehmen nach einer Brustamputation eine Schonhaltung ein, bei der sie die Schulter der operierten Seite hochziehen. Dadurch entstehen Muskelverspannungen, die längerfristig Schmerzen im Bereich des Rückens, der Schulter, des Nackens sowie Kopfschmerzen auslösen. Gerade bei Frauen mit einer größeren und schwereren Brust ist es daher empfehlenswert, regelmäßig eine Prothese zu tragen, um solche schmerzhaften **Haltungsfehler zu vermeiden**.

Eine fachgerechte Beratung wird von Orthopädiefachgeschäften, Sanitätshäusern oder Spezialgeschäften für Miederwaren angeboten. Hier sind auch Spezialbüstenhalter und Badeanzüge erhältlich, die z. B. den Besuch eines Schwimmbades erleichtern. Die entstehenden Kosten für die Anpassung und den Kauf von externen Brustprothesen werden in der Regel von den Krankenkassen übernommen.

8.2.4 Erektionshilfesysteme

Erektionsstörungen sind häufig die Folge eines unzureichenden arteriellen Blutzuflusses und/oder eines vermehrten venösen Rückflusses aus den Schwellkörpern. Das in den USA entwickelte Erec-Aid-System ermöglicht eine konservative Behandlung, indem es den natürlichen Prozess nachahmt, die Erektion zu erreichen und zu halten.

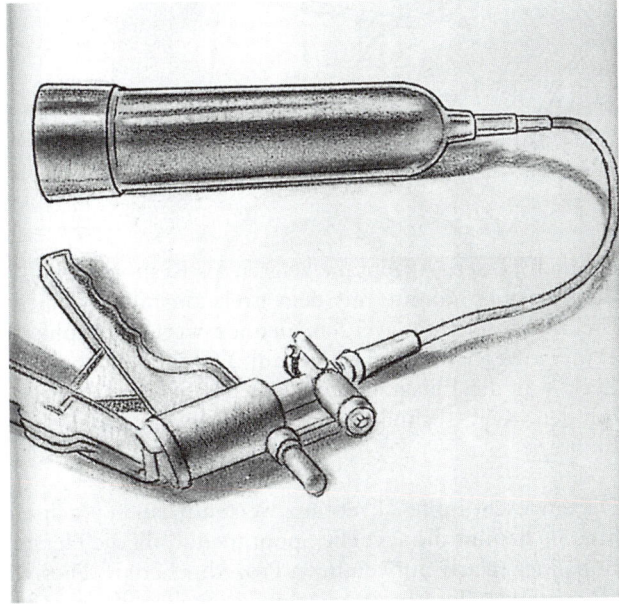

Abb. 19: Erec-Aid-System – Aufbau

Um eine Erektion zu erzeugen, führt der Patient den Penis in einen Plexiglaszylinder ein, über dessen offenes Ende einer oder mehrere straffe Gummiringe oder -bänder gespannt werden. Mit einer Handpumpe wird anschließend im Zylinder ein Vakuum erzeugt; dadurch strömt Blut in den Penis, und es wird die notwendige Steifheit für einen Geschlechtsverkehr erreicht. Ist eine ausreichende Erektion vorhanden, werden die Gummiringe oder -bänder auf die Peniswurzel abgerollt und anschließend der Zylinder entfernt. Der Spannungsring verhindert das Abfließen des Blutes. Die Erektion, die von vielen Anwendern als „ausreichend fest" geschildert wird, kann dadurch bis zu 30 min erhalten bleiben (Cave: ischämische Gewebeschädigung!).

Eine Untersuchung von DEROUET U. ZIEGLER bei 55 Patienten mit organischer erektiler Dysfunktion ergab eine Akzeptanzrate von 47 %, wobei Nonresponder der intrakavernösen Injektion (SKAT) mit 55 % eine

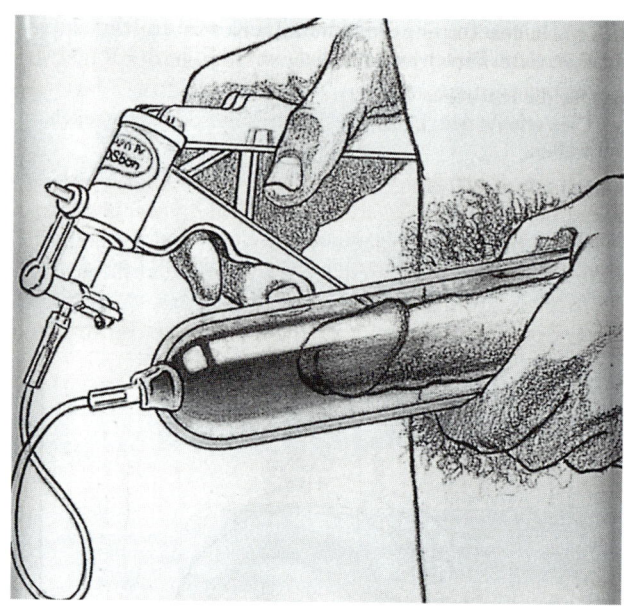

Abb. 20: Erec-Aid-System – Anwendung

deutlich bessere Akzeptanz zeigten als Responder mit 25 %. Bei 87,5 % der Patienten konnte mit dem Erektionshilfesystem zufriedenstellende Erektionen erzeugt werden; nennenswerte Komplikationen traten bei Daueranwendern (längster Verlauf 2,5 Jahre) nicht auf. Beim sog. venösen Leck war die Einsatzmöglichkeit des Systems – auch in Kombination mit der SKAT-Technik – durch den Schweregrad der Okklusionsstörung limitiert.

Nachteile   Die eingeschränkte Akzeptanz weist auf einen Nachteil dieser Methode hin: Sie **hemmt die sexuelle Spontaneität**, da die Herstellung einer Erektion einer relativ aufwendigen Prozedur bedarf. Dies wird von manchen als störende Unterbrechung ihres sexuellen Zusammenseins erlebt und setzt eine stabile Partnerschaft voraus. Die Erzeugung der Gliedsteife beruht nur auf einer Unterbrechung des venösen Blutrückflusses. Deshalb ist die erreichbare Stärke der Erektion häufig nicht so hoch wie bei Anwendung der SKAT-Technik und lässt während des Geschlechtsverkehrs langsam nach. Von einigen Anwendern wird die fehlende Gliedsteife unterhalb des Spannungsringes bemängelt. Durch die angelegten Gummibänder kann es außerdem zu einer Beeinträchtigung des Samenergusses kommen, d. h., er wird entweder blockiert oder erfolgt retrograd. Bei einigen Anwendern treten bei zu hohem Vakuumdruck punktförmige Hautblutungen oder Blutergüsse im Bereich des Penis auf. Im Vergleich zur SKAT-Technik entstehen bei dieser Methode bei sachgemäßer Anwendung aber keinerlei ernste Komplikationen.

Kontraindikationen sind Blutgerinnungsstörungen sowie hämatologische Erkrankungen, die eine Thrombenbildung im Kapillarsystem begünstigen.

Um die Wirksamkeit des Pumpensystems im Einzelfall zu erproben, ist es sinnvoll, das Gerät in einer mehrwöchigen Testphase zu Hause auszuprobieren. Dazu wird dem Patienten eine Übungspumpe mit einer ausführlichen Gebrauchsanleitung und einem Anwendervideo ausgeliehen. Gerade bei dieser Methode ist eine Beratung durch den Arzt besonders wichtig, die mögliche Hemmungen und Schamgefühle des Patienten anspricht und mildert. Wenn der behandelnde Arzt bescheinigt, dass die Anwendung des Erec-Aid-Systems medizinisch notwendig ist, übernehmen die Krankenkassen erfahrungsgemäß die Kosten für dieses System. Es wird nur gegen Rezept ausgeliefert.

Handling

> Ein Patient leidet nach radikaler Prostatektomie unter einer Erektionsstörung. Die zur Verfügung stehenden Hilfsmittel würde seine Frau jedoch nicht akzeptieren, weil sie diese als zu „künstlich" ansehe. Sie wolle dann doch lieber ganz darauf verzichten. Der Mann wirkt traurig und äußert mit Tränen in den Augen: *„Das ist doch kein Leben. Für mich gehört das einfach zu einer Liebesbeziehung dazu!"* Wen verstehen Sie besser: den Mann oder seine Frau? Warum?

Frage zur Selbstreflektion

8.3 Chirurgische Behandlungsmaßnahmen

8.3.1 Anlage einer Neovagina

Wird die Entfernung der Vagina notwendig, kann durch die Verwendung von Haut, die an einer anderen Stelle des Körpers entnommen wird, eine künstliche Scheide hergestellt werden (Scheidenplastik). Eine weitere Technik besteht darin, einen Abschnitt des Dickdarms zu entfernen und daraus eine neue Scheide aufzubauen. Der Eingriff sollte frühestens 4–6 Wochen nach der Erstoperation erfolgen.

Bei der Hauttransplantation wird Haut mit den ihr anhängenden Muskelfasern, Blut- und Nervengefäßen von der Innenseite der Oberschenkel entfernt und daraus eine nach oben geschlossene Röhre gebildet. Sie ist innen mit der Hautoberfläche ausgekleidet und wird in einem zweiten Schritt an der Stelle fixiert, an der die ursprüngliche Scheide saß. Die den verpflanzten Hautbezirk versorgenden Blut- und Nervengefäße werden dabei mitverpflanzt, weshalb die künstliche Scheide nach dem Eingriff auch berührungsempfindlich ist.

Operationstechnik

Je nach Operationstechnik und Umfang der notwendig werdenden Rekonstruktion wird es erforderlich, anschließend für einige Zeit ständig eine Kunststoffröhre in der Scheide zu tragen, um sie offen und gedehnt zu halten. Nach einigen Monaten kann die Zeit reduziert werden, jedoch sind regelmäßiger sexueller Verkehr oder tägliche Dehnungsübungen empfehlenswert, um die Scheide offen zu halten. Ohne diese

Maßnahmen besteht das Risiko, dass es zu Schrumpfungen oder Verklebungen der wiederhergestellten Scheide kommt.

Auswirkungen auf das sexuelle Erleben

Erfahrungsgemäß können bei einer künstlichen Scheide die umgebenden Muskeln nicht mehr bewusst angespannt werden, was manche Frauen während des Koitus vermissen. Es ist empfehlenswert, **verschiedene Stellungen** beim Geschlechtsverkehr zu erproben, um diejenigen herauszufinden, die am meisten Lustgefühle auslösen.

Eine künstliche Scheide sondert bei Erregung keine oder nur unzureichende Feuchtigkeit ab, weil die dazu notwendigen schleimproduzierenden Zellen nicht vorhanden sind. Deshalb muss sie vor dem sexuellen Verkehr mit einem Gleitmittel angefeuchtet werden. Eine natürliche Vagina reinigt sich auch selbst, indem die Scheidenflüssigkeit abgestorbene Zellen mit ausschwemmt. Bei der künstlichen Scheide funktioniert dieser Selbstreinigungsmechanismus nicht; sie muss regelmäßig mit einer besonderen Dusche ausgespült werden, um Ablagerungen und damit verbundene störende Geruchsbildungen zu vermeiden. Wenn vor der Transplantation auf den verpflanzten Hautstücken kleine Haare wuchsen, wird dies natürlich auch in der künstlichen Scheide so sein.

Wurde die Scheide aus transplantiertem Gewebe des Oberschenkels hergestellt, führt das beim Koitus zunächst oft zu irritierenden **Fehlwahrnehmungen** – so als ob eigentlich die Innenseiten der Oberschenkel berührt würden. Die mitverpflanzten Nervenbahnen melden die Berührung an das Gehirn weiter, das den Reiz der ursprünglichen Stelle zuordnet. Erst schrittweise „lernt" das Gehirn, die Berührung der neuen Scheide zuzuordnen. Befragungen von Frauen mit einer Neovagina zeigen, dass die Mehrzahl von ihnen nach der Operation befriedigende sexuelle Beziehungen hat, wenn genügend Zeit zur Abheilung und zum „Umlernen" verstrichen ist.

8.3.2 Brustrekonstruktion

Abklärung von Wünschen und Realität

Da die Rekonstruktion der weiblichen Brust nach vorhergehender Mastektomie wesentlich zu einer adäquaten Krankheitsbewältigung beitragen und die körperliche Integrität stärken kann, sollten Patientinnen grundsätzlich vor dem Ersteingriff auf die Möglichkeiten des Brustaufbaus hingewiesen werden. Im präoperativen Aufklärungsgespräch sind nicht nur die Technik, das zu erwartende Ergebnis und die möglichen Komplikationen, sondern auch die psychosozialen Aspekte zu erörtern: Besteht bei der Patientin der Wunsch nach einem Aufbau, ist zu klären, welche Ziele damit erreicht werden sollen und welche (Wunsch-)Phantasien sich mit der neuen Brust verbinden. Die sorgfältige Klärung dieser Fragen kann auch zu einer Ablehnung einer Brustrekonstruktion führen, wie das folgende Fallbeispiel zeigt.

Fallbeispiel

Im Aufklärungsgespräch einer bereits ein Jahr zuvor linksseitig ablatierten Patientin wird nach einiger Zeit deutlich, dass diese selbst eigentlich keine erneute Operation wünscht, sondern sich durch das ablehnende Verhalten ihres Mannes dazu gedrängt fühlt. *„Ich komme gar nicht dazu, selber darüber nachzudenken, ob ich das will oder nicht. Ich spüre nur, dass er mich so nicht akzeptiert und kriege dann nur noch Angst. Was soll ich denn sonst machen, außer mich operieren zu lassen?"*

Der beratende Gynäkologe spürt bei diesem Gespräch deutlich ein unausgesprochenes „Hilfeersuchen" der Frau, sie vor einer Operation zu schützen. In einem darauf folgenden gemeinsamen Gespräch mit dem Ehemann kann dieser über seine Schwierigkeiten sprechen, das veränderte körperliche Aussehen seiner Frau zu akzeptieren. Ihre Mitteilung, sich seinetwegen operieren zu lassen, führt dann aber dazu, dass er sie dazu ermutigt, sich trotz seiner Probleme nicht *„unters Messer zu begeben".*

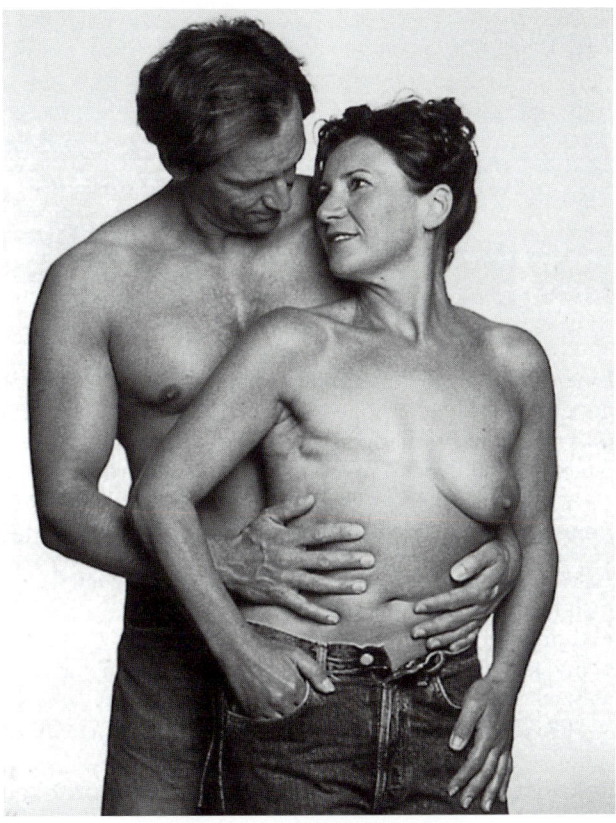

Abb. 21: Befriedigende Sexualität trotz Mammaamputation

Die Wiederherstellung einer befriedigenden Sexualität muss nicht daran gebunden sein, dass ein prothetischer Brustaufbau durchgeführt wird. Es gelingt vielen Frauen bei entsprechender Unterstützung durch ihren Partner und ihr soziales Umfeld, die Folgen einer Mammaamputation zu verarbeiten und eine für sie befriedigende Sexualität mit ihrem Partner aufrecht zu erhalten.

Zeitpunkt und Art der Rekonstruktion müssen individuell festgelegt werden. Der Eingriff ist technisch eher schwierig und nicht immer kosmetisch befriedigend. Das Resultat hängt von den jeweiligen anatomischen Gegebenheiten, der angewandten Rekonstruktionstechnik und vor allem den Erfahrungen des Operationsteams ab. Der Eingriff kann grundsätzlich gleichzeitig oder aber nach mindestens 3–6 Monaten erfolgen, wenn die Mastektomienarbe vollständig abgeheilt ist. Gegen einen späteren Eingriff bestehen keine Bedenken, selbst wenn die Erstoperation Jahre zurückliegt.

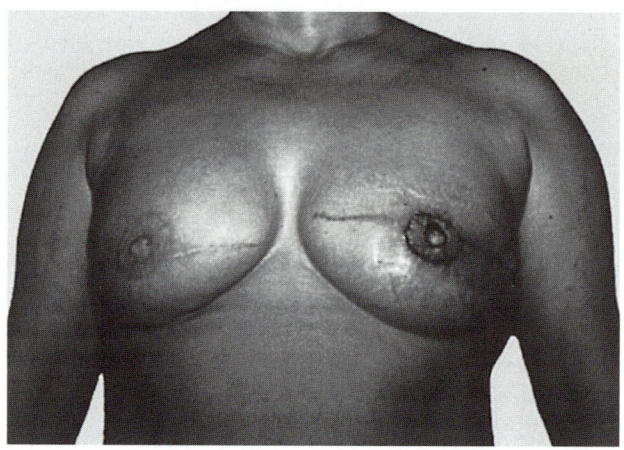

Abb. 22: Brustrekonstruktion beidseits nach Mammaamputation

Eine operative Rekonstruktion der weiblichen Brust kann mit autologem und/oder heterologem Material durchgeführt werden. Gegebenenfalls müssen geschädigte oder fehlende Hautpartien ersetzt und der Areola-Mamillen-Komplex rekonstruiert werden.

Rekonstruktion des Brustgewebes durch körpereigenes Gewebe

Als operative Standardverfahren zur plastischen Defektdeckung kommen folgende Verfahren in Frage:
- thorakoepigastrischer Schwenklappen
- myokutaner Schwenklappen als Musculus-latissimus-dorsi-Lappen bzw. als transversaler Rectus-Abdominis-Muskel-Schwenklappen (TRAM-FLAP) mit ein- bzw. doppelseitiger Stielung.

Rekonstruktion der Brust durch Silikonprothesen

Mit Silikon gefüllte Prothesen werden inzwischen seit mehr als drei Jahrzehnten verwandt. Sie ähneln in ihrer Geschmeidigkeit, dem Gewicht und dem Gefühl bei Berührung der natürlichen Brust. Durch das in ihnen enthaltene zähflüssige Silikon sind sie weich und formbar, weshalb sie sich gut den Bewegungen des Oberkörpers anpassen. Profil, Form und Größe der Prothese werden dem Aussehen der gesunden Brust angepasst, um nach der Operation eine möglichst weitgehende Symmetrie beider Brüste zu erreichen. Durch neue mikrostrukturierte Oberflächen der Implantate konnte die Rate von konstriktiven Kapselfibrosen auf ca. 2–4 % gesenkt werden.

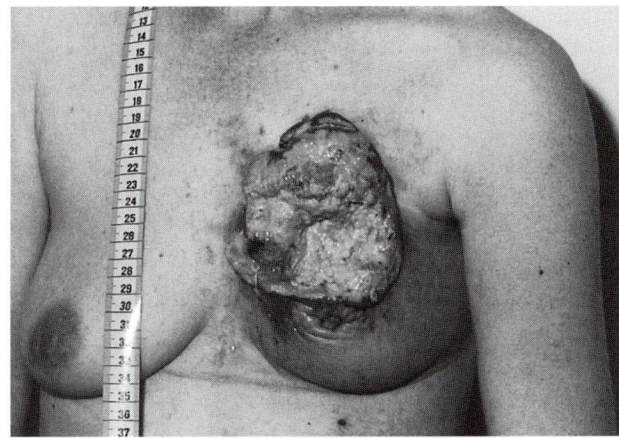

Abb. 23: Exulzerierendes Mammakarzinom vor der plastischen Deckung

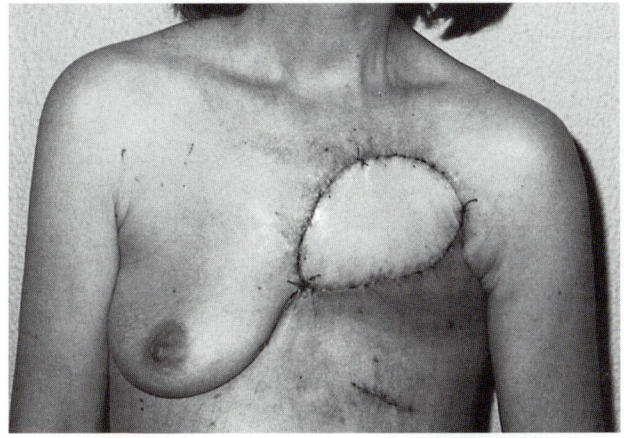

Abb. 24: Plastische Deckung mit einem Latissimus-Lappen – ventral

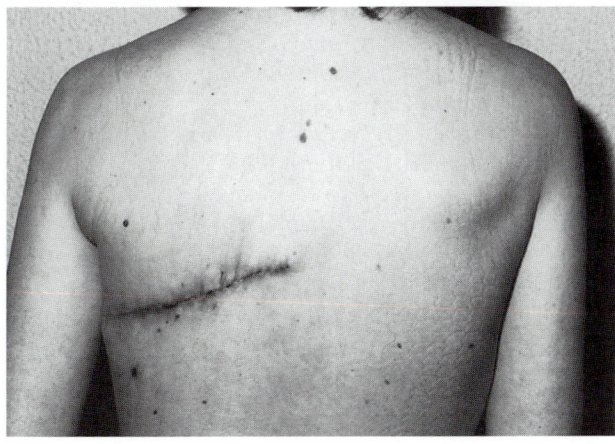

Abb. 25: Plastische Deckung mit einem Latissimus-Lappen – dorsal

Durch eine Reihe von Presseveröffentlichungen über Komplikationen nach der Implantation einer Silikonprothese (z. B. Abstoßungreaktionen, Autoimmunerkrankungen, rheumatische Erkrankungen usw.) wurden viele Frauen verunsichert. Die Deutsche Gesellschaft für Senologie

Sicherheit des Materials

hat deshalb am 24. 9. 98 eine Konsensuserklärung zur Sicherheit von Silikon-Brustimplantaten abgegeben:

1. *„In allen Bereichen der Medizin und Chirurgie sind Implantate und Medizinprodukte aus Silikon von größter Bedeutung, nicht nur für das Wohlbefinden, sondern oft für das Überleben.*
2. *Auf den neuesten Stand gebrachte Studien zeigen, dass Silikon-Brustimplantate weder Brustkrebs noch andere Krebserkrankungen auslösen.*
3. *Es gibt zuverlässige, wissenschaftliche Daten (klinisch, immunologisch und epidemiologisch), dass Silikon-Brustimplantate weder Autoimmunerkrankungen noch rheumatische Erkrankungen auslösen.*
4. *Es gibt keinen wissenschaftlichen Hinweis für die Existenz von Silikonallergie, Silikonvergiftung, atypische Silikonerkrankung oder eine neue Silikonerkrankung. Der Körper reagiert auf jedes Implantat mit einer Fremdkörperreaktion, was jedoch nicht gleichzusetzen ist mit einer Immunerkrankung.*
5. *Silikon-Brustimplantate haben keine nachteiligen Auswirkungen auf Schwangerschaft, Stillfähigkeit oder die Gesundheit von Kindern, die gestillt werden.*
6. *Patientinnen mit Silikon-Brustimplantaten sollten sich regelmäßigen Kontrolluntersuchungen unterziehen und ggf. eine Röntgenuntersuchung oder eine Untersuchung mit anderen bildgebenden Verfahren durchführen lassen.*
7. *Es wurden keine spezifischen Antikörper gegen Silikon gefunden. Deswegen sind immunologische Testverfahren sinnlos.*
8. *Die deutsche Gesellschaft für Senologie begrüßt den vorliegenden, harmonisierten EU-Standard für Silikon-Brustimplantate, insbesondere die darin enthaltenen besonderen Vorschriften zur Patientenaufklärung.*
9. *Die Deutsche Gesellschaft für Senologie fordert dazu auf, weiterhin klinische Forschung und Grundlagenforschung zu betreiben, um die Qualität von Silikon-Brustimplantaten weiter zu verbessern und neue Technologien zu entwickeln.*
10. *Die deutsche Gesellschaft für Senologie sucht nach Wegen, der Forderung der Medizinprodukte-Betreiberverordnung vom 29. 6. 98 nach Meldung von schwerwiegenden Komplikationen mit Silikon-Brustimplantaten zu entsprechen.*
11. *Objektive Berichte in den Medien tragen zur Beruhigung von Patientinnen bei. Die Deutsche Gesellschaft für Senologie setzt es sich zu einem ihrer vordringlichsten Ziele, eine umfassende Aufklärung der Patientinnen zu erreichen, bei denen die Implantation einer Silikon-Brustprothese erfolgte, vorgesehen bzw. angezeigt ist. Ein diesbezügliches Informationsblatt für sämtliche in Europa vertriebene Implantate soll obligat angewendet werden."*

Während der Primäroperation kann eine Expanderprothese oder eine Verschiebeplastik eingesetzt werden. Bei der Expanderprothese legt der Operateur direkt nach der Entfernung der erkrankten Brust eine leere Reservoirtasche mit Silikonummantelung unter den großen Brustmuskel

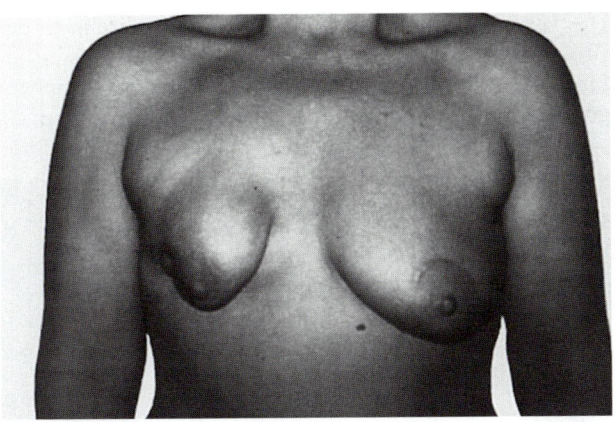

Abb. 26: Kapselfibrose rechts

ein und fixiert sie. Ein Ventil zum Füllen der Prothese belässt er unter der Haut. Nach der Wundheilung wird über dieses Ventil schrittweise physiologische Kochsalzlösung in die Prothese eingefüllt, bis sie die Größe der anderen Brust erreicht hat.

Dieses weitgehend schmerzlose Verfahren zieht sich über 3–4 Monate hin, da sich die umliegende Haut dehnen muss, um der sich vergrößernden Prothese Raum zu geben. Anschließend entfernt der Operateur bei einer permanenten Expanderprothese in einem kurzen operativen Ein-

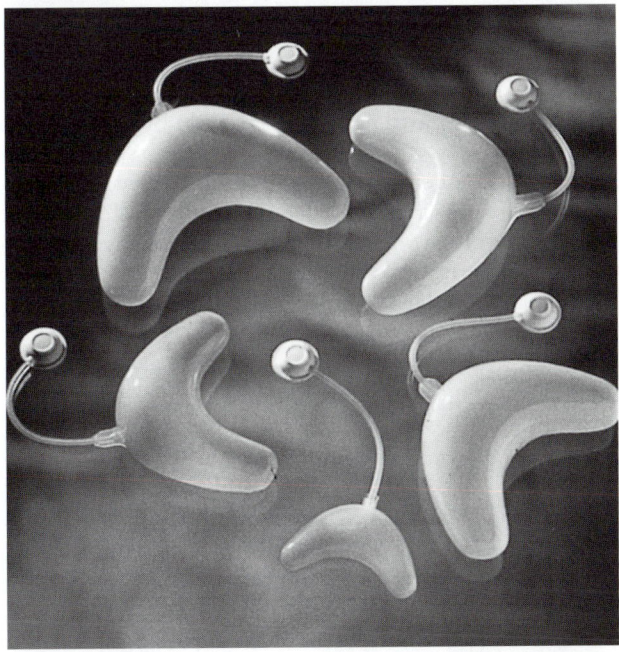

Abb. 27: Gewebe-expander

griff das Ventil mit dem Verbindungsschlauch. Bei temporären Expanderprothesen wird die Prothese in einer zweiten Operation durch ein Silikonimplantat ersetzt.

Die Verschiebeplastik wird erst einige Monate nach der Entfernung der Brust implantiert. Dazu wird die alte Operationsnarbe wieder geöffnet, Haut aus der Umgebung mobilisiert und abschließend eine endgültig gefüllte Silikonprothese eingelegt. Aus Symmetriegründen wird häufig

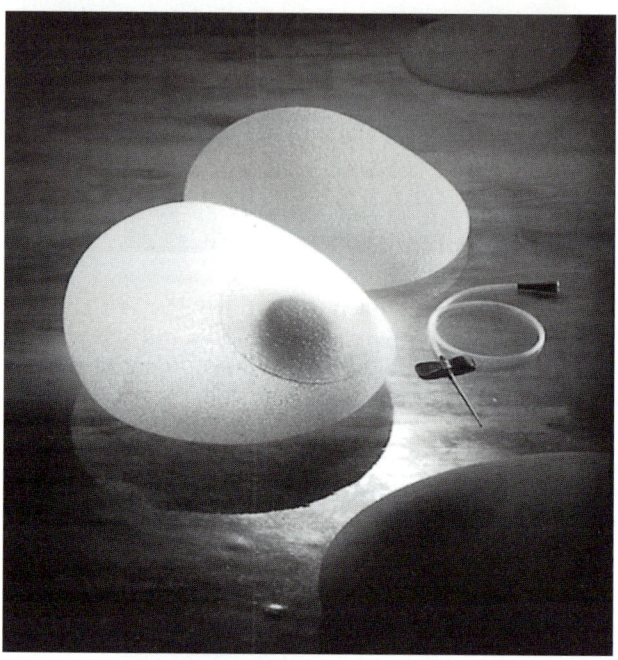

Abb. 28: Mammaimplantat

während des Eingriffs auch die gesunde Brust der rekonstruierten Brust angepasst.

Nach der gelungenen Rekonstruktion der Brust besteht die Möglichkeit, auch die Brustwarze und den Warzenvorhof wiederherzustellen. Eine Reihe von Frauen verzichtet darauf, um eine weitere Operation und den dazugehörigen Klinikaufenthalt zu vermeiden. Der Eingriff ist heute jedoch auch ambulant in Lokalanästhesie durchführbar.

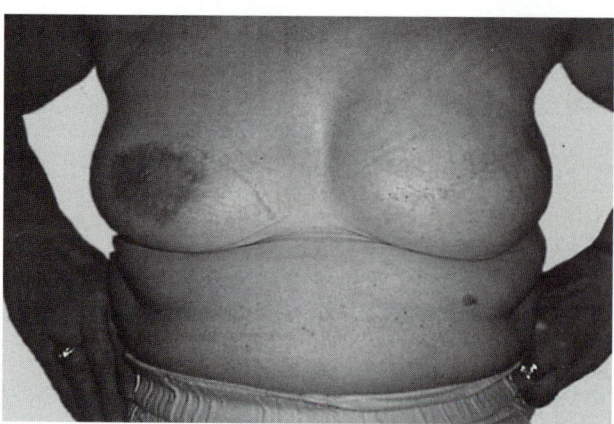

Abb. 29: Mammarekonstruktion links, reduktion rechts

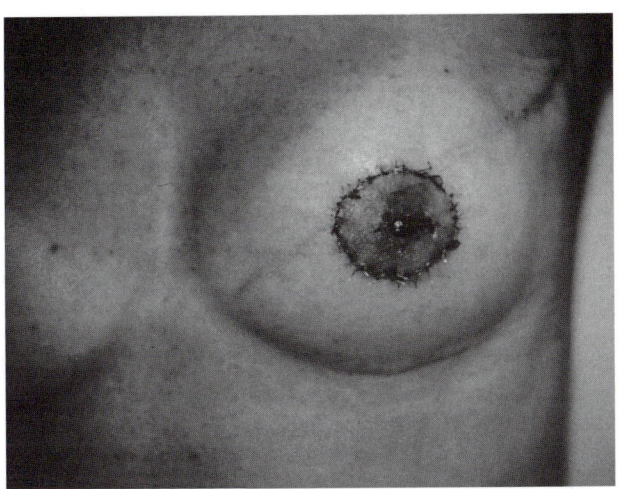

Abb. 30: Mamillen-
rekonstruktion aus
Vollhautimplantat der
Oberschenkelinnenseite

Die **Brustwarze** soll frühestens 3 Monate nach der operativen Wiederherstellung der Brust abschließend **rekonstruiert** werden. Wird bereits
bei der Erstoperation an einen Brustaufbau gedacht, kann die Brustwarze in die Leistengegend verpflanzt („Warteposition") und von dort
aus später wieder auf die rekonstruierte Brust zurückverpflanzt werden.
In einigen Fällen kommt es bei der Verpflanzung der Brustwarze zu
Pigmentverlusten, d. h., die Haut hellt sich auf, und die Brustwarze ist
später nicht mehr so dunkel wie zuvor.

Konnte die Brustwarze nicht erhalten werden, bestehen mehrere operative **Möglichkeiten des Wiederaufbaus.** Der Warzenvorhof wird entweder durch eine Tätowierung oder durch die Verpflanzung dunkel pig-
mentierter Haut an die entsprechende Stelle hergestellt. Bei einem
ausreichend großen Vorhof der gegenüberliegenden Brust kann die
Haut auch von dort entnommen werden. Der Vorhof der Spenderstelle
verkleinert sich dadurch entsprechend. Alternativ kommt für eine solche
Verpflanzung auch Haut aus der Genitalregion, der Innenseite der Oberschenkel oder ein Stück eines Ohrläppchens in Frage. Das jeweilige Ge-
webestück wird auf der wiederaufgebauten Brust an die vorgesehene
Stelle verpflanzt. Nach Abschluss der Wundheilung ist es empfehlenswert, mindestens ein Jahr lang die Wundränder täglich vorsichtig mit
einer dazu geeigneten Creme (z. B. Contractubex compositum®) einzu-
reiben, um eine unerwünschte überschießende Narbenbildung (Keloidbildung) zu verhindern. Die wiederhergestellten Brustwarzen sind und
bleiben jedoch **Berührungen gegenüber unempfindlich.**

SCHMIDT-MATTHIESEN U. BASTERT (1995) nennen bei schwieriger Aus-
gangssituation oder geringer Erfahrung des Operateurs neben der Kapselfibrose weitere mögliche postoperative Komplikationen nach Brust-
wiederaufbau:

Komplikationen

- fehlerhafte Position des Implantats
- Brustasymmetrie
- Mamillenasymmetrie

- Faltenbildung der Brusthaut über dem Implantat
- unzutreffendes Volumen der rekonstruierten Brust
- ungenügende Form der neugebildeten Mamma
- Haut- und Weichteilnekrosen mit Expulsion des Implantats
- Auslaufen der Implantatfüllung
- hypertrophe Narben (Keloidbildung)
- chronische Entzündungen der rekonstruierten Brust.

Vorteile

Die Vorteile der operativen Wiederherstellung der entfernten Brust liegen in einer (mehr oder weniger gelungenen) **Wiederherstellung des vorherigen Körperbildes.** Die Frauen brauchen keine Brustprothese (z. B. eine Büstenhaltereinlage) und haben beispielsweise die Möglichkeit, wieder ausgeschnittene Kleider zu tragen. Für das Selbstwertgefühl ist das oft von erheblicher Bedeutung.

Nachteile

Den geschilderten Vorteilen stehen jedoch einige Nachteile gegenüber. Das Gelingen des Wiederaufbaus kann nicht garantiert werden. Nicht selten sind die operierten Frauen mit dem erreichten Ergebnis unzufrieden, sie akzeptieren die durch den Aufbau wiederhergestellte Brust nicht. Sensibilitätsstörungen und Kälteempfindungen tragen oft zur Unzufriedenheit bei; die rekonstruierte Brust wird manchmal als kühler empfunden.

Eine Patientin: *„Der Operateur hat sich wirklich große Mühe gegeben, aber es ist trotzdem nicht mehr die Brust, die ich zuvor hatte. Sie ist und bleibt anders, irgendwie künstlich.“*

Eine andere Patientin: *„Meine Brustwarze ist durch die Operation vollkommen unempfindlich geworden, und die Zärtlichkeiten meines Mannes rufen an dieser Stelle keine lustvollen Gefühle mehr hervor. Das ist für mich besonders schlimm, da ich Berührungen an meinen Brüsten früher als besonders erotisch empfunden habe.“*

Die Kosten für eine Brustaufbauplastik, d. h., Operation, Prothese und evtl. notwendig werdenden Nachoperationen werden in der Regel von den Krankenkassen übernommen. Wegen der sich immer wieder ändernden gesetzlichen Regelungen sollte man sich allerdings vor dem Eingriff eine Kostenzusage der Kasse geben lassen.

8.3.3 Penisprothesen

Wenn bei Erektionsstörungen weder die Anwendung der Vakuumpumpe noch entsprechende Medikamente (s. Kap. 8.1.6) zum Erfolg führen oder deren Benutzung nicht gewünscht wird, kann auch die operative Einpflanzung einer Penisprothese erwogen werden. Sie ist äußerlich nicht sichtbar, da sie operativ in das Glied eingesetzt wird und dadurch wieder eine Erektion ermöglicht. Appetenz, Ejakulation und Orgasmuserleben werden dadurch nicht beeinflusst. Frauen spüren in der Regel keinen Unterschied zwischen einer natürlichen Erektion und einer durch eine Penisprothese erzeugten Erektion und können daher auch ihren Orgasmus ungestört erleben.

Die Prothesenchirurgie arbeitet mit drei unterschiedlichen Prothesentypen:
- semirigide bzw. biegsame Stabprothesen
- einteilige Prothesen mit Flüssigkeitsreservoir oder Federmechanik
- mehrteilige hydraulische Prothesen.

Die biegsamen Prothesen lassen sich operativ leicht einsetzen, zeigen wenig Komplikationen und sind die preiswertere Alternative. Dabei werden Silikonzylinder in das rechte und linke Corpus cavernosum implantiert, die zu einer dauerhaften Versteifung des Gliedes führen.

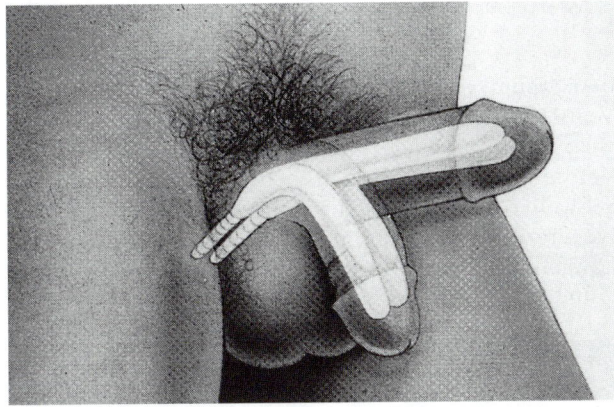

Abb. 31: Biegsames Implantat

Sie haben allerdings eine Reihe von Nachteilen: Die Erektion ist weniger fest als die bei den im Folgenden beschriebenen hydraulischen Prothesen. Außerdem kommt es auch nicht zu einer Zunahme des Penisumfangs wie bei einer normalen Erektion. Durch ein Scharnier lassen sich die Prothesen zwar nach oben und unten verbiegen. Trotzdem erleben es viele Patienten als unangenehm oder beschämend, z. B. in der Badehose mit einer „Dauererektion" gesehen zu werden. Die Mehrzahl der Patienten entscheidet sich deshalb heute für eine hydraulische Prothese.

Die einteiligen Prothesen mit Flüssigkeitsreservoir oder Federmechanik (s. Abb. 32, S. 140) lassen sich ebenfalls ohne großen Aufwand einsetzen, haben jedoch Nachteile, wenn man ihre Funktion mit der einer natürlichen Erektion vergleicht.

Diese Nachteile weisen die hydraulischen Zwei- und Dreikomponentenprothesen nicht auf. Sie zeigen in ihrem Aussehen in „Ruhestellung", in der Zunahme des Penisumfangs bei der Erektion und in der resultierenden Steife des Gliedes die **besten Ergebnisse**. Allerdings sind sie in ihrer mechanischen Konstruktionsweise aufwendiger und deshalb schwieriger zu implantieren. Sie bestehen aus hydraulischen Zylindern, die die Schwellkörper des Penis ausfüllen, einem Flüssigkeitsreservoir, das im

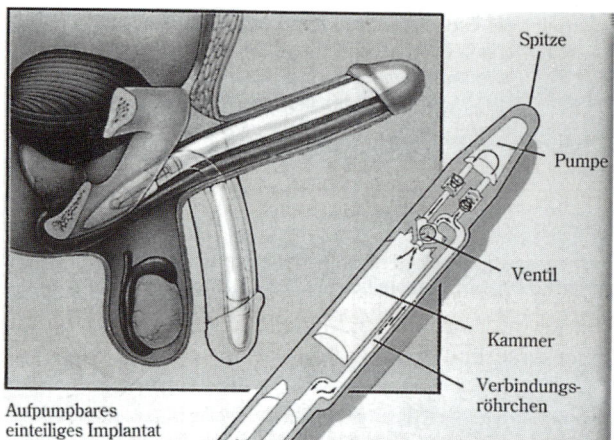

Abb. 32: Einteiliges
hydraulisches Implantat

Bauchraum verborgen ist, sowie einer kleinen manuellen Pumpe mit
Ventil, die im Skrotum eingesetzt wird.

Anwendung

Vor dem sexuellen Verkehr werden mittels der Pumpe die künstlichen
Schwellkörper gefüllt, bis eine ausreichende Erektion erreicht ist.
Neuere Modelle ermöglichen dabei sowohl eine Breiten- als auch
Längenausdehnung des Penis. Nach dem Verkehr wird das an der

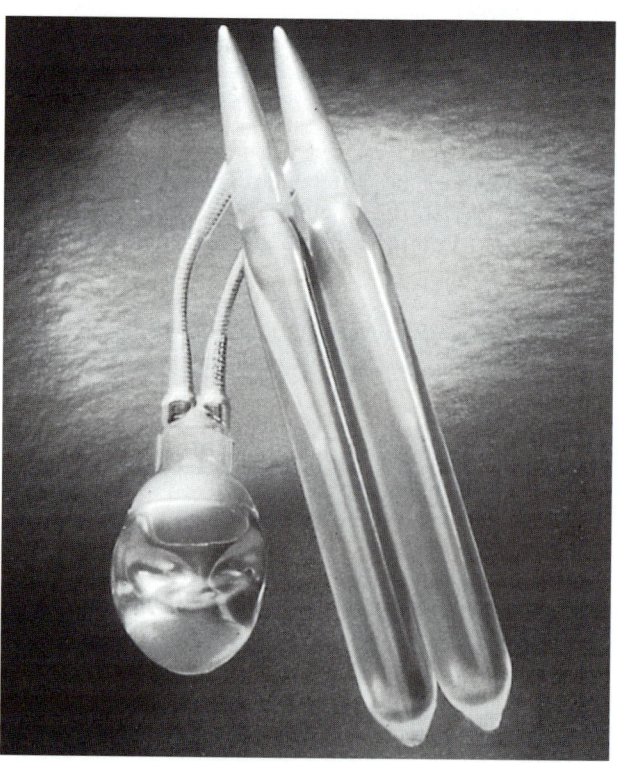

Abb. 33: Mehrteiliges
hydraulisches Implantat (1)

Pumpe liegende Ventil geöffnet, und die Flüssigkeit aus den Schwellkörpern entleert sich passiv wieder in den Reservoirbehälter im
Bauchraum. Die klinische Erfahrung zeigt, dass ältere Patienten
manchmal Schwierigkeiten mit der Handhabung der Mehrkomponen-
tenprothesen haben und deren Funktion präoperativ am Modell
erproben sollten.

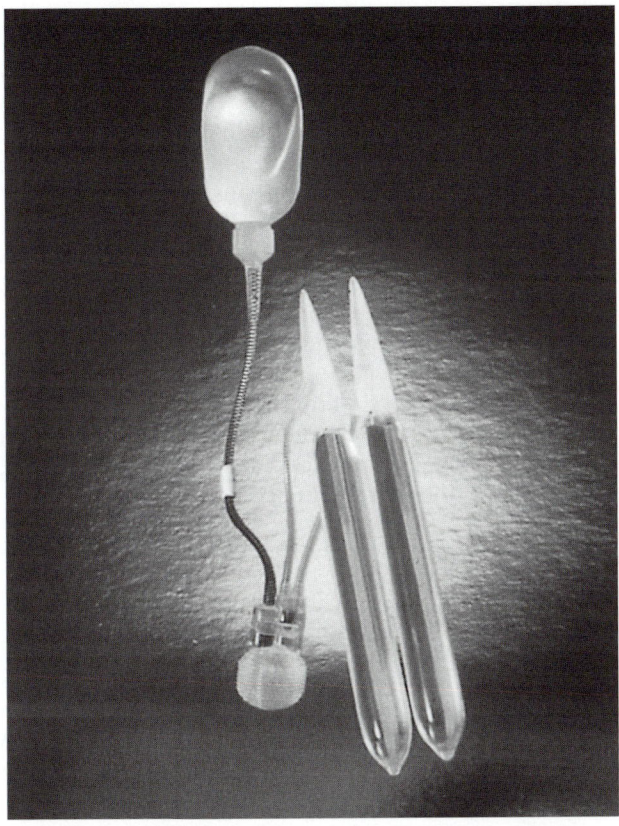

Abb. 34: Mehrteiliges
hydraulisches Implantat (2)

In ca. 10 % der Fälle soll es zu mechanischen Defekten kommen, die eine
Nachoperation erforderlich machen. Allgemein muss mit etwa 2–5 % an-
derweitigen Komplikationen wie Entzündungen, Schmerzen, Blutungen, Infektionen oder Lageveränderungen der Prothese u. ä. gerechnet
werden. Infektionen können die Entfernung der Prothese notwendig
machen; nach dem Abklingen der Infektion und der Wundheilung lässt
sich etwa ein halbes Jahr später erneut eine Prothese einsetzen. In einer
Untersuchung von GOLDSTEIN ET AL. (1997) an 434 Patienten im Z. n.
Implantation einer Mentor-alpha 1-Prothese wurden bei einem mittle-
ren Nachbeobachtungszeitraum von 22,2 Monaten folgende Beobachtungen gemacht: 90,8 % der Prothesen zeigten keinerlei Probleme; in
4,4 % der Fälle musste die Prothese explantiert, in 2,5 % eine operative
Revision vorgenommen werden. Von den operierten Patienten äußerten
sich in einer schriftlichen Befragung 89 % zufrieden mit der Prothese,

Ergebnisse
bei dauerhafter Nutzung

11 % waren eher unzufrieden. Bei einem längeren Nachbeobachtungszeitraum scheint sich allerdings die Zahl der Komplikationen zu erhöhen. So berichten KABALIN U. KESSLER (1989) für die 290 zwischen 1975 und 1985 von ihnen operierten Patienten mit Penisprothese eine Fehlfunktions- und Reoperationsrate von 43 %. Fünfzehn Patienten wurden 3-, 4- und einer 5mal nachoperiert.

Bei der Beratung von Patienten über eine potenzielle Penisprothesenimplantation ist darauf zu achten, dass nicht die Erwartung geweckt wird, psychisch (mit-)verursachte sexuelle Probleme oder Partnerschaftskonflikte auf „mechanische Weise" beheben zu können. GOLDSTEIN ET AL. (1997, S. 838) bemerken dazu kritisch auf Grund ihrer eigenen Untersuchungsergebnisse: *„Insertion of an implant can be expected to provide ‚functioning penile equipment' to engage satisfactorily in vaginal penetration but does not in any way guarantee success in other social areas, such as relationship issues, nonintercourse confidence levels or frequency of sexual expression. Implants can resolve specific erectile difficulties, and no other expectations concerning partner, social activities or work should be anticipated from their use."*

Im Gegensatz zu den Erektionshilfesystemen und der Anwendung erektionsfördernder Medikamente hat die Implantation von Penisprothesen irreversible Folgen; daher ist bei der Indikationsstellung eine psychogen bedingte Erektionsstörung unbedingt auszuschließen.

8.3.4 Hodenprothesen

Nach der operativen Entfernung eines oder beider Hoden können Prothesen in den Hodensack eingesetzt werden, die in Größe und Form den natürlichen Hoden entsprechen und sich auch so anfühlen. Viele Patienten halten allerdings diese Maßnahme, die direkt im Anschluss an die Orchiektomie vorgenommen wird, für überflüssig und versprechen sich davon keine Verbesserung ihres seelischen Befindens.

Ein Patient äußert dazu: *„Ich kann mir vorstellen, dass das jemandem helfen kann, der wegen der Operation ausgesprochene Minderwertigkeitsgefühle entwickelt – aber mir geht das nicht so, und mich haben auch die möglichen Komplikationen davon abgehalten, eine Prothese einsetzen zu lassen. Das ist jetzt drei Jahre her, und meine Frau und ich bereuen die Entscheidung in keiner Weise."*

Wie hier anklingt, ist die Einlage einer Hodenprothese mit einer Reihe von Risiken behaftet, insbesondere Entzündungen, Unverträglichkeiten mit dem körpereigenen Gewebe und einer damit verbundenen Abstoßung sowie selten einer Nachhärtung der Prothese.

8.4   Hilfen bei Stressinkontinenz

Bei der Stressinkontinenz handelt es sich um unfreiwillige Urinverluste unter körperlicher Belastung, wenn der Blasendruck ohne Detrusorkontraktionen den Urethradruck übersteigt. Der klinische Schweregrad wird in der Gynäkologie vor allem nach INGELMAN-SUNDBERG (1981), in der Urologie nach STAMEY (1975) klassifiziert. Zur Therapie steht eine Vielzahl konservativer und operativer Verfahren zur Verfügung. Pathologische Veränderungen der Topographie und höhere Grade der Inkontinenz (Grad II und III) sind Indikationen für eine operative Korrektur; in anderen Fällen kann ein konservativer Behandlungsansatz gewählt werden.

Manchmal lässt eine bestehende Inkontinenz sexuelle Wünsche erst gar nicht aufkommen. Die Betroffenen halten sich wegen des Tragens von Vorlagen („Windeln") oft für sexuell nicht attraktiv und vermeiden deshalb eine sexuelle Annäherung. Die Aufklärung über symptomlindernde Maßnahmen und die Möglichkeiten einer konservativen oder operativen Behandlung einer Inkontinenz muss also ein selbstverständlicher Bestandteil einer sexualmedizinischen Beratung sein.

9 Psychotherapeutische Behandlungsansätze bei sexuellen Störungen

Dominanz klassischer Medizin-Ansätze

Immer dann, wenn seelische Ursachen eine zentrale Rolle bei der Auslösung oder Aufrechterhaltung einer sexuellen Störung spielen, muss an ein psychotherapeutisches Vorgehen gedacht werden. Heute besteht zunehmend die Gefahr, dass sexuelle Störungen nur noch medizinisch behandelt werden. Die amerikanische Sexualwissenschaftlerin LEONORE TIEFER (1993) spricht in diesem Zusammenhang von einer *„Medikalisierung der Sexualität."* Medikamente wie z. B. Viagra® wirken verführerisch – sowohl auf den behandelnden Arzt als auch auf den Betroffenen: Warum sich auf eine Erkundung der eigenen Seele mit zunächst unsicherem Ausgang einlassen, wenn das Problem auch durch die Einnahme einer Pille in Minutenschnelle „beseitigt" werden kann?

Der in Hamburg tätige Urologe PORST schreibt in seinem Buch zu Viagra (1999) an den Leser gewandt: *„Sie können deshalb beruhigt davon ausgehen, dass die meisten Urologen auf diesem etwas heiklen Gebiet zuhause sind und Ihnen beiden umfassende und kompetente Hilfe anbieten können"* (S. 67). Dic zunehmenden ökonomischen Zwänge im Gesundheitswesen wirken sich jedoch auch auf die Arzt-Patient-Beziehung aus: es wird zwar immer wieder eine „sprechende Medizin" propagiert, sie wird jedoch nicht adäquat bezahlt. Ein Arzt wird deshalb nicht viel Zeit mit dem „Sprechen" verbringen können – die Kosten seiner Praxis laufen ihm einfach davon. Vor diesem Hintergrund halte ich die Äußerung von PORST für übertrieben optimistisch: weder ist die Mehrzahl der Ärzte in der Bundesrepublik bezüglich sexueller Störungen kompetent ausgebildet, noch können sie „umfassende" Hilfe anbieten. Der Griff zum Rezeptblock bleibt in manchen Fällen das einzige Behandlungsangebot.

Indikationen für eine Psychotherapie

Neben den sexuellen Störungen, die primär seelisch verursacht sind, gibt es noch eine Reihe weiterer Problemfelder, bei denen ein psychotherapeutisches Vorgehen indiziert erscheint. Wenn im Gespräch mit dem Patienten deutlich wird, dass er durch seine Erkrankung an Grenzen seiner individuellen Bewältigungsmöglichkeiten gerät und sich Symptome einer Anpassungsstörung entwickeln oder die Bewältigung der sexuellen Einschränkung nicht in angemessener Weise gelingt.

Oder es besteht neben der sexuellen Störung eine psychische Beeinträchtigung oder Erkrankung, der Patient also mit zwei „Störungen" konfrontiert ist. Die Symptomatik muss sich jedoch nicht reaktiv auf das

Krankheitsgeschehen entwickelt, sondern kann bereits zuvor bestanden haben. Einen Hinweis auf die weite Verbreitung seelischer Störungen in der Allgemeinbevölkerung geben die Mannheimer Kohortenstudie (SCHE-PANK 1987) sowie die WHO-Studie zur Prävalenz seelischer Störungen in der allgemeinärztlichen Praxis (LINDEN ET AL. 1996). In der Mannheimer Kohortenstudie beträgt die Prävalenz behandlungsbedürftiger psychischer Störungen in der Allgemeinbevölkerung 26 %, davon sind 4 % als depressive Störungen (incl. endogener Depressionen), 2,5 % als Angststörungen einzustufen. Die WHO-Studie belegt, dass etwa 20 % der Patienten, die ihren Hausarzt aufsuchen, unter einer behandlungsbedürftigen psychischen Störung im Sinn der ICD-10 leiden. Das Spektrum umfasst akute oder rezidivierende Depressionen (8,6 %), generalisierte Angsterkrankungen (8,5 %), Neurasthenie (7,5 %), Alkoholabhängigkeit (6,3 %) sowie Somatisierungsstörungen (2,1 %).

Solche seelischen Störungen wirken sich zum Teil unmittelbar auf das sexuelle Erleben und Verhalten aus. So leiden etwa 50–90 % der **depressiven Patienten** unabhängig von einer medikamentösen Behandlung an einem verminderten sexuellen Interesse. Etwa ein Drittel medikamentös unbehandelter Depressiver klagt über Appetenzstörungen, eine verzögerte Ejakulation, Erektions- und Orgasmusstörungen. Die Situation wird noch weiter dadurch kompliziert, dass Antidepressiva ihrerseits zu sexuellen Dysfunktionen führen oder diese verstärken können.

Folgende Indikationsstellungen für eine Psychotherapie sexueller Funktionsstörungen können aufgezählt werden:
* Die sexuelle Störung ist überwiegend seelisch verursacht
* Die sexuelle Störung ist zwar körperlich bedingt, aber seelische Faktoren (z. B. neurotische Konflikte) sind dafür verantwortlich, dass eine adäquate Bewältigung misslingt
* Das sexuelle Problem hat eine massive Selbstwertstörung zur Folge, die sich in zunehmendem Rückzug gegenüber dem Partner äußert
* Die sexuelle Störung ist nicht ursächlich zu behandeln, und es gelingt dem Betroffenen nicht, den Verlust zu akzeptieren oder zu ertragen
* Durch die Erkrankung und/oder ihre Behandlung werden bereits vorher bestehende Partnerschaftskonflikte aktualisiert, die sich störend auf die Sexualität auswirken

Grundsätzlich ist zwischen einer Psychotherapie und einer Sexualtherapie zu unterscheiden, auch wenn die Grenzen zwischen beiden fließend verlaufen und gerade im Bereich der Sexualtherapien zunehmend seelische Konflikte und die Paardynamik mit einbezogen werden. Bei einer **Psychotherapie** geht es ganz allgemein um die Behandlung von seelischen Konflikten und Ängsten, die sich auch auf die Sexualität auswirken können. Im Mittelpunkt steht aber nicht die gezielte Behandlung einer sexuellen Störung. Im Gegensatz dazu legt die **Sexualtherapie** den Schwerpunkt auf die Behandlung der sexuellen Störung und berücksichtigt dabei die Gesamtpersönlichkeit des Patienten nur insoweit, wie es für die erfolgreiche Beseitigung des sexuellen Symptoms erforderlich ist.

Therapieformen

Die wichtigste Aufgabe der Pflegenden besteht hier in der Information über die bestehenden Behandlungsmöglichkeiten und in vielen Fällen auch in einer Ermutigung des Patienten, sich an einen ärztlichen oder psychologischen Psychotherapeuten zu wenden.

9.1 Psychotherapie

„Therapiedschungel"

Seit der Entdeckung der Psychoanalyse durch Sigmund Freud zu Beginn dieses Jahrhunderts hat sich eine Vielzahl unterschiedlichster psychotherapeutischer Schulen und Richtungen entwickelt. So beschreibt ein deutschsprachiges Psychotherapiehandbuch über 800 verschiedene Behandlungsmethoden. Selbst für Fachleute ist es inzwischen schwer, einen kritischen Überblick zu behalten. Das gilt erst recht für Laien, die sich mit einem nahezu unerschöpflichen „Psychomarkt" konfrontiert sehen.

Zentrale Wirkungsweisen

Die Psychotherapieforschung hat sich in den letzten Jahren intensiv damit auseinandergesetzt, ob es für die unterschiedlichen Therapieverfahren gemeinsame Wirkfaktoren gibt. Die Qualität der Beziehung, die sich zwischen dem Behandelnden und dem Patienten entwickelt, scheint ganz allgemein für den Erfolg einer Therapie von Bedeutung. Wichtige Vorbedingung sind **Eigenschaften des Therapeuten**, die er seinem Patienten entgegenbringt, wie Akzeptanz, Wärme, Respekt, Empathie und Fürsorge. Das jeweils angewandte **Verfahren** – sei es Psychoanalyse, Verhaltenstherapie, Gestalttherapie, Gesprächspsychotherapie oder ein körpertherapeutisches Verfahren – erscheint dagegen erst in zweiter Linie von Bedeutung. Die sich entwickelnde Beziehung macht es möglich, sich den vorliegenden Problemen des Patienten schrittweise anzunähern und eine Perspektive zu entwickeln, die ihm ein **Verständnis der eigenen Situation** und der mit ihr verbundenen Ängste und Konflikte ermöglichen. Dadurch wird der zweite Schritt, der **Aufbau von Bewältigungsformen**, unterstützt.

Fallbeispiel

Ein Fallbeispiel verdeutlicht die Aufdeckung und Bearbeitung der seelischen Ursachen eines sexuellen Problems:
Eine 43-jährige verheiratete Frau kommt nach der Behandlung eines Zervixkarzinoms in die Sprechstunde und berichtet: Obwohl sie erfolgreich operiert worden sei und ihr die Ärzte in der Klinik versichert hätten, dass sie nicht mit Einschränkungen ihrer Sexualität rechnen müsse, leide sie seit diesem Zeitpunkt unter Orgasmusschwierigkeiten. Im weiteren Gespräch verdichtet sich der Eindruck, dass seelische Gründe für die Problematik verantwortlich sind, und der Patientin wird deshalb eine psychotherapeutische (Mit-)Behandlung empfohlen.

In den therapeutischen Sitzungen schildert die Patientin zunächst die Ängste, die die Krebserkrankung in ihr erzeugt habe. Sie habe das Gefühl, dass „ein Gottesurteil" an ihr vollzogen worden ist. Vorher habe sie einfach nur vor sich hingelebt und das Leben leicht genommen und sich einfach immer selbst in die Tasche gelogen: *„Nun habe ich meinen Schuss vor den Bug bekommen. Wer weiß, was jetzt noch auf mich zukommt."*

In den folgenden Sitzungen fragt sie der Psychotherapeut nach ihrer Ehe und der Beziehung zu ihrem Ehemann. Sie berichtet, er sei 5 Jahre älter als sie, *„ein herzensguter Mensch, fast zu gut für diese Welt".* Eigentlich habe sie ihn gar nicht verdient. Auf die Nachfrage, wie sie dies meine, antwortet sie zunächst nicht. Dann sagt sie: *„Wie er sich um mich gekümmert hat, als ich im Krankenhaus lag, das war schön. Er hat sich tagelang freigenommen, an meinem Bett gesessen und meine Hand gehalten."*

Schrittweise werden danach unbewusste Schuldgefühle der Patientin deutlich, die in unmittelbarem Zusammenhang mit ihrer sexuellen Störung stehen. *„Ich denke manchmal, ich habe die Strafe dafür bekommen, dass ich über Jahre hinweg sexuelle Beziehungen zu anderen Männern hatte. Dass ich keine Lust mehr empfinden kann, ist jetzt die Quittung dafür!"*

In den insgesamt 17 Sitzungen einer psychodynamisch orientierten Therapie kann der Konflikt so weit bearbeitet werden, dass sich die sexuelle Einschränkung auflöst.

In ähnlicher Weise kann eine Vielzahl seelischer Faktoren Einfluss auf die Sexualität nehmen und die Bewältigung sexueller Störungen erschweren oder verhindern. Eine Psychotherapie ermöglicht dem Betroffenen, sich die eigenen Ängste und Konflikte bewusst zu machen und sich in der Folge konstruktiv damit auseinanderzusetzen.

Die Kosten für eine Psychotherapie werden von den Krankenkassen nur dann übernommen, wenn es sich um eine tiefenpsychologisch fundierte Psychotherapie, eine Psychoanalyse oder um eine Verhaltenstherapie handelt (die sogenannten „Richtlinienverfahren"). Vor der Aufnahme der Therapie wird ein Antrag auf Kostenübernahme gestellt, und ein Gutachter entscheidet anonym über die Notwendigkeit der geplanten Behandlung.

9.2 Sexualtherapie

Die amerikanischen Sexualwissenschaftler MASTERS u. JOHNSON (1970) haben ein Programm zur gezielten Behandlung sexueller Funktionsstörungen entwickelt, das in den letzten Jahren weiter verbessert und modifiziert wurde. Es handelt sich dabei um gezielte Verhaltensanleitungen zu Sexualübungen, die der Patient entweder alleine oder gemeinsam mit dem Partner zu Hause durchführen kann.

An jede Übung schließen sich therapeutische Sitzungen an, in denen die Möglichkeit besteht, Erlebnisse und Empfindungen zu besprechen und aufzuarbeiten. Die Übungen reichen vom eigenen und gegenseitigen

Übungen

Erkunden des Körpers über Möglichkeiten der Selbstbefriedigung bis hin zur Vermittlung gezielter sexueller Techniken, z. B. die Unterbindung eines vorzeitigen Samenergusses durch die Start-Stopp- und die Squeeze-Technik oder Masturbationsübungen bei Orgasmusproblemen von Frauen und Männern. Im Gegensatz zu einer Konflikt aufdeckenden Psychotherapie konzentriert sich die Sexualtherapie auf die Symptome, und es werden konkrete Verhaltensanleitungen gegeben. Die Lebensgeschichte, die aktuelle Lebenssituation und die Partnerschaft werden nur so weit näher betrachtet, wie es zur erfolgreichen Bewältigung des sexuellen Problems erforderlich erscheint.

Fallbeispiel

Ein Beispiel illustriert das Vorgehen:
Bei einem 28-jährigen Patienten entwickelt sich nach der Diagnose und Behandlung eines Hodentumors eine Erektionsstörung. Die urologische Untersuchung ergibt keinen Hinweis darauf, dass krankheits- oder therapiebedingte körperliche Ursachen für dieses Symptom verantwortlich sind. Der Patient wird daher an einen niedergelassenen Sexualtherapeuten überwiesen, der eine Reihe von Gesprächen mit dem Patienten und später auch mit dessen Partnerin führt, um Hinweise auf mögliche seelische Ursachen der Erektionsstörung zu erhalten. Es stellt sich heraus, dass der Mann durch die operative Entfernung eines Hodens stark verunsichert ist und Angst hat, nicht mehr ausreichend potent zu sein. Seine Lebensgefährtin empfindet er als sexuell sehr anspruchsvoll, was seine Ängste noch verstärkt. Es ist jedoch für einen Mann kaum möglich, eine Erektion zu entwickeln und aufrechtzuerhalten, wenn er Angst hat. In den Übungen wird deshalb zu Beginn ein „Koitusverbot" ausgesprochen, d. h., dem Paar wird nahegelegt, für einige Wochen auf den Geschlechtsverkehr zu verzichten. Die beiden sollen sich statt dessen während dieser Zeit streicheln und liebkosen. Außerdem erhalten sie Anleitungen zu bestimmten Übungen, die darauf abzielen, den Leistungsdruck abzubauen und die sexuellen Lustempfindungen zu erhöhen.

Über den Behandlungsverlauf äußert der Patient später: *„Wir waren beide erleichtert, dass dieser Zwang zum Geschlechtsverkehr erst einmal weg war und wir einfach mal schmusen konnten. Ich brauchte keine Erektion mehr zu haben, und meine Frau fühlte sich nicht mehr verpflichtet, mein Glied steif zu bekommen. Bei den Übungen, die wir dann alleine oder auch gemeinsam gemacht haben, wurden wir regelrecht scharf – aber wir haben uns dennoch zunächst eisern daran gehalten: kein Geschlechtsverkehr! Es war wie ein neckisches Spiel nach dem Motto: Liebling, tut mir leid – du musst noch warten! Weil ich nicht mehr ‚musste', konnte ich auf einmal wieder. Ich bekam wieder eine richtige Erektion. Als uns dann der Therapeut endlich wieder ‚erlaubt' hat, miteinander zu schlafen, war es eine ganz tolle Sache – wir waren hungrig aufeinander wie beim ‚ersten Mal'. Heute ist alles wieder wie früher – wir haben viel Spaß miteinander, und meine Leistungsängste sind vollkommen verschwunden."*

Erfolgsquoten

Eine ausführliche Darstellung sexualtherapeutischer Interventionsformen findet sich z. B. bei ARENTEWICZ U. SCHMIDT (1993), HOYNDORF ET AL. (1995) und SIGUSCH (1996). Obwohl die Erfolgskriterien nicht eindeutig definiert sind, berichten MASTERS U. JOHNSON über sehr gute

Erfolge bei ihrem sexualtherapeutischen Vorgehen. Bei Männern mit Ejaculatio praecox betrug die Erfolgsquote 97,8 %, bei primärer Erektionsstörung 59,4 %; bei Frauen mit primärer Anorgasmie 83 %, bei sekundärer Anorgasmie 77 %. Diese Zahlen blieben auch bei katamnestischen Nachuntersuchungen bis zu fünf Jahre nach Therapieabschluss weitgehend stabil.

Leider gibt es in der Bundesrepublik Deutschland noch zu wenige qualifiziert ausgebildete Sexualtherapeuten. Kontaktadressen sind über die Beratungsstellen von Pro Familia sowie über die Deutsche Gesellschaft für Sexualforschung (DGS) zu erhalten (s. Adressenverzeichnis S. 173 ff). Die Sexualtherapie zählt nicht zu den Richtlinienverfahren und die entstehenden Kosten werden deshalb nicht von den Krankenkassen übernommen.

9.3 Körpertherapeutische Verfahren

Die Anwendung eines körpertherapeutischen Verfahrens, z. B. der konzentrativen Bewegungstherapie (KBT), ist vor allem bei Körperbildstörungen indiziert, die sich sekundär hemmend auf die Sexualität auswirken. Körperliche Erkrankungen und die mit ihnen einher gehenden therapeutischen Maßnahmen erschüttern häufig ein bis dahin selbstverständliches Selbst- und Körperbild in massiver Weise. Durch den Verlust eines erkrankten Geschlechtsorgans wird die sexuelle Identität und/oder das Selbstwertgefühl als Mann oder Frau beeinträchtigt. Der Aufbau eines positiv getönten Körperbildes und die Stabilisierung des Selbstwertgefühls sind wichtige Komponenten der sexualmedizinischen Betreuung und Rehabilitation, bei der auch körpertherapeutische Verfahren sinnvoll zum Einsatz kommen können.

Körpertherapeutische Verfahren zählen ebenfalls nicht zu den Richtlinienverfahren und die entstehenden Kosten werden deshalb in der Regel nicht von den Krankenkassen übernommen.

10 Hilfen für Betroffene bei der Bewältigung sexueller Einschränkungen

In unserer Gesellschaft wird der Umgang mit einer sexuellen Störung vor allem durch zwei Umstände erschwert. Einerseits herrscht in unserer Vorstellung auch in der Sexualität das Prinzip der „Machbarkeit": Sie soll vor allem funktionieren und sich den allgemein gültigen Leistungsnormen unterwerfen. Andererseits fällt es Menschen deswegen schwer, über sexuelle Probleme, insbesondere über „sexuelles Versagen", offen mit anderen zu sprechen – sei es mit dem eigenen Partner, dem behandelnden Arzt oder einem guten Freund. Die klinische Erfahrung zeigt aber eindringlich, wie wichtig gerade das Miteinandersprechen ist, um sexuelle Probleme bewältigen zu können.

Versagensangst

Oft ist bei Patienten eine sich selbst verstärkende Angst zu beobachten: Die Angst zu „versagen" führt dazu, dass die Betroffenen sexuelle Kontakte meiden. Gerade Männer werden oft Opfer ihrer eigenen Leistungsansprüche in der Sexualität. Sie sind während des Zusammenseins mit einer Frau von dem Gedanken beherrscht, ob sie eine „richtige" Erektion bekommen und/oder sie aufrecht erhalten können. Die Konzentration auf diese Gedanken und die daraus resultierende Angst und Anspannung verursachen ein „sexuelles Versagen" im Sinne einer **Selffullfilling prophecy**. Beim nächsten intimen Zusammensein führt diese Versagensangst durch die innere Anspannung erst recht zu erneuten sexuellen Schwierigkeiten. Der Betroffene bewegt sich in einem Teufelskreis von Versagensangst und daraus resultierendem Versagen.

Ein 54-jähriger Patient berichtet über seine diesbezüglichen Erfahrungen: *„Wenn ich jemandem einen Ratschlag geben soll, dann den, nichts erzwingen zu wollen. Ich wusste durch das Aufklärungsgespräch mit meinem Arzt, dass ich nach meiner Operation mit Erektionsstörungen rechnen musste, sie zumindest nicht mit absoluter Sicherheit zu verhindern wären. Das hat bei mir zur Folge gehabt, dass ich mich nach der Operation richtig darauf konzentriert habe, ob ich nun eine Erektion bekommen kann oder nicht. Wenn ich mit meiner Frau zusammen war, habe ich mich kaum auf etwas anderes einstellen können – ich habe mich richtig darauf versteift. Und dann ging natürlich gar nichts. Beim nächsten Mal habe ich erst recht daran denken müssen – und bekam natürlich wiederum keine Erektion. Bis ich gemerkt habe, dass ich es nicht erzwingen kann – erst dann habe ich lockerlassen können. Ich habe mich einfach mit meiner Impotenz abgefunden, dem Sex ade gesagt und mich sozusagen auf die faule Bärenhaut gelegt. Und siehe da,* *plötzlich ging es! Deswegen sage ich heute: Es hat keinen Sinn, mit aller Gewalt erzwingen zu wollen, dass alles wieder wie vorher läuft."*

Das Problem kann noch weiter verschlimmert werden, wenn ein großes Bedürfnis danach besteht, den Partner sexuell zu befriedigen oder dessen Wünschen zu entsprechen, und deshalb das Symptom erst recht als eigenes „Versagen" erlebt wird. Abhilfe kann nur das offene Gespräch schaffen, um den „Erfolgsdruck" zu reduzieren und damit die angstfreie Entwicklung sexueller Lust zu ermöglichen.

Ein gemeinsames Gespräch mit dem Arzt kann beispielsweise einen hilfreichen Dialog zwischen den Partnern fördern und dadurch zu einem Abbau der Ängste beitragen. Ein Patient: *„Ich weiß nicht, wie viele vergebliche Anläufe ich gemacht habe, meiner Frau einzugestehen, dass ich Probleme mit meiner Erektion habe. Meine Frau hat so eine ironische Art, macht gerne spitze Bemerkungen, nimmt einen auf den Arm, wo man dabeisteht. Eigentlich mag ich das ganz gerne. Aber wegen meiner Potenz – da wollte ich mich nicht unbedingt auslachen lassen. Das geht irgendwie an die Substanz. Ich habe deshalb alles Mögliche versucht, um keine Situation entstehen zu lassen, in der es zum Beischlaf kommt. Ich wusste einfach nicht, wie ich es ihr erklären sollte. Ich war dann doch froh, dass mein Arzt das Thema in der Sprechstunde angesprochen hat, als meine Frau dabei war. Es war erst einmal wie ein ‚Hosen runterlassen', aber danach konnten wir offen darüber sprechen – wir haben nur seinen Anstoß gebraucht."*

Die folgenden Abschnitte beschreiben weitere Aspekte, die bei der Bewältigung sexueller Einschränkungen berücksichtigt werden sollten.

Trauerarbeit

Gleichgültig, ob es sich um Einbußen sexueller Funktionen oder um therapiebedingte Veränderungen des Körperbildes handelt, es sind Verluste, mit denen sich der Betroffene auseinandersetzen muss: dem Verlust von erotischer oder sexueller Potenz, von vertrauten und lustvollen Formen der sexuellen Befriedigung oder sogar von Körperteilen. In der Psychoanalyse wird im Zusammenhang mit Objektverlusten von der notwendigen „Trauerarbeit" gesprochen. Das Trauern ist notwendiger und unumgänglicher Bestandteil einer Bewältigung und wird erschwert, wenn der Versuch unternommen wird, den Patienten in hilfreicher Absicht zu trösten (Beispiel: *„Das ist gar nicht so schlimm, wie Sie denken. Wir können in einer späteren Operation einen sehr schönen Brustaufbau vornehmen"*). Diese von Mitgefühl getragene Äußerung eines Kollegen übergeht den ersten Schritt: die Anerkennung des ganz realen Verlustes und der damit verbundenen Gefühle von Schmerz und Trauer (Beispiel: *„Das ist schlimm, sich vorzustellen, dass die eigene Brust entfernt werden muss."*).

Auseinandersetzung mit dem veränderten Körperbild

Zahlreiche Krankheitsbilder und die mit ihnen verbundenen therapeutischen Maßnahmen führen zu vorübergehenden oder auch bleibenden

Veränderungen des Körperbildes. Das Körperbild kann als zentraler Bestandteil des Selbstkonzeptes einer Persönlichkeit angesehen werden und entwickelt sich u. a. als Folge früher körperlicher Beziehungserfahrungen: *„Das Ich ist vor allem ein körperliches… (es) ist in letzter Instanz von den körperlichen Empfindungen abgeleitet, vor allem von denen, die von der Oberfläche des Körpers herrühren"* (FREUD 1923).

Entwicklung des Körperbildes

Bereits in der **frühen Kindheit** lernen insbesondere Mädchen, ihrem Körper Beachtung zu schenken und sich mit ihrem Aussehen zu beschäftigen. Im **Grundschulalter** ist die Mehrheit der Jungen und Mädchen mit sich und ihrem Aussehen noch zufrieden. Im Alter **zwischen 13 und 16 Jahren** gilt dies nach wie vor für die Hälfte der Jungen, während nur noch jedes dritte Mädchen mit sich und dem eigenen äußeren Erscheinungsbild zufrieden ist. Bereits 20 % der zehnjährigen Mädchen in Deutschland halten Diät, in der Adoleszenz entwickelt sich oft ein negatives Körperbild, wie viele Studien belegen. In einer Studie, die 20 000 Teenager umfasste, berichten fast 50 % der Mädchen, dass sie sich hässlich fühlen. Die Unzufriedenheit mit dem Gewicht ist dabei von zentraler Bedeutung und entsprechend leiden auch deutlich mehr Frauen als Männer unter Essstörungen wie der Anorexie (Magersucht) und der Bulimie (Ess-Brech-Sucht). Entsprechend **leiden** auch **Frauen mehr** darunter, wenn sich ihr Körper durch eine Krankheit oder therapeutische Maßnahmen verändert, in ihren Augen „unattraktiv" wird.

negatives Körperbild und seine Folgen

Da in unserer Gesellschaft Jugendlichkeit, Spannkraft und Gesundheit verherrlicht werden, lösen negative Veränderungen des Körperbildes Gefühle von Unsicherheit, Scham oder Ekel aus. Daraus resultiert oft die Furcht, vom Partner abgewiesen zu werden, weil man sich als ungenügend, unattraktiv und nicht liebenswert empfindet. Manche vermeiden es, sich dem Partner unverhüllt zu zeigen, oder ziehen sich von allen sozialen Kontakten zurück. Das Akzeptieren der körperlichen Veränderungen ist gleich bedeutend mit dem Abschied nehmen und dem Loslassenkönnen des vertrauten Körperbildes. Neben dem „Loslassen" benötigt der Patient auch Mut, mit dem veränderten Körper sexuelle Wünsche zuzulassen und zusammen mit dem Partner zu einem neuen, manchmal sogar schöneren und bewussteren intimen Zusammensein zu finden.

Hilfreiche Informationen

Voraussetzung für einen adäquaten Umgang mit sexuellen Störungen sind Kenntnisse über deren Ursachen und Auswirkungen. Je größer das Wissen des Patienten ist, desto besser sind seine Chancen, passende Bewältigungsstrategien zu entwickeln. Viele Patienten erleben es als hilfreich, wenn sie bei ihrer Informationssuche unterstützt werden, z. B. durch das Auslegen von Patienten-Informationsbroschüren, Hinweise auf Veröffentlichungen (s. Anhang), Patienteninformationsdienste (z. B. Krebsinformationsdienst Heidelberg), Möglichkeiten des Austauschs mit anderen Betroffenen (z. B. Selbsthilfegruppen).

Neue Formen der sexuellen Befriedigung

Auch wenn vertraute Wege der Befriedigung durch die Erkrankung versperrt sind, braucht das nicht zum vollkommenen Verlust der Sexualität zu führen. Ein Beispiel dafür können beim sexuellen Verkehr auftretende Schmerzen sein, die durch unterschiedlichste Ursachen ausgelöst werden. Viele Paare entwickeln beispielsweise im Laufe der Jahre eine „Lieblingsstellung", die sie vorwiegend einnehmen, wenn sie miteinander schlafen. Gerade diese mag aber als Folge eines operativen Eingriffs unangenehm oder schmerzauslösend sein. In vielen Fällen ist es hilfreich, beim Intimverkehr **andere Stellungen** einzunehmen, die vielleicht ungewohnt sind, aber weniger oder **keine Schmerzen** verursachen. Die Befriedigung mit Händen, Mund und Zunge, Geschlechtsverkehr zwischen den Brüsten und Schenkeln oder auch Analverkehr sind alternative Möglichkeiten der Befriedigung. Hier gilt grundsätzlich: Jede Form des sexuellen Kontakts, die beide Partner lustvoll erleben können, ist gut – auch wenn sie in den Augen anderer vielleicht ungewöhnlich erscheint.

> Erlaubt ist,
> was (beiden) gefällt

Dazu eine Frau nach Hysterektomie: *„Während wir früher miteinander schliefen, lag ich meistens unten und mein Mann auf mir – eben die ‚klassische' Stellung. Aber nach der Operation habe ich öfter Schmerzen empfunden, wenn mein Mann dabei zu tief in mich eindrang und an das Ende meiner Scheide stieß. Das führte dazu, dass ich mich aus Angst vor einer neuen Schmerzattacke nicht mehr gehenlassen konnte und dann auch keinen Orgasmus mehr bekam. Ich habe dann mit meinem Mann darüber gesprochen, und er schlug mir vor, doch eine andere Stellung auszuprobieren. Seit dieser Zeit bevorzuge ich es, auf meinem Mann zu sitzen. Ich kann damit zu jedem Zeitpunkt bestimmen, wie tief er in mich kommt und wie heftig wir uns bewegen. Seither fühle ich mich viel besser."*

Die Entwicklung neuer Formen sexueller Befriedigung kann auch die **Verwendung von Hilfsmitteln** wie z.B. einem Erektionshilfesystem einschließen – auch wenn es zunächst fremd und wenig vorstellbar erscheint und seine Erprobung Mut kostet. Ein Patient berichtete dazu: *„Am Anfang habe ich gedacht, so etwas kann ich nie benutzen – schon gar nicht, wenn ich mit meiner Frau zusammen bin. Aber dann habe ich mir überlegt: Wenn jemand einen Arm verloren hat und eine Prothese verwendet, sagt ja auch niemand etwas. Und irgendwie ist es ja was Ähnliches. Also warum sollte ich da nicht auch ein Hilfsmittel benutzen? Und ich glaube, weil ich es dann schließlich so selbstverständlich benutzt habe, kam auch gar keine Verlegenheit mehr zwischen uns auf."*

Sexualität – nicht nur Geschlechtsverkehr

Auch wenn ein Patient durch seine Erkrankung oder deren Behandlung in seiner Fähigkeit eingeschränkt ist, einen Koitus zu vollziehen, heißt das nicht, dass er über keine Sexualität mehr verfügt. Es gerät in dieser Situation oft in Vergessenheit, dass **der ganze Körper ein sinnliches und potenziell sexuelles Organ** ist und diese Fähigkeit zum Empfinden lustvoller Berührungen nur in wenigen Fällen völlig verlorengeht. Gemeinsam gelebte Sexualität ist nicht nur Geschlechtsverkehr. Der Koitus ist **eine** Ausdrucksform einer liebevollen Beziehung zwischen zwei Menschen, aber nicht die einzige. Viele Paare verzichten beim Auftreten einer sexuellen Einschränkung nicht nur auf jeglichen Versuch, den Geschlechtsverkehr zu vollziehen, sondern auch auf jede andere Form von Zärtlichkeit und Körperkontakt. Dabei ist der gesamte Körper für zärtliche und erregende Berührungen empfänglich, und zur Liebkosung eignen sich ebenso die Hände, die Lippen, die Zunge oder andere Körperteile. Das Ausprobieren sollte alle zur Verfügung stehenden Sinne umfassen, denn sie alle können zu sexueller Lust beitragen: Sehen, Hören, Riechen, Schmecken oder Tasten.

Rolle des Partners und der Angehörigen

In allen sozialwissenschaftlichen Untersuchungen wird die Ehe bzw. Partnerschaft als das wichtigste System der Unterstützung bei Krankheit angesehen. GOODWIN (1987) untersuchte bei 28 000 Krebspatienten den Zusammenhang zwischen Familienstand und Diagnose, Therapie und Überlebenszeit. Die wichtigsten Ergebnisse: Bei Verheirateten wird deren Krebserkrankung häufiger in einem frühen Krankheitsstadium diagnostiziert, und sie werden häufiger definitiv oder potenziell kurativ behandelt (d. h. „geheilt") als ledige Patienten. Das Vorhandensein eines (Ehe-) Partners korreliert dadurch mit einer Zunahme der Fünfjahres-Überlebensdauer. Verheiratete zeigen außerdem ein geringeres Maß an Depression und Ängstlichkeit als Ledige, was auf eine bessere Krankheitsbewältigung hinweist.

Die emotionale Unterstützung durch den Partner wird als besonders bedeutsam angesehen: das Wahrnehmen und Ansprechen von Gefühlen des Betroffenen, das Miteinander-Teilen von Gefühlen und Erfahrungen sowie körperliche Formen der Zuwendung. In einer Untersuchung an 200 Brustkrebspatientinnen einer onkologischen Ambulanz wurde danach gefragt, wer bisher geholfen habe, mit der Erkrankung zurecht zu kommen. Von den Betroffenen wurden an erster Stelle Angehörige der Familie benannt; dabei gaben 87,1 % insbesondere die Hilfe von ihrem Partner an (KIRSTGEN U. BASTERT 1994). BUDDBERG ET AL. (1984 b, S. 46) betonen am Beispiel des Mammakarzinoms die Bedeutung der Qualität der Partnerbeziehung für die Krankheitsbewältigung: *„Harmonische Ehen scheinen mehr Ressourcen zu haben, krankheitsbedingte Veränderungen zu meistern, als Paare, in denen die Partner unzufrieden sind und wenig gegenseitiges Vertrauen haben."*

Zentrale Bedeutung
der Gespräche
für die Krisenbewältigung

In vielen Fällen ist die Krebserkrankung nicht die erste Belastungsprobe, der sich ein Paar ausgesetzt sieht. Und wie in anderen Krisensituationen auch sind gemeinsame Gespräche über das, was beide Partner gefühlsmäßig erleben, von entscheidender Bedeutung, um die Herausforderungen gemeinsam erfolgreich zu bewältigen und eine befriedigende (auch sexuelle) Beziehung aufrechtzuerhalten. Erfahrungsgemäß neigen Männer dazu, Probleme alleine lösen zu wollen, während Frauen eher gemeinsame Problemlösungen anstreben.

Die Ehefrau eines Patienten, der einen künstlichen Darmausgang angelegt bekam, äußerte sich in einem Gespräch über ihre Einstellung zur Partnerschaft: *„Es war für mich selbstverständlich, dass ich meinem Mann in dieser Situation beistand – es hätte schließlich auch genau so gut umgekehrt kommen können, und ich wäre die Betroffene gewesen. Ich habe meine Aufgabe damals vor allem darin gesehen, ihm soweit wie möglich Beistand zu leisten und ihm das Gefühl zu vermitteln, dass ich ihn immer noch als attraktiv ansehe – und dass die Plastiktüte an seinem Bauch daran für mich nichts ändert. Natürlich habe auch ich mich daran gewöhnen müssen, zumal er in der ersten Zeit einige Probleme mit der sachgerechten Stomaversorgung hatte. Aber das macht doch eine Beziehung aus, dass man sich auf den anderen verlassen kann, oder? Ich denke, ein Stoma wird nur dann zu einem wirklichen Problem, wenn es bereits vorher Unstimmigkeiten gegeben hat."*

Die gemeinsame Bewältigung einer Krankheit kann durch folgende Situationen erschwert werden:

- Bereits vor dem Ausbruch der Krankheit lagen Konflikte zwischen den Partnern vor oder diese wurden von beiden verleugnet; dem Paar gelingt es deshalb nicht, auch noch die zusätzlichen Belastungen zu tragen
- Die Partner versuchen sich wechselseitig zu schonen
- Belastungen werden nicht ausgesprochen, und es kommt dadurch zu wechselseitigen Fehleinschätzungen; hier besteht auch die Gefahr, dass sich einzelne Familienmitglieder überfordern
- Der Partner nimmt eine gut gemeinte, aber eher überfürsorgliche Haltung ein, und dadurch wird es dem Erkrankten schwer macht, eigene Schritte zur Bewältigung zu entwickeln.

Erschwernisse

Die Bewältigung krankheits- und therapiebedingter sexueller Störungen wird nicht nur durch den Patienten geleistet; sie betrifft in gleicher Weise den Partner und kann durch ihn unterstützt, aber auch erschwert werden. So führt z. B. ein durch eine Operation verursachter Erektionsverlust anfangs häufig zu einem Vermeidungsverhalten, und die Partnerin muss akzeptieren, dass sich ihr Mann zunächst aus der gemeinsamen Sexualität zurückzieht, um sich vor Kränkungen und Minderwertigkeitsgefühlen zu schützen.

Rückzug

Besondere Probleme können sich dann ergeben, wenn ein krebskranker Partner durch eine Operation körperlich entstellt wird, insbesondere im Mund-, Kiefer- und Gesichtsbereich oder am Kehlkopf. Für die meisten Menschen repräsentiert das Gesicht mit seinen vielfältigen mimischen Ausdrucksmöglichkeiten die ganze Person, ähnliches gilt für die menschliche Stimme. Gesichtsentstellende Operationen und die Sprache beeinträchtigende Kehlkopfamputationen haben deshalb nicht nur verheerende Auswirkungen auf das Selbstwertgefühl der Betroffenen, sondern stellen auch hohe Anforderungen an deren Partner.

Wie sich eine Laryngektomie, die operative Entfernung des Kehlkopfs, auf das weitere Leben und auch auf eine Partnerbeziehung auswirken kann, hat L. Lentz in seinem autobiographischen Buch „Der Indianer"

(1993) geschildert. Er legt zunächst dar, wie sehr er sich gehemmt fühlt, weil er nicht mehr durch den Mund atmet, sondern durch ein Tracheostoma im Hals, aus dem sein Atem oft „fauchend" entweicht: *„Sie streicht sich die Haare aus der Stirn und lächelt mich freundlich an. Ich fass an meinen Hals. Wie soll das denn gehen? Geht das? Ich fauche ja schon bei der kleinsten Anstrengung. Was wird sie sagen? Ist dann alles aus? Stört sie das, wenn ich fauche? Bestimmt stört sie das, jeden stört das."*

Die zum Teil gravierenden Einschränkungen im Sexualleben müssen nicht zwangsläufig zu einer schweren Belastung der Partnerschaft führen. In einer Fragebogenuntersuchung von FRANK ET AL. (1978) beschreiben 80 % der befragten verheirateten Paare ihre eheliche und sexuelle Beziehung als glücklich und befriedigend, obwohl sie gleichzeitig über eine Vielzahl unterschiedlicher sexueller Funktionsstörungen berichten. Die Konfrontation mit der Erkrankung löst in vielen Partnerschaften eine Neuorientierung aus und sogar „altgewohnte Kampfmuster" gegenseitiger Vorwürfe erfahren in dieser Situation eine Relativierung und Abschwächung.

Gespräche mit Partnern von Patienten zeigen allerdings, dass diese häufig zunächst unsicher und hilflos auf die Störung reagieren. Aus dem Konflikt zwischen eigenen sexuellen Bedürfnissen einerseits und dem Wunsch, nicht als egoistisch und sexuell fordernd zu erscheinen, resultiert in manchen Fällen sogar vorübergehend ein völliger Rückzug.

Hilfe zur Selbsthilfe: Selbsthilfegruppen

Vorteile Eine weitere Möglichkeit der Unterstützung bei Problemen im Bereich der Partnerschaft und Sexualität sind Selbsthilfegruppen, die in vielen Städten existieren und sich regelmäßig zum Meinungs- und Erfahrungsaustausch treffen. Im Jahr 1996 gab es in der Bundesrepublik etwa 70 000 Selbsthilfegruppen; die Zahl der bundesweit tätigen Selbsthilfeorganisationen mit regionalen bzw. örtlichen Unterorganisationen wird mit über 300 angegeben. Darüber hinaus existieren rund 170 Selbsthilfekontaktstellen. Der Bedarf und das Interesse an Möglichkeiten zur Selbsthilfe scheinen groß. Da die Teilnehmer alle selbst **Betroffene** sind und die aus einer Erkrankung resultierenden Schwierigkeiten **aus eigenem Erleben** kennen, haben sie **großes Verständnis** für die mit der Krankheitsbewältigung zusammenhängenden Fragen. In den einzelnen Gruppen wird in unterschiedlicher Offenheit auch die Sexualität thematisiert und ein Erfahrungsaustausch dazu angeboten.

Selbsthilfegruppen wurden lange Zeit von professionellen Helfern mit skeptischen Blicken betrachtet. Inzwischen sind sie jedoch fester Bestandteil unseres Gesundheitssystems. Ärzte und Psychotherapeuten sehen sie längst nicht mehr als Konkurrenz, sondern als ein hilfreiches Angebot für Betroffene und deren Angehörige, um z. B. chronische Krankheiten besser bewältigen zu können. Wissenschaftliche Untersuchungen belegen, dass Teilnehmer von Selbsthilfetreffen weniger als andere Patienten unter Ängsten und depressiven Verstimmungen leiden und vermehrt positive Gefühle wie Freude und Hoffnung verspüren.

Leider existieren bisher keine empirisch gesicherten Kriterien, für welche Patienten die Empfehlung zum Besuch einer Selbsthilfegruppe geeignet erscheint und für welche der Kontakt mit anderen Patienten mit z. B. fortgeschrittenen Malignomerkrankungen eher zu zusätzlichen Belastungen führt.

Eine Beschreibung der wichtigsten Selbsthilfegruppen für Patienten mit den in den vergangenen Kapiteln beschriebenen Erkrankungen sowie ein Verzeichnis zentraler Einrichtungen, über die Adressen von in Wohnortnähe arbeitenden Gruppen erfragt werden können, finden sich im Adressenverzeichnis (S. 173 ff).

11 Erklärung von Fachbegriffen

Ablatio
Entfernung, z. B. Amputation der weiblichen Brust (Ablatio mammae) oder Entfernung eines Hodens (Ablatio testis)

Androgenblockade
Blockierung der Androgenproduktion im Rahmen der Therapie des Prostatakarzinoms

Androgene
Sammelbegriff für die männlichen Sexualhormone, die die Ausbildung der sekundären Geschlechtsmerkmale des Mannes und das sexuelle Verlangen steuern; das wichtigste Androgen ist das Testosteron

Antiandrogene
Substanzen, die die Wirkung der Androgene an den Erfolgsorganen (z. B. Prostata) blockieren

Antihormone
Substanzen, die die Wirkung der im menschlichen Körper gebildeten Hormone blockieren und bei der Behandlung von hormonabhängigen Tumoren (z. B. Prostatakrebs) zum Einsatz kommen können

Antiöstrogene
Substanzen, die die Wirkung von Östrogen an östrogenabhängigen Tumorzellen oder Metastasen blockieren. Behandlungsverfahren bei hormonabhängigen Tumoren, z. B. dem fortgeschrittenen Brustkrebs

Anus praeter (naturalis)
Künstlicher Darmausgang im Bereich der Bauchdecke zur Stuhlentleerung (in einen Auffangbeutel)

Aphrodisiaka
Mittel zur Anregung des Geschlechtstriebs

Beckenbodengymnastik
Krankengymnastische Maßnahmen zur Kräftigung der Muskeln des Beckenbodens; wird im Rahmen der Behandlung einer Harn- oder Stuhlinkontinenz eingesetzt

Dyspareunie
Sammelbegriff für unangenehme Empfindungen beim sexuellen Verkehr

Dysurie
Erschwerte und schmerzhafte Harnentleerung

Ejakulation
Samenerguss beim Orgasmus des Mannes

Ejakulation, antegrade
Normaler Samenerguss nach vorne über den Penis

Ejakulation, retrograde
Nach einem operativen Eingriff, der den inneren Schließmuskel am Blasenhals beschädigt hat, wird der Samen bei der Ejakulation nicht mehr nach vorne (d. h. über den Penis), sondern nach hinten in die Blase ausgestoßen (auch sog. „trockener Orgasmus")

Exenteration
Sogenannte „Ausweidung". In der Gynäkologie wird darunter die ausgedehnte bis vollständige Entfernung der Organe des kleinen Beckens (Blase – Geschlechtsorgane – Enddarm) bei Vaginal- oder Zervixkarzinom verstanden

Fertilität
Zeugungsfähigkeit des Mannes bzw. Fähigkeit der Frau, ein Kind zu empfangen und zu gebären

Fibrose
Eine Vermehrung körpereigenen Bindegewebes, u. a. als unerwünschte Folge einer Strahlentherapie, die sexuelle Funktionsstörungen zur Folge haben kann, z. B. Erektionsstörungen

Gestagene
Sammelbegriff für eine Gruppe weiblicher Sexualhormone

GnRHAnaloga
Medikamente zur Behandlung hormonabhängiger Tumoren; Ansatzpunkt ist das GonadotropinReleasingHormon (GnRH), das im Hypothalamus gebildet wird und auf die Hormonproduktion Einfluss nimmt (synonym: LHRHAnaloga)

Gonaden
Sammelbegriff für die weiblichen und männlichen Keimdrüsen, d. h. die Eierstöcke und Hoden

Gynäkomastie
Anschwellen der Brustdrüsen aufgrund eines erhöhten Östrogenspiegels

Hämatospermie
Blut im Sperma

Hodenkapsel
Bleikapsel zum Schutz des nicht bestrahlten Hodens

Hodenprothese
Aus Kunststoff gefertigter Hoden zum Einsatz in den Hodensack nach Hodenexstirpation

Hormontherapie
Entzug oder Zugabe von körpereigenen Hormonen (oder die Behandlung mit Hormonen), hormonähnlichen Substanzen und HormonAnaloga, z. B. im Rahmen der Therapie hormonabhängiger Tumoren.

HormonAnaloga
Künstlich hergestellte hormonähnliche Substanzen, die im Rahmen einer Hormontherapie zum Einsatz kommen können.

ICSI
Intrazytoplasmatische Spermatozoeninjektion, Verfahren zur künstlichen Befruchtung

Impotenz
Sammelbegriff für sexuelle Störungen des Mannes, insbesondere der Erektion (Impotentia coeundi) und Ejakulation, im weiteren Sinn auch für Störungen der Zeugungsfähigkeit (Impotentia generandi)

Impotenz, erektile
Sammelbegriff für Erektionsstörungen des Mannes, körperlich und/oder seelisch bedingt

Infertilität
Sammelbegriff für die Unfruchtbarkeit der Frau bzw. des Mannes

Insemination, künstliche
Einbringen des Samens in das weibliche Genital

Kapselfibrose
Spätkomplikation nach dem Brustaufbau mittels einer Silikonprothese. Sie kann sich in lokalen Schmerzen, Hauteinziehungen oder einer harten, sich unnatürlich anfühlenden Brust äußern. Zur Behandlung der Kapselfibrose muss eine manuelle oder operative Kapselsprengung durchgeführt werden

Kastration
Entzug der männlichen Geschlechtshormone durch Operation (Orchiektomie) oder medikamentöse Maßnahmen (chemische Kastration)

Kohabitation
Beischlaf

Kolpitis
Entzündliche Veränderung der Scheide, z. B. nach einer Strahlentherapie
(„radiogene Kolpitis").

Kryokonservierung
Tiefkühlkonservierung von Zellen oder Gewebe in flüssigem Stickstoff,
z. B. von Sperma

Leydig-Zellen
Zwischenzellen im Bindegewebe des Hodens, die für die Testosteron-
Produktion verantwortlich sind

LHRHAnaloga
Abkürzung für „luteinizing hormone releasing hormoneAnaloga". Substanzen, die auf die Hypophyse einwirken und dadurch indirekt die Produktion von Testosteron in den Hoden oder von Östrogen in den Eierstöcken verhindern. Behandlungsmethode beim fortgeschrittenen Prostatakarzinom bzw. Mammakarzinom (synonym: GnRHAnaloga)

Libido
Sexualtrieb, geschlechtliches Verlangen

Lubrikation
Absonderung von Schleim als Gleitsubstanz durch spezielle Zellen der
Scheide während der sexuellen Erregung, die das Eindringen des Gliedes
erleichtern

Luteinisierendes Hormon (LH)
Ein Hormon, das vom Hypophysenvorderlappen ausgeschieden wird
und in den Keimdrüsen (Eierstöcke bzw. Hoden) den Anstoß zur Produktion der Geschlechtshormone gibt

MESE
Mikroepididymale Spermienextraktion, Spermienentnahme aus den
Nebenhoden

MUSE®
Medicated Urethral System for Erection, Verfahren zur Behandlung von
Erektionsstörungen durch Applikation der Wirksubstanz in die Harnröhre

Mutagen
Substanz der Behandlungsmaßnahme, die sich schädigend auf das Erbmaterial der Keimzellen, d. h. der Eizellen und Samenfäden, auswirkt

Neovagina
Durch eine Operation (Scheidenplastik) neu angelegte Scheide aus an der
Körperoberfläche entnommener Haut oder aus einem Dickdarmsegment

Normospermie
Normale Zahl und Funktion der männlichen Samenfäden im Ejakulat

Oestrogene
Sammelbegriff für eine Gruppe weiblicher Sexualhormone, die in den Eierstöcken (sowie in der Nebenniere und Leber) gebildet werden. Die wichtigsten Östrogene sind das Östradiol, das Östron und das Östriol

Orchiektomie (einseitige, beidseitige Orchiektomie)
Operative Entfernung eines oder beider Hoden, z. B. bei Hodentumor oder zur Erzielung eines Hormonentzugs bei fortgeschrittenem Prostatakarzinom

Orchiektomie, subkapsuläre
Operative Ausschälung der Hoden, wobei im Gegensatz zur Orchiektomie die Hodenhüllen, die Nebenhoden sowie die Samenstränge erhalten bleiben. Behandlungsverfahren zur Hormonentzugsbehandlung, z. B. bei fortgeschrittenem Prostatakarzinom

Papaverin
Eine blutgefäßerweiternde Substanz, die u. a. bei Erektionsstörungen eingesetzt werden kann *(s. SKAT Technik)*. Das Papaverin führt bei intakter Blutversorgung der Schwellkörper zu einer Erektion

Papaverintest
Die Injektion von Papaverin in die Schwellkörper ergibt Hinweise darauf, ob eine eher körperlich oder seelisch bedingte Impotenz vorliegt

Penektomie, partielle oder totale
Teilweise oder vollständige operative Entfernung des männliches Gliedes, z. B. bei fortgeschrittenem Peniskarzinom

Phentolamin
Ein bei Bluthochdruck zum Einsatz kommendes Medikament, das auch lokal zur Behandlung von Erektionsstörungen eingesetzt werden kann (s. SKAT-Technik).

Potentia coeundi
Fähigkeit zum Vollzug des Koitus

Potentia generandi
Zeugungsfähigkeit

Priapismus
Schmerzhafte Dauererektion des Penis, z. B. bei falscher Dosierung gefäßaktiver Substanzen bei der SKAT-Technik

Prolaktinom
Ein selten auftretender Tumor des Zentralnervensystems, der durch die vermehrte Ausschüttung des körpereigenen Hormons Prolaktin zu sexuellen Funktionsstörungen führen kann, z. B. zu Erektionsstörungen

Prostaglandine

Sammelbegriff für zahlreiche natürliche und künstlich hergestellte hormonähnliche Substanzen, die in der Samenflüssigkeit und den Keimdrüsen nachgewiesen wurden. Eine Untergruppe, das Prostaglandin E1, wird zur Behandlung von Erektionsstörungen angewandt (s. SchwellkörperAutoInjektions-Therapie)

Prostatektomie, radikale

Operatives Behandlungsverfahren bei Prostatakarzinom im Frühstadium; die Prostata wird einschließlich Samenbläschen, Samenleitern, einem Teil des Blasenhalses sowie den in direkter Nähe befindlichen Lymphknoten operativ entfernt

Quadrant

Um die Lage von Veränderungen in der weiblichen Brust exakt beschreiben zu können, wird die Brust in vier Quadranten aufgeteilt: oberer äußerer, oberer innerer, unterer äußerer und unterer innerer Quadrant

Refraktärperiode

Zeitabschnitt nach dem Höhepunkt des Mannes, in dem im Gegensatz zur Frau kein weiterer Orgasmus möglich ist. Die Refraktärperiode verlängert sich mit zunehmendem Alter

SchwellKörperAutoInjektionsTherapie (SKAT)

Behandlungsverfahren zur Therapie von Erektionsstörungen durch Injektion gefäßaktiver Substanzen (z. B. Papaverin) in die Schwellkörper

Semikastration

Operative Entfernung eines Hodens, z. B. bei Hodentumor

Seminom

Bösartiger Hodentumor, häufigster maligner Tumor bei jüngeren Männern

Sexualhormone

Sammelbegriff für die Hormone, die die männliche und weibliche Sexualität und Fortpflanzung beeinflussen. Zu den weiblichen Sexualhormonen zählen die Östrogene und Gestagene, zu den männlichen Sexualhormonen insbesondere das Testosteron

Spermiogramm

Summe der Befunde bei Untersuchung des Ejakulats, insbes. Anzahl, Beweglichkeit und Strukturaufbau der Spermien

Strahlenfibrose

Eine Vermehrung körpereigenen Bindegewebes als unerwünschte Folge einer Strahlentherapie, die sexuelle Funktionsstörungen zur Folge haben kann, z. B. Erektionsstörungen

Streustrahlung

Ungewollt bei der Bestrahlung von Tumoren von dem eigentlichen Strahlungsziel abweichende Strahlung. Sie macht Schutzmaßnahmen erforderlich, um den Patienten und das Behandlungspersonal zu schützen

Teratogen

Substanz oder Behandlungsmaßnahme, die zu Missbildungen eines Embryos während einer bestehenden Schwangerschaft führen kann (z. B. bei bestimmten Polychemotherapien)

TESE

Testikuläre Spermienextraktion, d. h. Spermienentnahme aus dem Hodengewebe

Testosteron

Männliches Sexualhormon, das überwiegend in den Hoden, zu einem geringen Teil auch in den Nebennieren gebildet wird

Tubensterilisation

Verfahren zur Empfängnisverhütung durch operative Unterbindung der beiden Eileiter der Frau (Tubenligatur)

Tumeszenz

Vergrößerung des männlichen Gliedes durch die Steigerung des Blutzuflusses und gleichzeitige Drosselung des Blutabflusses in den Schwellkörpern

Ureterostomie, kutane

Anlage eines künstlichen Ausgangs des Harnleiters zur Ausleitung des Urins im Bereich der Bauchdecke

Urostoma

Künstlicher Blasenausgang zur Entleerung des Harns in einen Auffangbeutel

Vaginismus

Verkrampfung des Scheideneingangs bei Berührung oder dem Versuch eines Koitus; meist seelisch bedingt

Vasektomie

Verfahren zur Empfängnisverhütung durch operative Unterbrechung der beiden Samenleiter des Mannes

Virilisierung

Bezeichnung für die Vermännlichung einer Frau (z. B. Bartwuchs, Tieferwerden der Stimmlage usw.); kann u. a. als Nebenwirkung von bestimmten Medikamenten auftreten

Vulvektomie

Operative Entfernung der großen und kleinen Schamlippen, meist in Kombination mit der Ausräumung der umgebenden Lymphknoten, z. B. bei Vulvakarzinom

12 Literatur

12.1 Empfehlungen zum Thema Sexualität für Pflegende

Sexualität allgemein

BANCROFT J, MYERSCOUGH P (1985): Grundlagen und Probleme menschlicher Sexualität. Enke, Stuttgart

DUNDE S (Hrsg.) (1992): Handbuch Sexualität. Deutscher Studien Verlag, Weinheim

HERTOFT P (1989): Sexologisches Wörterbuch. Deutscher Ärzte-Verlag, Köln

MASTERS WH, JOHNSON V (1970): Die sexuelle Reaktion. Rowohlt, Reinbek

MASTERS WH, JOHNSON VE, KOLODNY RC (1994): Heterosexualität. Ueberreuter, Wien

MERTENS W (1992): Entwicklung der Psychosexualität und der Geschlechtsidentität, 2 Bde. Kohlhammer, Stuttgart

SWANSON JM, FORREST KA (Hrsg.) (1987): Die Sexualität des Mannes. Deutscher Ärzte Verlag, Köln

Sexualität und Krankheit

BIERMANN CW (Hrsg.) (1997): Derzeitiger Stand und Aspekte der Lebensqualitätsforschung in der urologischen Onkologie. Zuckschwerdt, Germering

HERTOFT P (1987): Klinische Sexologie. Deutscher Ärzte-Verlag, Köln

SCHOVER LR, JENSEN SB (1988): Sexuality and chronic illness. Guilford, New York, London

STIEF CG, HARTMANN U, HÖFNER K, JONAS U (Hrsg.) (1997): Erektile Dysfunktion. Diagnostik und Therapie. Springer, Heidelberg

STIEF CG, HARTMANN U, TRUSS MC, JONAS U (Hrsg.) (1999): Zeitgemäße Therapie der erektilen Dysfunktion. Springer, Heidelberg

STÖHRER M, MADERSBACHER H, PALMTAG H (Hrsg.) (1997): Neurogene Blasenfunktionsstörung. Neurogene Sexualstörung. Springer, Heidelberg

Sexualberatung und -therapie

ARENTEWICZ G, SCHMIDT G (1993): Sexuell gestörte Beziehungen, 3. Aufl. Springer, Berlin Heidelberg New York Tokyo

BUDDEBERG C (1996): Sexualberatung. Eine Einführung für Ärzte, Psychotherapeuten und Familienberater, 3. Aufl. Enke, Stuttgart

HOYNDORF S, REINHOLD M, CHRISTMANN F (1995): Behandlung sexueller Störungen. Beltz, Weinheim

KAPLAN HS (1990): Sexualtherapie. Ein bewährter Weg für die Praxis. Enke, Stuttgart

SIGUSCH V (Hrsg.) (1996): Sexuelle Störungen und ihre Behandlung. Thieme, Stuttgart

Deutschsprachige Fachzeitschriften zum Thema Sexualität
Sexualmedizin. Medical Tribune, Wiesbaden
Sexuologie. Herausgeber: Akademie für Sexualmedizin. G. Fischer, Stuttgart
Zeitschrift für Sexualforschung. Herausgeber: S. BECKER, M. DANNECKER, M. HAUCH, G. SCHMIDT, V. SIGUSCH. Enke, Stuttgart

12.2 Empfehlungen zum Thema Sexualität für Patienten

BUTLER RN, LEWIS M I (1996): Alte Liebe rostet nicht. Über den Umgang mit Sexualität im Alter. Huber, Bern
DUNDE S (Hrsg.) (1992): Handbuch Sexualität. Deutscher Studien Verlag, Weinheim
HAEBERLE EJ (1985): Die Sexualität des Menschen, 2. Aufl. De Gruyter, Berlin
MASTERS WH, JOHNSON VE, KOLODNY RC (1996): Heterosexualität. Die Liebe zwischen Mann und Frau. Ueberreuter, Wien
OFFIT A (1979): Das sexuelle Ich. Klett-Cotta, Stuttgart
ZETTL S, HARTLAPP J (1996): Krebs und Sexualität. Ein Ratgeber für Krebspatienten und ihre Partner. Weingärtner, St. Augustin (2. Auflage in Vorbereitung)
ZILBERGELD B (1994): Die neue Sexualität der Männer. Deutsche Verlagsgesellschaft für Verhaltenstherapie, Tübingen

Broschüren des Krebsinformationsdienstes Heidelberg (KID)
KID (1997): Krebspatientin und Sexualität
KID (in Vorbereitung): Krebspatient und Sexualität
Beide Broschüren können von Patienten kostenlos beim Krebsinformationsdienst (Adressse s. u.) angefordert werden.

Zum Thema Brustkrebs
BERG L (1995): Brustkrebs. Wissen gegen Angst. Ein Handbuch. Kunstmann, München
DELBRÜCK H (1998): Brustkrebs. Rat und Hilfe für Betroffene und Angehörige. 4. Aufl. Kohlhammer, Stuttgart
LOVE S (1996): Das Brustbuch. Was Frauen wissen wollen. Limes, München

Zum Thema Darmkrebs
DELBRÜCK H (1997): Künstlicher Darmausgang nach Krebs. Rat und Hilfe für Betroffene und Angehörige. 2. Aufl. Kohlhammer, Stuttgart

Zum Thema Inkontinenz
GOTVED H (1991): Beckenboden und Sexualität. Wirkungsweise und Kräftigung der Muskulatur. 3. Aufl. Trias, Stuttgart
MILLARD RJ (1992): Vom Drang zur Pein. Blasenkontrolle als Selbsthilfe für Sie und Ihn. Ehrenwirth, München
SACHSENMEIER B (1991): Inkontinenz. Hilfen, Versorgung und Pflege. Schlütersche Verlagsanstalt, Hannover

Zum Thema Prostatakrebs
DELBRÜCK H (1997): Prostatakrebs. Rat und Hilfe für Betroffene und Angehörige. 2. Aufl. Kohlhammer, Stuttgart
KORDA M (1997): Von Mann zu Mann. Ich hatte Prostatakrebs. Limes, München.

Zur Arbeit der Selbsthilfegruppen

ALT D, BOEHM G VON, WEISS G (Hrsg.) (1986): Miteinander reden. Brustkrebs-kranke Frauen sprechen mit Experten. Springer, Berlin Heidelberg New York Tokyo

KOESTERS W (1992): Vom Ich zum Wir. Selbsthilfegruppen finden, gründen, führen. Trias, Stuttgart

MOELLER ML (1978): Selbsthilfegruppen. Rowohlt, Reinbek

Patienten Literatur Dienst

Bei der Suche nach geeigneter Literatur zu den Themen Krebs oder Sexualität hilft der Patienten Literatur Dienst. Er verschickt auf Anfrage ein ausführliches Literaturverzeichnis oder hilft individuell bei der Suche nach Veröffentlichungen zu speziellen Fragestellungen. Kurzfristig kann über diesen Literaturdienst auch jedes gewünschte Buch zum normalen Ladenpreis bestellt und geliefert werden.

Patienten Literatur Dienst
Danziger Straße 11
53757 St. Augustin
Tel. (02241) 20 22 74
Fax (02241) 20 23 60

12.3 Im Buch zitierte Literatur

ANDERSEN BL, JOCHIMSEN PR (1985): Sexual functioning among breast cancer, gynecologic cancer, and healthy women. J Consult Clin Psychol 53(1): 25–32

ANDERSEN BL, TURNQUIST D, LaPOLLA J, TURNER D (1988): Sexual functioning after treatment of in situ vulvar cancer: preliminary report. Obstet Gynecol 71(1): 15–19

ANDREASSON B, MOTH I, BUUS JENSEN S, BOCK JE (1986): Sexual function and somatopsychic reactions in vulvectomy-operated women and their partners. Acta Obstet Gynecol Scand 65: 7–10

ANNON JS (1987): Einfache Verhaltenstherapie bei sexuellen Problemen. In: SWANSON J, FORREST KA (Hrsg.) Die Sexualität des Mannes. Deutscher Ärzte Verlag, Köln

ANNON JS, ROBINSON CH (1978): The use of vicaroius learning in the treatment of sexual concerns. In: LoPICCOLO JL (ed) Handbook of sex therapy. Plenum, New York

ARENTEWICZ G, SCHMIDT G (1993): Sexuell gestörte Beziehungen, 3. Aufl. Springer, Berlin Heidelberg New York Tokyo

BALINT M (1980): Der Arzt, sein Patient und die Krankheit. Klett-Cotta, Stuttgart

BIERMANN CW, SCHMIDT C, KÜCHLER T (1997): Lebensqualität beim lokalisier-ten Prostatakarzinom. In: BIERMANN CW (Hrsg.) Derzeitiger Stand und Aspekte der Lebensqualitätsforschung in der urologischen Onkologie. Zuck-schwerdt, München

BISPINK L, SCHRÖTER D, SCHROEDER-PRINTZEN I ET AL. (1997): Intrazytoplasma-tische Spermatozoeninjektion mit operativ gewonnenen Spermatozoen. Geburtshilfe Frauenheilkd 57: 62–65

BJERRE BD, JOHANNSEN C, STEVEN K (1995): Health-related quality of life after cystektomie: bladder substitution compared with ileal conduit diversion. A questionnaire survey. Br J Urol 75: 200–205

BLÜMEL K (1990): Krankenpflege und Sexualität. Unveröffentlichtes Vortragsmanuskript.

BOKEMEYER C, WEIß J, SCHMOLL HJ (1996): Gonadale Toxizität und Infertilität. In: SCHMOLL HJ, HÖFFKEN K, POSSINGER K (Hrsg.) Kompendium internistische Onkologie, 2. Aufl. Springer, Berlin Heidelberg New York Tokio

BORNEMANN F. (1985): Sexualität und Lebensphase – Beobachtungen an Embryos, Feten, Säuglingen und Greisen. In: WOLF C (Hrsg.) Lust und Liebe. Piper, München

BOYD SD, FEINBERG SM, SKINNER DG, LIESKOVSKY G, BARON D, RICHARDSON J (1987): Quality of life survey of urinary diversion patients: comparison of ileal conduit versus continent Kock ileal reservoirs: Br J Urol 75: 200–205

BRASLIS KG, SANTA-CRUTZ C, BRICKMAN AL, SOLOWAY MS (1995): Quality of life 12 months after radical prostatectomy. Br J Urol 75: 48–53

BRETSCHNEIDER JG, McCOY NL (1988): Sexual interest and behavior in healthy 80- to 102-Year-olds. Arch Sexual Behavior 17(2): 109–129

BRUNER DW, LANCIANO R, KEEGAN M, CORN B, MARTIN E, HANKS GE (1993): Vaginal stenosis and sexual function following intracavitary radiation for the treatment of cervical and endometrial carcinoma. Int J Radiat Oncol Biol Phys 27: 825–830.

BUDDEBERG C (1996): Sexualberatung. Eine Einführung für Ärzte, Psychotherapeuten und Familienberater, 3. Aufl. Enke, Stuttgart

BUDDEBERG C, HESS D, MERZ J (1984): Sexuelle Probleme von Patienten in der Allgemeinpraxis. Schweiz Rundschau Med Prax 1113–1118

CHAIKIN DC, BRODERICK GA, MALLOY TR, MALKOWICZ SB, WHITTINGTON R, WEIN AJ (1996): Erectile dysfunction following minimally invasive treatments for prostate cancer. Urol 48: 100–104

CHU J, DIEHR P, FEIGEL P ET AL. (1987): The effect of age on the care of women with breast cancer in community hospitals. J Gerontol 42: 185–190

DELBRÜCK H (1996): Umgang mit dem künstlichen Darmausgang. Eine Aufgabe der onkologischen Rehabilitation. Onkologe 2: 614–623

DEROUET H (1990): Erektionshilfesystem (EHS) – nicht-operative Alternative zur Penisprothese? Acta Urol 21: 194–197

DEUTSCHE GESELLSCHAFT FÜR SENOLOGIE (Hrsg.): Konsenserklärung zur Sicherheit von Silikongel-Brustimplantaten. Gynäkologe 31: 987–988

FELDMAN HA, GOLDSTEIN I, HATZICHRISTOU DG, KRANE RJ, McKINLAY JB (1994): Impotence and its medical and psychosocial correlates: results of the Massachusetts male aging study. J Urol 151: 54–61

FENNESZ U (1991): Körperliche und seelische Reaktionen als Folge medizinischer Eingriffe am Beispiel der Hysterektomie. In: SPRINGER-KREMSER M, RINGLER M, EDER A (Hrsg.) Patient Frau. Springer, Berlin Heidelberg New York Tokyo

FLAY LD, MATTHEWS, JHL (1995): The effects of radiotherapy and surgery on the sexual function of women treated for cervical cancer. Int J Rad Oncol Biol Phys 31(2): 399–404

FOSSA SD, REITAN JB, OUS S, KAALHUS O (1987): Life with an ileal conduit in cystectomized bladder cancer patients: expectations and experience. Scand J Urol Nephrol 21: 97–101

FRANK E, ANDERSON C, RUBENSTEIN D (1978): Frequency of sexual dysfunction in „normal" couples. N Eng J Med 299(3): 111–115

FREUD S (1932): Neue Folge der Vorlesungen zur Einführung in die Psychoanalyse. Studienausgabe Band I. Fischer, Frankfurt

FRITZ-NIGGLI H (1991): Strahlengefährdung/Strahlenschutz. Ein Leitfaden für die Praxis, 3. Aufl. Huber, Bern

GERDES N (1984): Der Sturz aus der normalen Wirklichkeit. In: Deutsche Arbeitsgemeinschaft für Psychonkologie (Hrsg.) Ergebnisbericht der 2. Jahrestagung der Deutschen Arbeitsgemeinschaft für Psychoonkologie, Bad Herrenalb 1984

GOLDSTEIN I, NEWMAN L, BAUM N ET AL. (1997): Safety and efficacy outcome of mentor alpha-1 inflatable penile prothesis implantation for impotence treatment. J Urol 157: 833–839

GOODWIN JS, HUNT WC, KEY CR, SAMET JM (1987): The effect of marital status on the stage, treatment and survival of cancer patients. J Am Med Ass 258(21): 3125–3130

GRIGSBY PW, RUSSEL A, BRUNER D ET AL. (1995): Late injury of cancer therapy on the female reproductive tract. Int J Radiat Oncol Biol Phys 31: 1281–1299.

GRITZ ER, WELLISCH DK, WANG HJ, SIAU J, LANDSVERK JA, COSGROVE MD (1989): Long-Term Effects of Testicular Cancer on Sexual Functioning in Married Couples. Cancer 64: 1560–1567

HALHUBER C (1982): Partnerprobleme nach Herzinfarkt – oder „eine Krankheit-zwei Patienten". In: KÖHLE K (Hrsg.) Zur Psychosomatik von Herz-Kreislauf-Erkrankungen, Springer, Berlin Heidelberg New York Tokyo

HELLERSTEIN HK, FRIEDMAN EH (1969): Sexual activity and the postcoronary patient. Med Aspects Human Sex 3: 70–96

HELLERSTEIN HK, FRIEDMAN EH (1970): Sexual activity and the postcoronary patient. Arch Int Med 125: 987–999

HERSCHBACH P (1985): Psychsoziale Probleme und Bewältigungsmöglichkeiten von Brust- und Genitalkrebspatientinnen. IFT-Grundlagenforschung 1. Röttger, München

HERTOFT P (1989): Klinische Sexologie. Deutscher Ärzte Verlag, Köln

HILARIS BS, FUKS Z, NORI D, FAIR WA, WHITMORE WF (1991): Interstitial irradiation in prostatic cancer: report of 10-year-results. In: SAUER R (Hrsg.) Interventional radiation therapy. Springer, Berlin Heidelberg New York Tokyo

HOYNDORF S, REINHOLD M, CHRISTMANN F (1995): Behandlung sexueller Störungen. Beltz, Weinheim

INGELMAN-SUNDBERG A (1952): Urinary incontinence in women excluding fistulas. Acta Obstet Gynecol Scand 31: 266–291

JANSSEN PL, WEIßBACH L (1978): Zur Psychosomatik behandelter Hodentumor-Patienten. Z Psychosomat Med Psychoanal 24: 70–86

JENKINS B (1988): Patient's reports of sexual changes after treatment for gynecological cancer. Oncology nursing forum 15: 349–354

JENSEN SB (1981): Diabetic sexual function: a comparative study of 160 insulin-treated diabetic men and women and an age-matched control group. Arch Sex Behav 10: 493–505

KABALIN JN, KESSLER R (1989): Penile prothesis surgery: review of ten year experience and examination of reoperations. Urol 33: 17–19

KAPLAN HS (1974): The new sex therapy. Brunner & Mazel, New York

KAPLAN HS (1979): Disorders of sexual desire. Brunner & Mazel, New York

KIRSTGEN C, BASTERT G (1994): Psycho-onkologische Nachsorge – Besteht ein Bedarf am Tumorzentrum? Ergebnisse einer Befragung von 200 Patientinnen der Universitäts-Frauenklinik Heidelberg. Geburtshilfe Frauenheilkd 54 (6): 341–346

KLASS-SIEGEL J, HEIN A, ZIESEN J, EßELBORN H (1992): Sexualität im Krankenhaus. Die Schwester/Der Pfleger 45: 172–180

KLIESCH S, KAMISCHKE A, NIESCHLAG E (1996): Kryokonservierung menschlicher Spermien zur Zeugungsreserve. In: NIESCHLAG E, BEHRE HM (Hrsg.): Andrologie Grundlagen und Klinik der reproduktiven Gesundheit des Mannes. Springer, Berlin Heidelberg New York Tokio

KLIPPEL KF, WEIßBACH L (1976): Sexualleben semikastierter Hodentumorpatienten. Sexualmedizin 5: 331–333

KÖHLER L, HELLE G, TROIDL H (1989): Lebensqualität und Colostoma. Ilco-Praxis 16(4): 6–10

KREUSER E-D, HETZEL WD, HEIT W ET AL. (1988): Reproductive and endocrine gonadal functions in adults following multidrug chemotherapy for acute lymphoblastic or undifferentiated leukemia. J Clin Oncol 6: 588

KREUSER E-D, KURRLE E, HETZEL WD ET AL. (1989): Reversible Keimzelltoxizität nach aggresiver Chemotherapie bei Patienten mit Hodentumoren. Ergebnisse einer prospektiven Studie. Klin Wochenschr 67: 367

KREUSER E-D, FELSENBERG D, BEHLES C ET AL. (1992): Long-term gonadal dysfunction and its impact on bone mineralization in patients following COPP/ABVD chemotherapy for Hodgkin's disease. Ann Oncol 3 [Suppl 4]: 105–110

KREUSER E-D, STREIT M, HINKELBEIN W, MILLER K, THIEL E (1996): Reproduktive und hormonelle Gonadenstörungen nach Tumortherapie. Onkologe 2: 174–181

KULZER B (1993): Erektile Dysfunktion bei Diabetes – ein psychologisches Problem. In: Diabetes-Akademie Bad Mergentheim e. V. (Hrsg.) Erektile Dysfunktion bei Diabetes mellitus, Herbstkolloquium 1992

KÜNSEBECK HW (1990): Die Lebenssituation von Stomaträgern. Ergebnisse einer ILCO- Untersuchung. Ilco-Praxis 17(3): 18–30

LANGER D, HARTMANN U (1992): Psychosomatik der Impotenz. Bestandsaufnahme und integratives Konzept. Enke, Stuttgart

LASNIK E, TATRA G (1986): Sexualverhalten nach primärer Strahlentherapie des Zervixkarzinoms. Geburtshilfe Frauenheilkd 46: 813–816

LINDEN M, MAIER W, ACHBERGER M, HERR R, HELMCHEN H, BENKERT O (1996): Psychische Störungen und ihre Behandlung in Allgemeinpraxen in Deutschland. Nervenarzt 67: 205–215

LOPAU I, VERRES R (1995): Die Behandlung des fortgeschrittenen Prostatakarzinoms aus der Sicht der Patienten. In: SCHWARZ R, BERNHARD J, FLECHTNER H, KÜCHLER T, HÜRNY C (Hrsg.) Lebensqualität in der Onkologie II. Zuckschwerdt, München, S 257–262

LOTZE KW (1992): Befriedigende Beziehung trotz Tumoroperation? Sexuelle Rehabilitation sollte nicht nur Nebensache sein. Sexualmedizin 9: 502–510

MARGOLIS G, GOODMANN RL, RUBIN A (1990): Psychological effects of breast-conserving cancer treatment and mastectomy. Psychosomatics 31(1): 33–39

MASTERS WH, JOHNSON VE (1966): Human sexual response. Little & Brown, Boston.

MASTERS WH, JOHNSON VE (1970): Die sexuelle Reaktion. Rowohlt, Reinbek

MASTERS WH, JOHNSON VE, KOLODNY RC (1996): Heterosexualität. Die Liebe zwischen Mann und Frau. Ueberreuter, Wien

MULLER JE, MITTELMANN MA, MACLURE M, SHERWOOD JB, TOFLER GH (1996): Triggering Myocardial Infarction by Sexual Activity. JAMA 275(18): 1405–1409

MURPHY GP, METTLIN C, MENCK H, WINCHESTER DP, DAVIDSON AM (1994): National patterns of prostate cancer treatment by radical prostatectomy: results of a survey by the american college of surgeons commission of cancer. J Urol 152: 1817–1819

NORDSTRÖM GM, NYMAN CR (1992): Male and female sexual function and activity following ileal conduit urinary diversion. Br J Urol 70: 33–39

OFFIT A (1979): Das sexuelle Ich. Klett-Cotta, Stuttgart

OKSAAR E (1995): Arzt-Patient-Begegnung. „Alles Verhalten ist Kommunikation…" Dt Ärztebl 92 (45): A 3045–3047

ORTON CG, WOLF-ROSENBLUM S (1986): Dose dependence of complication rates in cervix cancer radiotherapy. Int J Radiat Oncol Biol Phys 12: 37–44.

PERSSON G (1980): Sexuality in a 70-years-old urban population. J Psychosom Res 24(6): 335–342

PORST H (1999): Die gekaufte Potenz. Viagra Sex Lifestylemedizin. Steinkopff, Darmstadt

PROPPING D, KATZORKE T, WEIßBACH L (1985): Samenkryokonservierung als Fertilitätsprophylaxe bei urologischen Tumorpatienten. Aktuel Urol 16: 20–23

RICHTER E, FEYERABEND T (1996): Grundlagen der Strahlentherapie. Springer, Berlin Heidelberg New York Tokio

RIEHL-EMDE A, HÄNNY G, WILLI J (1994): Was Paare zusammenhält. Empirische Untersuchung zu den Gründen für und gegen Trennung bei Paaren in fester Partnerschaft Psychotherapeut 39: 17–24

SANDERS JE, BRUCKNER CD, LEONARD JM ET AL. (1983): Late effects on gonadal function of cyclophosphamide, total-body irradiation, and marrow transplantation. Transplantation 36: 252

SANDERS JE, BRUCKNER CD, AMOS D ET AL. (1988): Ovarian function following marrow transplantation for aplastic anemia or leukemia. J Clin Oncol 6: 813

SAUER R (1996): Strahlenpathologie. In: KAUFFMANN G, MOSER E, SAUER R (Hrsg.) Radiologie. Grundlagen der Radiodiagnostik, Radiotherapie, Nuklearmedizin. Urban & Schwarzenberg, München

SCHEPANK H (1987): Psychogene Erkrankungen der Stadtbevölkerung. Springer, Heidelberg

SCHIAVI RC, REHMAN J (1995): Sexuality and aging. Urol Clin N Amer 22: 711–726

SCHMIDT G (1995): Emanzipation und Wandel heterosexueller Beziehungen. In: DÜRING S, HAUCH M (Hrsg.) Heterosexuelle Verhältnisse. Beiträge zur Sexualforschung, Bd 71. Enke, Stuttgart

SCHMIDT-MATTHIESEN H, BASTERT G (1995): Gynäkologische Onkologie: Diagnostik, Therapie und Nachsorge der bösartigen Genitaltumoren und des Mammakarzinoms, 5. Aufl. Schattauer, Stuttgart

SCHNEIDER E (1990): Umgang mit Intimität und Sexualität bei Krebspatienten. Ein Erfahrungsbericht. (Unveröffentl. Vortragsmanuskript)

SCHOVER LR, EVANS R, ESCHENBACH AC VON (1986): Sexual rehabilitation and male radical cystectomie. J Urol 136: 1015–1017

SCHOVER LR, YETMAN RJ, TUASON LJ ET AL. (1995) Partial mastectomy and breast reconstruction. A comparison of their effects on psychosocial adjustment, body image, and sexuality. Cancer 75(1): 54–64

SCHRÖDER B, HAHLWEG K, HANK G, KLANN N (1994): Sexuelle Unzufriedenheit und Partnerschaft (befriedigende Sexualität gleich gute Partnerschaft?). Z f Klin Psychol 23(3): 178–187

SCHÜNEMANN H, WILLICH N (1997): Lymphödem nach Mammakarzinom. Eine Studie an 5868 Fällen. Dtsch med Wschr 122: 536–541

SIGUSCH V (1979): Sexuelle Funktionsstörungen. Sexualmed 8: 415–420, 462–466, 516–521

SIGUSCH V (Hrsg.) (1996): Sexuelle Störungen und ihre Behandlung. Thieme, Stuttgart

SILBER SJ, NAGY ZP, LIU J, GOGOY H, DEVROEY P, VAN STEIRTEGHEM AC (1994): Conventional in-vitro fertilization versus intracytoplasmatic sperm injection for patients requiring microsurgical sperm aspiration. Hum Reprod 9: 1705–1709

SKOOG I (1996): Sex and swedish 85-years-olds. N Engl J Med 334(18): 1140–1141

SMITH AD (1981): Causes and classification of impotence. Urol Clin N Am 8: 79

SMITH BC (1982): Sexual counseling of diabetes impotence. Pat Counc Health Educ 4: 10–13

SNYDER DK (1981): Marital Satisfaction Inventory (MSI). Manual. Western Psychological Services, Los Angeles.

SPRANGERS MAG, TE VELDE A, AARONSON NK, TAAL BG (1993): Quality of life following surgery for cololateral cancer: A literature review. Psycho-Oncology 2: 247–259

STAEHLER G, LEONHARDT A, KNAPP A, WIELAND W (1985): Urologische Komplikationen nach Strahlentherapie von Carcinomen des Corpus uteri. Geburtshilfe Frauenheilkd 45: 630–633

STAMEY TA, SCHAEFFER AJ, CONDY M (1975): Clinical and roentgenographic evaluation of endoscopic suspension of the vesical neck for urinary incontinence. Surg Gynecol Obstet 140: 355–360

STIEF C, THRON W, TRUSS M, STAUBESAND J, JONAS U (1996): Blasenfunktionsstörungen und erektile Dysfunktion bei Diabetes mellitus. Dt Ärztebl 93 (33): A 2082–2086

SYDOW K VON (1995): Sexuelle Lebensformen älterer Frauen als Thema der psychotherapeutischen, beraterischen und ärztlichen Praxis. Psychosozial 18 (2): 61–70

TERHORST B (1992): Erektile Dysfunktion und ihre andrologisch-urologischen Grundlagen. In: DIABETES-AKADEMIE BAD MERGENTHEIM (Hrsg.) Erektile Dysfunktion bei Diabetes mellitus, Herbstkolloquium 1992. Chiemgau-Druck, Traunstein, S 6–30

TIEFER L (1993): Über die fortschreitende Medikalisierung der männlichen Sexualität. Z Sexualforschung 6: 119–131

VERWOERDT A, PFEIFFER F, WANG HS (1969): Sexual behavior in senescence. II. Patterns of sexual activity and interest. Geriatrics 24: 137–154

VINCENT CE, VINCENT B, GREISS FC, LINTON EB (1975): Some marital sexual concomitants of carcinoma of the cervix. South Med J 68(5): 552–558

WALCHER W, RALPH G, LAHOUSEN M, SCHEER I, TAMUSSINO K, ROLLETT H (1988): Sexualität nach Radikaloperation. Zentralbl Gynäkol 110: 1109–1116

WATERHOUSE J, METCALFE M (1991): Attitudes toward nurses discussing sexual concerns with patients. J of Advanced Nursing 16: 1048–1054

WEISSBACH L, MANNHART A (1986): Probleme der Spermakonservierung bei Malignompatienten aus urologischer Sicht. In: SCHILL WB, BOLLMANN W (Hrsg.) Spermakonsevierung. Insemination. In-vitro-Fertilisation. Urban & Schwarzenberg, München

WHO (1994): Internationale statistische Klassifikation der Krankheiten und verwandter Gesundheitsprobleme, 10. Revis, Band I: Systematisches Verzeichnis. Springer, Berlin Heidelberg New York Tokyo

WILLI J (1975): Die Zweierbeziehung. Spannungsursachen Störungsmuster Klärungsprozesse Lösungsmodelle. Rowohlt, Reinbek

WOKALEK H, WETTERAUER U, HEITE HJ (1995): Männerheilkunde Andrologie. G. Fischer, Stuttgart

ZELLER-SCHÜLE S (1988): Umgang mit der Sexualität in der Krankenpflege. Die Schwester/Der Pfleger 27: 774–780

13 Hilfreiche Adressen

Selbsthilfegruppen und zentrale Einrichtungen

Hier können Adressen von Gruppen erfragt werden, die in Wohnortnähe arbeiten.

Bundesverband der Frauenselbsthilfe nach Krebs e. V.

Die Frauenselbsthilfe nach Krebs wurde bereits 1976 gegründet und steht unter der Schirmherrschaft der Deutschen Krebshilfe. In ihr sind Frauen zusammengeschlossen, die eine Krebserkrankung und zum Teil auch die daraus resultierenden sexuellen Probleme aus eigenem Erleben kennen und sich zu Einzelgesprächen und Gruppengesprächskreisen treffen. Sie bietet einen von ehrenamtlich tätigen Mitgliedern durchgeführten Krankenhausbesuchsdienst an und gibt regelmäßig eine Mitgliederzeitschrift heraus. Im gesamten Bundesgebiet gibt es über 270 Gruppen, in denen sich über 30 000 Krebskranke organisiert haben.

Ursprünglich vor allem für an Brustkrebs erkrankte Frauen gedacht, können sich inzwischen alle krebskranken Frauen – und Männer! – an den Gruppenangeboten beteiligen.

Bundesverband der Frauenselbsthilfe nach Krebs e. V.
B 6, 10
68159 Mannheim
Tel. (0621) 2 44 34
Fax (0621) 15 48 77

Deutsche Ileostomie-, Colostomie-, Urostomie-Vereinigung e. V. (ILCO)

Der Name setzt sich aus den Bezeichnungen für die häufigsten Stomaoperationen zusammen, die Ileostomie (Dünndarmausgang) und die Kolostomie (Dickdarmausgang). Später wurden auch Patienten mit einer Urostomie (künstliche Harnableitung) in den Aufgabenbereich dieser Selbsthilfegruppe einbezogen.

Viele Stomaträger fühlen sich nach ihrer Operation unsicher, weil sie Angst haben, abgelehnt zu werden und glauben, man ekle sich vor ihnen – dies betrifft natürlich gerade auch den Bereich der Sexualität. Neben der medizinischen Versorgung bleibt jedoch bisher in den Kliniken nur wenig Zeit, sich um diese seelischen Probleme und Schwierigkeiten zu kümmern. Die ILCO hilft hier kompetent, verfügt dazu über etwa 300 regionale Gruppen im gesamten Bundesgebiet, in denen fast 10 000 Mit glieder (Stand 1/99) organisiert sind. Sie bietet einen von ehrenamtlich tätigen Mitgliedern durchgeführten Krankenhausbesuchsdienst an und gibt regelmäßig eine Mitgliederzeitschrift heraus.

Deutsche Ileostomie, Colostomie, UrostomieVereinigung e. V. (ILCO)
Landshuter Str. 30
85356 Freising
Tel. (08161) 94 43 01 u. 93 43 02
Fax (08161) 93 43 04
e-mail: deutsche.ilco@t-online.de
Internet: www.ilco.de

ILCO Österreich
Obere Augartenstr. 26–28
A – 1020 Wien
Tel.: (01) 3 32 38 63

ILCO Schweiz
Frau Cécile Ganz
Kaspar Wüststr. 38
CH – 8052 Zürich
Tel.: (01) 3 01 34 22

Bundesverband der Kehlkopflosen e. V.

In diesem Verband sind Menschen zusammengeschlossen, deren Kehlkopf entfernt werden musste und die sich in dieser besonderen Situation gegenseitig unterstützen. Nach der Operation wird man dort u. a. über spezielle Hilfsmittel für Kehlkopflose (z. B. elektronische Sprechhilfen) beraten oder bei der Suche nach qualifizierten Logopäden unterstützt, die dabei behilflich sind, die Speiseröhren-Ersatzstimme zu erlernen. Viele Teilnehmer engagieren sich aber auch in den Gruppen, weil ihnen die ausschließlich medizinische Versorgung im Umgang mit der Krankheit und ihren Folgen nicht genügt.

Bundesverband der Kehlkopflosen e. V.
Obererle 65
45897 Gelsenkirchen
Tel. (0209) 59 22 82
Fax (0209) 59 22 82

Arbeitskreis der Pankreatektomierten e. V.

Im Arbeitskreis der Pankreatektomierten sind Menschen zusammengeschlossen, denen wegen unterschiedlichster Ursachen die Bauchspeicheldrüse entfernt wurde. Dieser Eingriff kann je nach Umfang einschneidende Veränderungen der gesamten Lebensweise mit sich bringen, da als Folge häufig ein Typ-I-Diabetes und die Abhängigkeit von künstlich zugeführten Verdauungsenzymen sowie von Vitaminen entstehen. Konsequente Blutzuckerkontrollen sowie eine strenge Diät werden dadurch notwendig.

Die Selbsthilfeorganisation hilft durch detaillierte medizinische Beratung. Sie bietet aber auch Unterstützung an, wenn im Zusammenhang mit der Erkrankung seelische Belastungen auftreten.

Arbeitskreis der Pankreatektomierten e.V.
Krefelder Str. 52
41539 Dormagen
Tel. (02133) 4 23 29
Fax (02133) 4 26 91

Deutsche Leukämie-Forschungshilfe (DLFH)

Hinter diesem eher wissenschaftlich klingenden Namen verbirgt sich die
Selbsthilfegruppe für krebskranke Kinder und Jugendliche. Sie bietet für
Eltern erkrankter Kinder Information und Beratung an und verfügt im
gesamten Bundesgebiet über regionale Kontaktgruppen. Daneben sind
in der DLFH aber auch krebskranke Jugendliche zusammengeschlossen,
die sich in eigenen Gruppen organisiert haben und regelmäßig gemeinsame Veranstaltungen durchführen.

Dachverband der Deutschen Leukämie-Forschungshilfe (DLFH)
Joachimstr. 20
53113 Bonn
Tel. (0228) 22 18 33
Fax (0228) 21 86 46

Deutsche Leukämie-Hilfe (DLH)

Bundesverband der Selbsthilfeorganisationen zur Unterstützung
von Erwachsenen mit Leukämien und Lymphomen e.V.
Postfach 3015
53020 Bonn
Tel.: (0228) 7 29 90 67
Fax: (0228) 7 29 90 11
e-mail: info@leukaemie-hilfe.de
Internet: www.leukaemie-hilfe.de

Deutsche Parkinson Vereinigung

Bundesverband e.V.
Moselstr. 31
41464 Neuss
Tel.: (02131) 4 10 16
Fax: (02131) 4 54 45

Für Parkinson-Patienten, die vor dem 40. Lebensjahr erkrankt sind:

Junge Parkinson-Kranke, Club U 40
Friedrich-Naumann-Straße 37
76187 Karlsruhe
Tel./Fax: (0721) 7 14 39

Deutsche Multiple Sklerose Gesellschaft (DMSG)

Bundesverband e.V.
Vahrenwalderstr. 205-207
30165 Hannover
Tel.: (0511) 96 83 40
Fax: (0511) 96 83 450

Deutsche Rheuma-Liga
Bundesverband e.V.
Maximilianstr. 14
53111 Bonn
Tel.: (0228) 76 60 60
Fax: (0228) 76 60 620
e-mail: bv@rheuma-liga.de

Deutsche Gesellschaft für Inkontinenzhilfe e.V.
Informationen und Unterstützung für Patienten mit Harn oder Stuhlinkontinenz bietet die Gesellschaft für Inkontinenzhilfe, die auf Anfrage umfangreiches Informationsmaterial sowie Ansprechadressen zu-
sendet.

Deutsche Gesellschaft für Inkontinenzhilfe e.V.
Friedrich-Ebert-Str. 124
34119 Kassel
Tel. (0561) 78 06 04
Fax (0561) 77 67 70
e-mail: GIH-Kassel@t-online.de

Weitere Adressen, auch von nicht in den hier genannten Organisationen
zusammengeschlossenen Selbsthilfegruppen, sind über die folgenden
Stellen zu erfahren:

**Nationale Kontakt- und Informationsstelle zur Anregung
und Unterstützungvon Selbsthilfegruppen (NAKOS)**
Albrecht-Achilles-Str. 65
10709 Berlin
Tel. (030) 8 91 40 19
Fax (030) 8 93 40 14
Internet: www.zdf.de/ratgeber/praxis/nakos

**Deutsche Arbeitsgemeinschaft Selbsthilfegruppen e.V.
(DAGSHG)**
Friedrichstr. 28
35392 Gießen
Tel. (0641) 9 94 56 12

MalteserTelefon
Das MalteserTelefon ist eine Service-Einrichtung, die Ratsuchenden
Kontaktadressen von Verbänden, staatlichen Stellen, Selbsthilfegruppen
und privaten Initiativen in der Bundesrepublik vermittelt.

MalteserTelefon
Tel. (0221) 9 82 22 22
Fax (0221) 9 82 24 69

Krebsinformationsdienst (KID)

Der telefonische Krebsinformationsdienst ist an das Deutsche Krebsforschungszentrum in Heidelberg angegliedert und will als Drehscheibe zwischen Arzt und Patient, zwischen Forschungseinrichtung und Bürger fungieren.

Speziell dazu ausgebildete haupt- und ehrenamtliche Mitarbeiter informieren jeden Interessierten kostenlos zu Fragen der Krebsursachen, Krebsentstehung, Krebsverhütung, Krebserkennung und -behandlung sowie der Nachsorge. Er vermittelt auch Adressen von Selbsthilfegruppen für Krebspatienten und deren Angehörige und gibt Hinweise auf empfehlenswerte Bücher, Broschüren und Informationsmaterialien zum Thema Krebs.

Zu bestimmten Zeiten wird auch ein Informationsdienst in türkischer Sprache angeboten.

Krebsinformationsdienst (KID)
Deutsches Krebsforschungszentrum Heidelberg
Im Neuenheimer Feld 280
69120 Heidelberg
Tel. (06221) 41 01 21
(Montag bis Freitag 8.00–20.00 Uhr)
Die Informationen des Krebsinformationsdienstes sind auch über das Internet abrufbar: www.krebsinformation.de

Deutsche Krebshilfe

Hier werden Auskünfte über Adressen von in Wohnortnähe gelegenen Selbsthilfegruppen für Krebskranke erteilt.

Deutsche Krebshilfe e.V.
Thomas-Mann-Str. 40
53111 Bonn
Tel. (0228) 72 99 00
Fax (0228) 72 99 0 11
e-mail: deutsche@krebshilfe.de
Internet: www.krebshilfe.de

Weitere Suchmöglichkeiten im Internet
Deutschland: www.medicine.de/html/deutsch/selbsthilfegruppen
International: www.dejanews.com
Organisationen: www.selbsthilfe.solution.de.relevant.html

Kontaktadressen qualifizierter Sexualtherapeuten

Es ist häufig ausgesprochen schwierig für Patienten, einen qualifiziert ausgebildeten Sexualtherapeuten zu finden. Da Sexualtherapie bisher nicht als ärztliche Zusatzbezeichnung geführt werden kann, sind die Kassenärztlichen Vereinigungen meistens nicht darüber informiert, ob ein in ihrer Region niedergelassener Arzt oder Psychologischer Psychotherapeut sexualtherapeutisch arbeitet. Auch in den Gelben Seiten der Telefonbücher fehlen meist ebenso entsprechende Hinweise. Es erscheint daher sinnvoll, bei der Suche nach einem Behandlungsplatz direkt mit der Deutschen Gesellschaft für Sexualforschung oder einer der Beratungsstellen der Pro Familia Kontakt aufzunehmen, die selbst Beratungen anbieten oder bei der Suche Unterstützung bieten können.

Deutsche Gesellschaft für Sexualforschung (DGS)

Abteilung für Sexualforschung
Universitätskrankenhaus Eppendorf
Martinistr. 52
20246 Hamburg
Tel.(040) 47 17 22 25
Fax (040) 47 17 64 06

Abteilung für Sexualwissenschaft
Klinikum der J.W. von Goethe Universität
Theodor-Stern-Kai 7
60596 Frankfurt
Tel. (069) 63 01 76 14
Fax (069) 63 01 66 58

An folgenden Kliniken bestehen außerdem sexualmedizinische Beratungsstellen:

Lehrstuhl für Sexualwissenschaft und Sexualmedizin
Universitätsklinikum Charité
Tucholskystr. 2
10117 Berlin
Tel.: (030) 28 02 63 51, 28 02 64 81
Fax: (030) 28 02 64 55

Sexualmedizinische Forschungs- und Beratungsstelle
Christian-Albrechts-Universität Kiel
Arnold-Heller-Str. 12
24105 Kiel
Tel.: (0431) 5 97 36 50
Fax: (0431) 5 97 39 84

Sexualberatung für Tumorpatienten
an der Psychosozialen Nachsorgeeinrichtung
der Chirurgischen Universitätsklinik Heidelberg
Im Neuenheimer Feld 155
69120 Heidelberg
Tel.: (06221) 56 27 27
Fax: (06221) 56 52 50

Sexualberatungsstellen der Pro Familia e.V.

Der Bundesverband der Pro Familia verfügt in der Bundesrepublik über etwa 150 Beratungsstellen, an denen Sexualberatung und therapeutische Hilfestelungen angeboten werden. Die Adressen der regionalen Beratungsstellen sind über das Büro des Bundesverbandes zu erhalten:

Deutsche Gesellschaft für Familienplanung,
Sexualpädagogik und Sexualberatung e.V. Pro Familia
Bundesgeschäftsstelle der Pro Familia
Stresemannallee 3
60596 Frankfurt
Tel. (0 69) 63 90 02
Fax: (0 69) 63 98 52

Verzeichnis der Tabellen

Verzeichnis der Abbildungen und Grafiken

Bildquellennachweis

Amoena, Raubling (18, 21); Astra, Hamburg (13, 14, 15, 16, 17); Dr. med. Chatsiproios, Mannheim (22, 26, 29); Coloplast Hamburg (7, 8, 9); Heise, Dortmund (12, 19, 20); Mentor, Neufahrn (31, 32, 33, 34); Dr. med. Petry, Hannover (6, 23, 24, 25); Dr. med. Poleska, Krefeld (30).

Sachverzeichnis

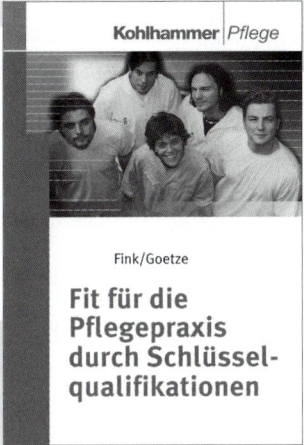

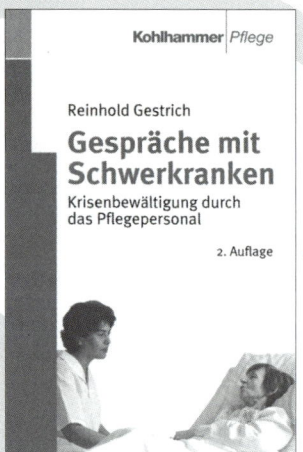